皮肤性病
诊断图谱

PIFUXINGBING ZHENDUAN TUPU

—— 张建明　李海英　主编 ——

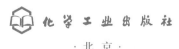

化学工业出版社

·北京·

该书共分24章，收录了皮肤病、性病及其他系统疾病皮肤表现近400种，每种皮肤病的不同部位、不同病程的各种皮肤病损特征均用色彩准确、清晰的多幅图片展现，共配图近1200幅。可帮助读者按图索骥诊断各种皮肤病、性病及具有皮肤表现的其他系统疾病。该书还提供了各种皮肤病、皮肤特征的术语拼音索引，便于读者根据病名查阅各种病变的皮肤表现。该书收录病种全、图片丰富清晰，可供皮肤病专业医师、其他专业医师、医学生、基层医生参考阅读。

图书在版编目（CIP）数据

皮肤性病诊断图谱/张建明，李海英主编．—北京：
化学工业出版社，2016.9（2024.11重印）
ISBN 978-7-122-27625-4

Ⅰ．①皮… Ⅱ．①张…②李… Ⅲ．①皮肤病-诊疗-图谱②性病-诊疗-图谱 Ⅳ．①R75-64

中国版本图书馆CIP数据核字（2016）第164582号

责任编辑：赵兰江　　　　　　　　　　　　　装帧设计：韩　飞
责任校对：宋　夏

出版发行：化学工业出版社（北京市东城区青年湖南街13号　邮政编码100011）
印　　装：中煤（北京）印务有限公司
710mm×1000mm　1/16　印张30½　字数683千字　2024年11月北京第1版第10次印刷

购书咨询：010-64518888　　　　　　　　　售后服务：010-64518899
网　　址：http://www.cip.com.cn
凡购买本书，如有缺损质量问题，本社销售中心负责调换。

定　　价：128.00元

编写人员名单

主　编　张建明　李海英

编　者（按姓氏笔画排序）

马光辉　王　静　付文静　李海英

李　娜　杨　爽　张建明　高　昱

舒春梅　魏义花

前 言

FOREWORD

经过30多年的图片积累，尤其近十几年的拍摄、收集，后经近2年的整理编写，《皮肤性病诊断图谱》终于与读者见面了。本书总共收集近400种皮肤病、性病，1200余张典型临床图片。所选照片在制版前及制版时统一进行了必要的校色和裁剪，使色彩自然，图像逼真。图片的选择、排列及文字说明均突出了诊断图谱的特点。

目前，国内尚缺乏病种齐全、适于初中级皮肤性病科专业医师及基层医务人员需要的彩色图谱。本图谱基本涵盖了皮肤病与性病所有常见病、多发病，也包括许多少见和罕见的皮肤病，同时收录了340余种国内尚未见出版的病种图片。本书既适于初中级皮肤性病科专业医师的需要，也可供全科医师、社区医师、乡镇医师及医学生参考使用。

鉴于编者经验不足，在内容和质量方面难免有欠妥之处，希望同仁们不吝赐教，使之日臻完善。

张建明　李海英

2016年3月于山东滨州医学院附属医院

CONTENTS

目 录

第一章　病毒性皮肤病

第二章　细菌性皮肤病

第十六章　先天性、遗传性皮肤病

第十七章　色素性皮肤病

第十八章 内分泌、代谢与营养性皮肤病

第十九章 黏膜及黏膜皮肤交界处疾病

第二十四章　性传播性疾病

索引

第一章　病毒性皮肤病

1.单纯疱疹（herpes simplex）

由单纯疱疹病毒（herpes simplex virus，HSV）感染引起。

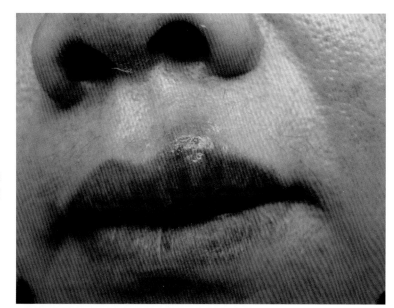

图1-1-1

上唇水肿性红斑基础上群集性水疱，部分破溃表面结痂

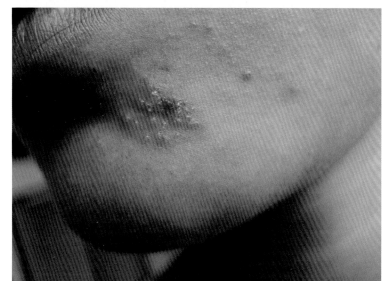

图1-1-2

下唇下群集性小水疱，部分已破溃，表面渗液、结痂

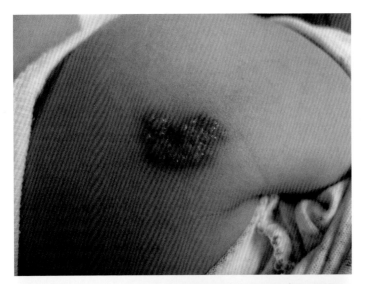

图1-1-3

肩关节周围群集性水疱

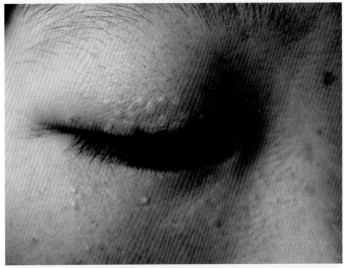

图1-1-4

右上眼睑红斑基础上群集性水疱

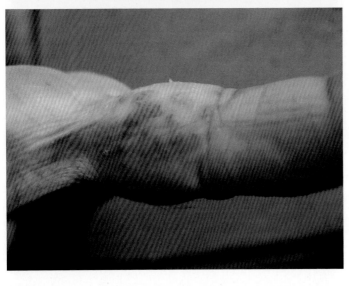

图1-1-5

右手中指群集性小水疱

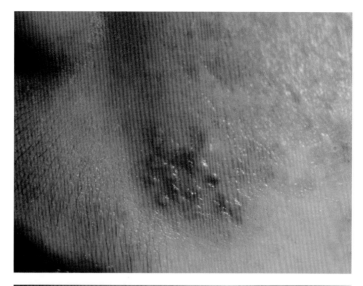

图1-1-6

左侧面颊红斑基础上群集性水疱，部分已破溃

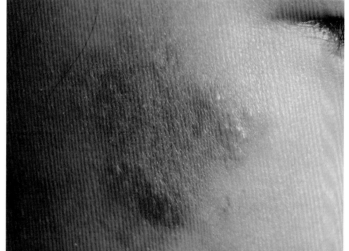

图1-1-7

右侧面部两簇聚集性小水疱（原发型单纯疱疹）

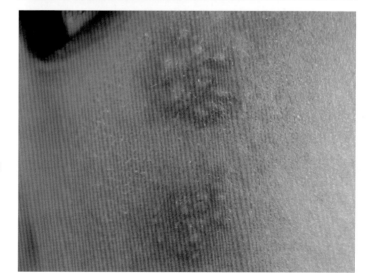

图1-1-8

左侧面颊红斑基础上两簇群集性水疱（原发型单纯疱疹）

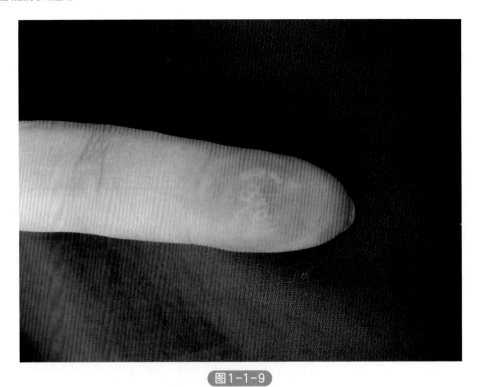

图1-1-9

疱疹性瘭疽：食指末节指腹红斑基础上群集性水疱，密集无融合

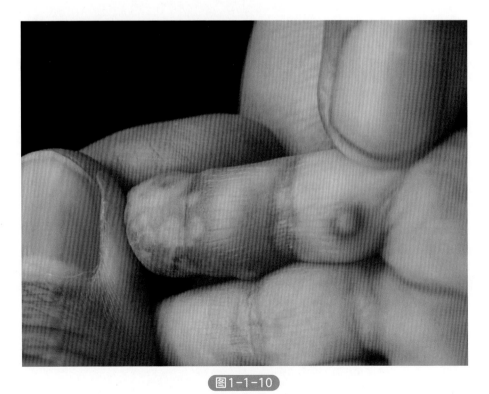

图1-1-10

食指末节指腹红斑接触上密集粟粒至米粒大小水疱、脓疱，疱壁紧张

2.带状疱疹（herpes zoster）

由水痘-带状疱疹病毒（varicella-zoster virus，VZV）感染引起。

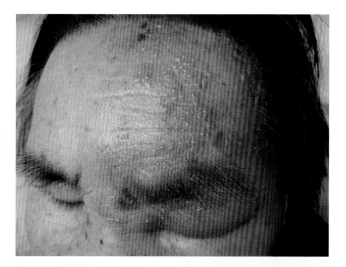

图1-2-1（a）

面部带状疱疹：三叉神经第一支分布区受累，皮损累及上眼睑，眼睑肿胀、下垂，额部簇集性水疱伴糜烂

图1-2-1（b）

三叉神经下颌支受累，右侧唇部、下颌群集性水疱

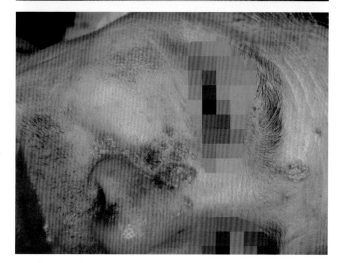

图1-2-1（c）

三叉神经眼支和上颌支受累，眼睑红肿，睑结膜充血，鼻侧水疱呈出血性

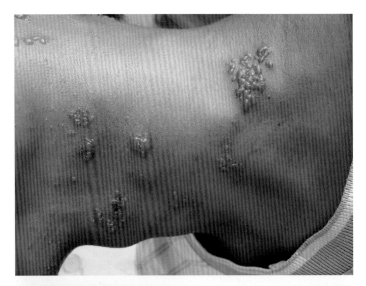

图1-2-2

颈部带状疱疹：颈丛神经分布区
受累

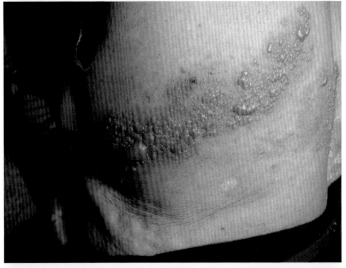

图1-2-3

左侧肋肋部红斑基础上簇集性水
疱、大疱，疱壁紧张，疱液清，
病毒侵犯两支肋间神经

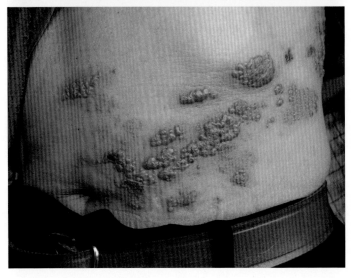

图1-2-4（a）

左侧腹部、腰背部红斑基础上簇
集性水疱、血疱，部分呈坏死性
表现

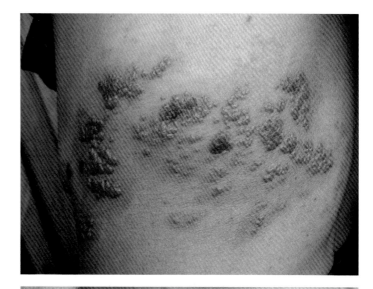

图 1-2-4（b）

同一病人，侧胸、后背部损害

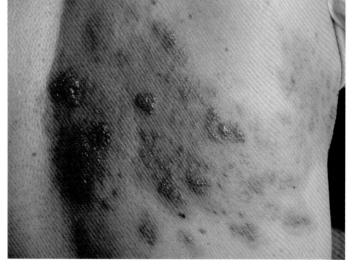

图 1-2-5（a）

肋间神经受累，后背部典型皮损

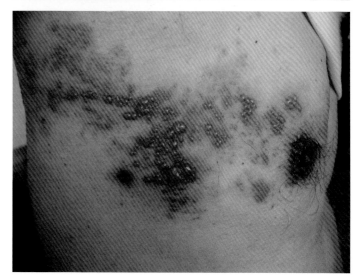

图 1-2-5（b）

同一病人，侧胸部损害

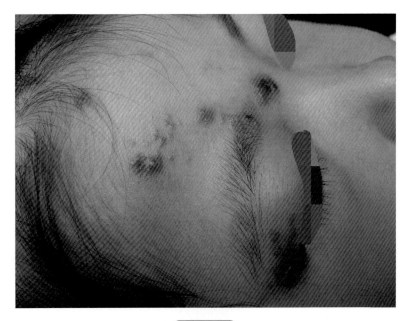

图1-2-6

儿童带状疱疹：患儿右侧前额、眼睑数簇群集性水疱，各簇疱间皮肤正常，单侧分布

3.疣（verruca）

由人类乳头瘤病毒（human papilloma virus，HPV）感染引起。

3.1 寻常疣（verruca vulgaris）

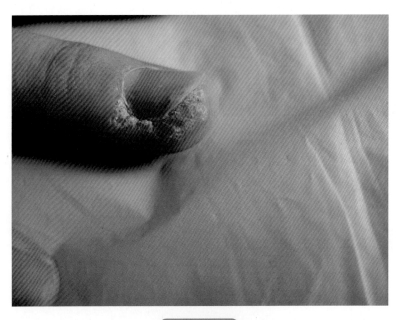

图1-3-1-1

甲周疣或甲下疣是发生于甲板下或甲廓部位的寻常疣，因部位特殊，易发生皲裂或出血，触痛明显

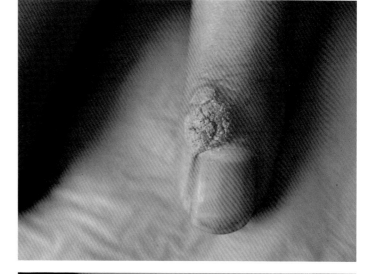

图1-3-1-2

甲周疣

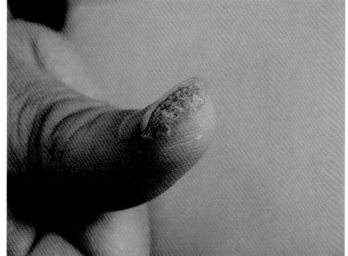

图1-3-1-3

甲下疣

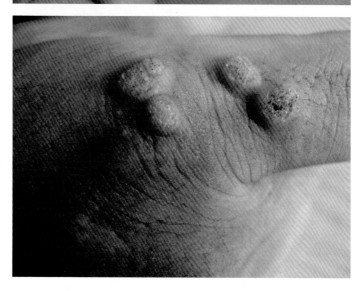

图1-3-1-4

手指、手背角化性丘疹，表面粗糙，触之较硬，表面中央针尖大小出血点

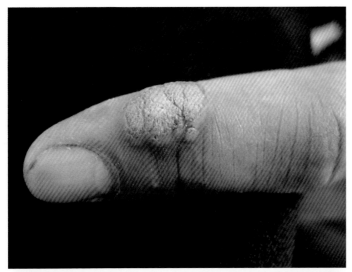

图1-3-1-5

手指角化性斑块，表面线状皲裂

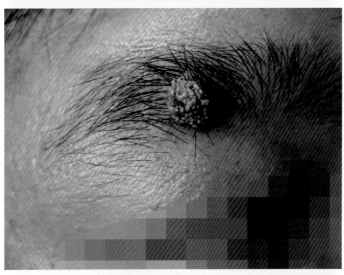

图1-3-1-6

右眉角化性丘疹，表面乳头瘤样增生

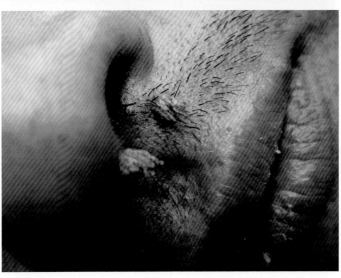

图1-3-1-7

指状疣：疣体表面呈参差不齐突起者

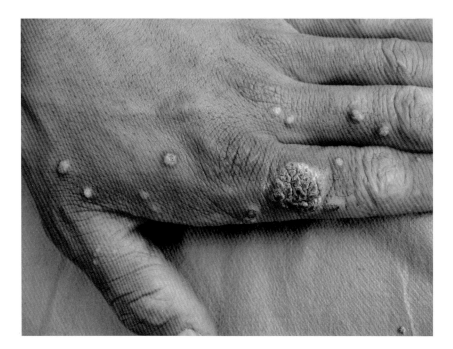

图1-3-1-8

食指掌指关节背侧一约花生米大小角化性斑块，为母疣，周围散在数枚正常皮色丘疹，为子疣

3.2 扁平疣（Verruca Plana）

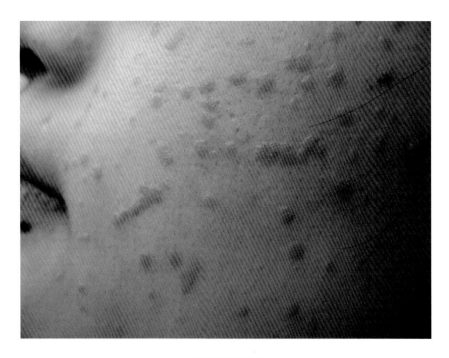

图1-3-2-1

面部米粒大小淡褐色扁平丘疹，表面光滑

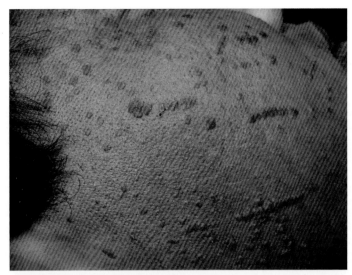

图1-3-2-2

面部密集米粒大小褐色扁平丘疹，表面角化增生，可见同形反应

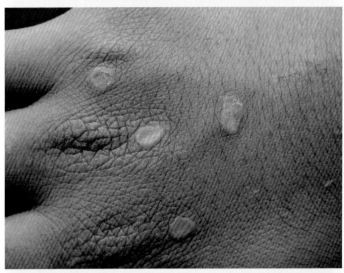

图1-3-2-3

手背多发正常皮色扁平丘疹，略高起于皮面，表面光滑

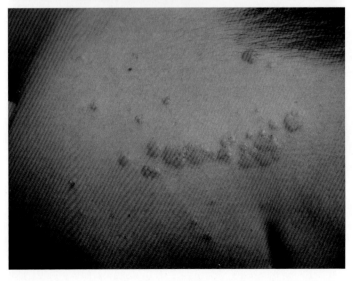

图1-3-2-4

面部扁平疣，同形反应阳性

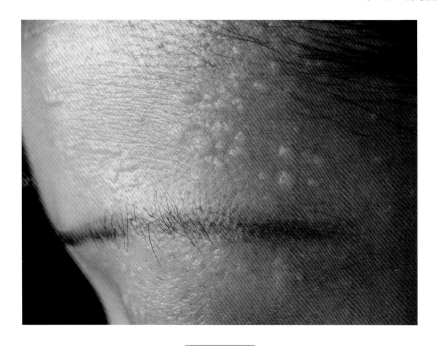

图1-3-2-5

前额浅肤色扁平丘疹，表面光滑

3.3　跖疣（Verruca Plantaris）

发生于足底的寻常疣。

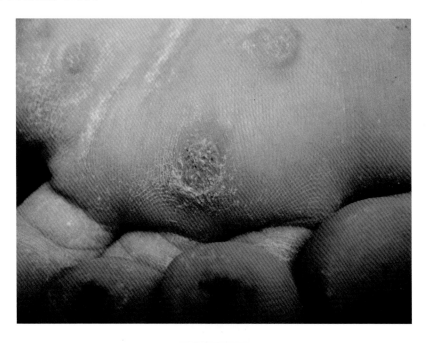

图1-3-3-1

足底灰黄色胼胝样斑块，表面粗糙，中央小黑点，边缘绕以稍高的角质环

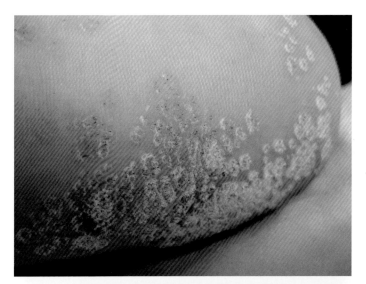

图1-3-3-2

镶嵌疣：相互融合，含有多个角质软芯

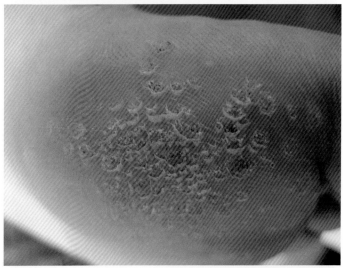

图1-3-3-3

足底淡黄色斑块，中央针尖大小黑点，边缘绕以半环形较厚鳞屑，边缘固着，中央向内翘起

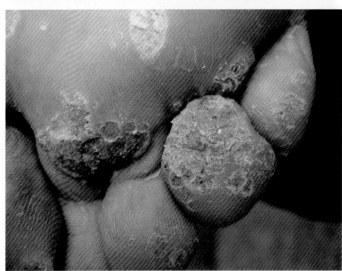

图1-3-3-4

足底多发角质增殖性斑块

4.传染性软疣（molluscum contagiosum）

由传染性软疣病毒（mulluscum contagiosum virus，MCV）感染引起。

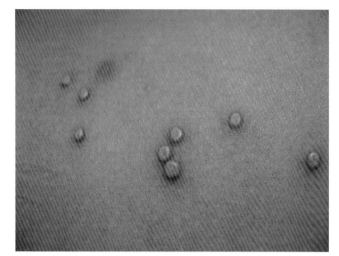

图1-4-1

半球形的丘疹，正常肤色或珍珠色，表面光滑，中央脐凹

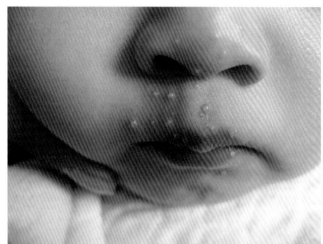

图1-4-2

小儿鼻周、口周珍珠色圆形丘疹，表面光滑有光泽

图1-4-3

阴囊部位传染性软疣，因病期较久相邻皮损相互融合成不规则形，但周围可见散在典型皮损，正常皮色表面光滑丘疹，中央脐状凹陷

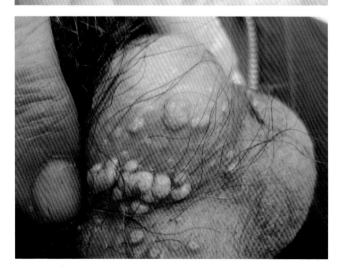

5.手足口病（hand-foot-mouth disease）

以手、足、口发生水疱为特征，由柯萨奇病毒及肠道病毒感染引起。

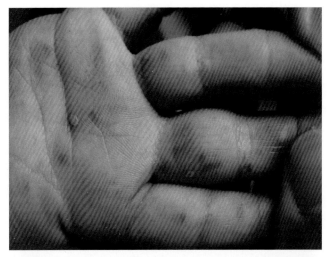

图1-5-1

手掌部位水疱，疱壁薄，内容清亮，周围绕以红晕，部分呈椭圆形，散在而不融合

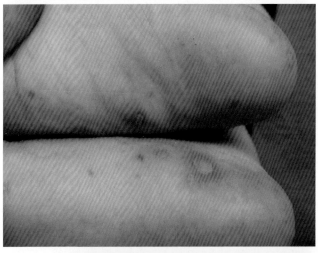

图1-5-2

足底、足侧缘椭圆形、圆形水疱，周围红晕

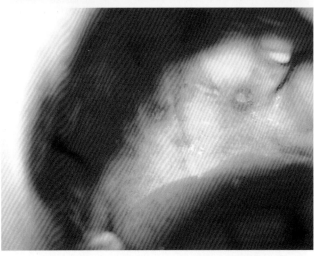

图1-5-3

硬腭多个水疱，周围红晕

6.水痘（varicella）

　　由水痘-带状疱疹病毒（varicella-zoster virus，VZV）感染引起，原发感染表现为水痘或隐性感染。

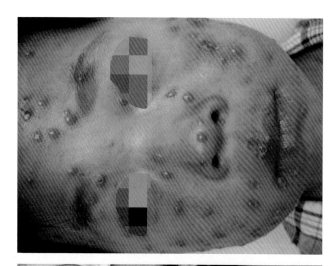

图1-6-1（a）

面部绿豆大小圆形或椭圆形水疱，周围红晕，部分疱壁破后表面渗液结痂

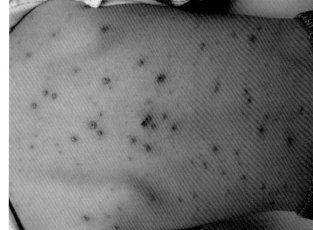

图1-6-1（b）

同一病人后背部损害，可见水疱中央脐凹，皮损成对发生，向心性分布

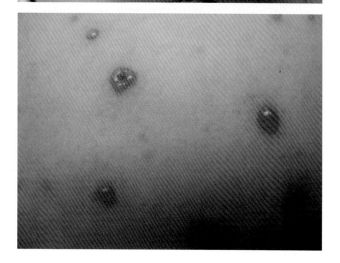

图1-6-1（c）

典型的中央脐状凹陷

7.麻疹（measles）

由麻疹病毒感染引起。

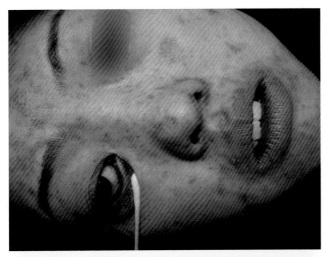

图1-7-1（a）

成人麻疹，面部红斑，部分融合，结膜充血

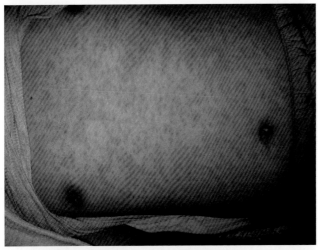

图1-7-1（b）

同一病人，胸腹部红斑，斑丘疹，部分融合成片，疹间可见正常皮肤

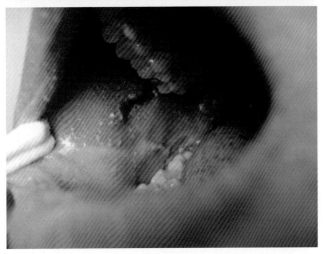

图1-7-1（c）

同一病人，颊黏膜koplik斑：第二臼齿对面的颊黏膜上蓝白色或紫色小点，周围红晕

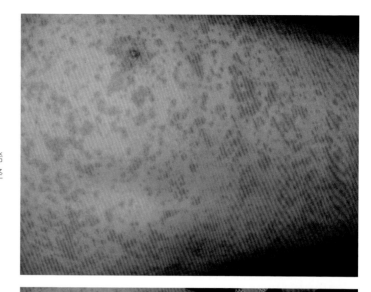

图1-7-2（a）

麻疹初发时颜色鲜红，分布稀疏分明，大小不等，平均直径2～5mm

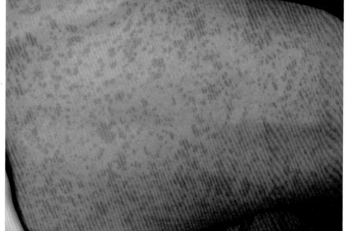

图1-7-2（b）

同一病人，后背部皮损

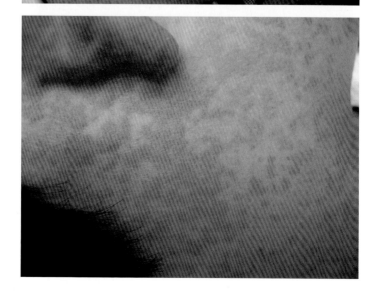

图1-7-2（c）

同一病人，耳后淋巴结肿大

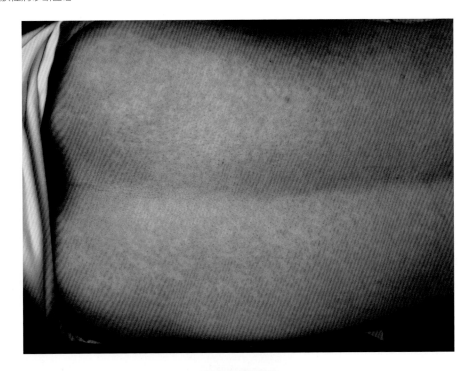

图1-7-3（a）

出疹高峰时皮疹数目明显增多，聚集融合成片，色泽也渐转暗，但疹间皮肤仍属正常

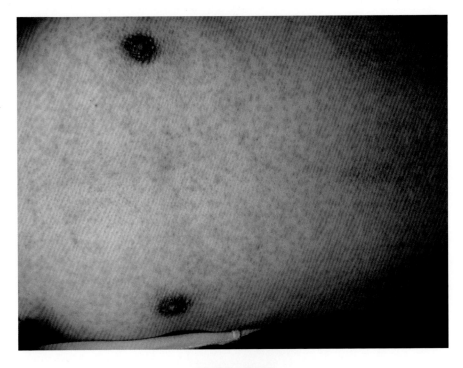

图1-7-3（b）

同一病人，前胸部皮损

8.Kaposi水痘样疹（Kaposi varicelliform eruption）

异位性皮炎或其他皮损损害的基础上继发单纯疱疹病毒、牛痘病毒及柯萨奇A16病毒感染引起的脐窝状水疱。

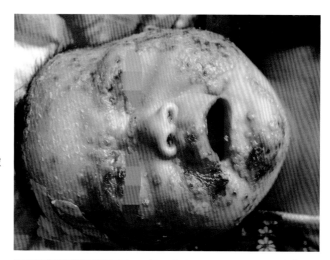

图1-8-1（a）

湿疹基础上多数密集绿豆粒大小水疱、脓疱，基底红肿，部分疱顶有脐窝状凹陷

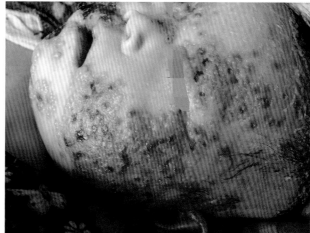

图1-8-1（b）

同一患儿，右侧面部损害

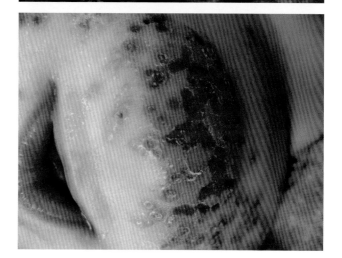

图1-8-1（c）

同一患儿，下颌部痘疮样损害

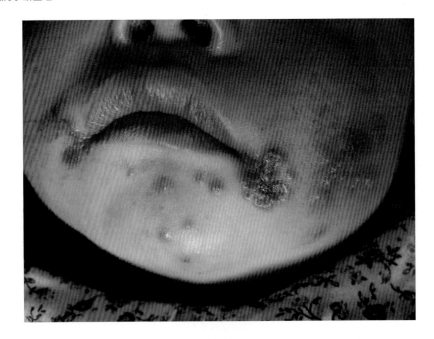

图1-8-2

口周皮炎基础上发生单纯疱疹样皮损

9.疣状表皮发育不良（epidermodysplasia verruciformis）

以全身发生泛发性扁平疣样皮损为特点的皮肤病。

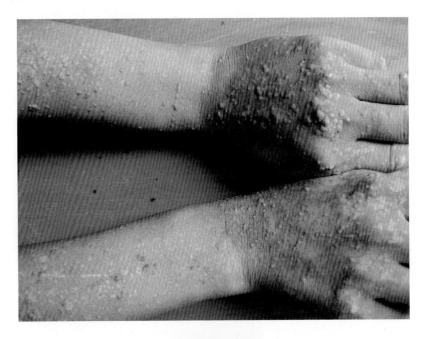

图1-9-1（a）

手背、上肢密集扁平疣样损害

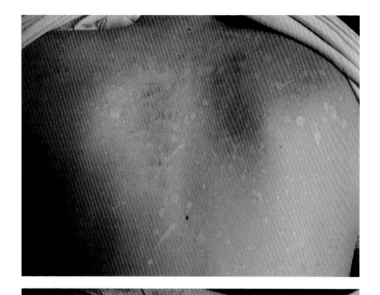

图1-9-1（b）

同一病人，后背部损害

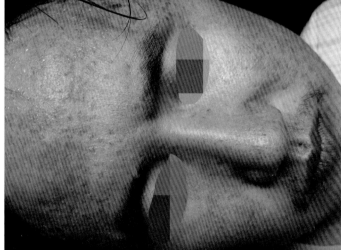

图1-9-1（c）

同一病人，面部损害

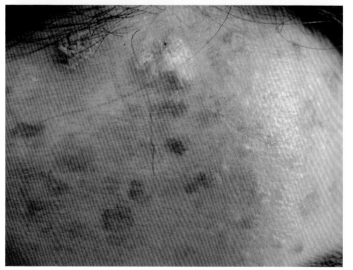

图1-9-2

前额扁平疣样皮损基础上发生的
角化增殖性损害

10. 风疹（rubella，german measles）

由风疹病毒（rubella virus）引起的一种急性呼吸道传染病。其临床特征为上呼吸道轻度炎症、发热、全身红色斑丘疹，耳后、枕后及颈部淋巴结肿大，病情较轻，预后良好。

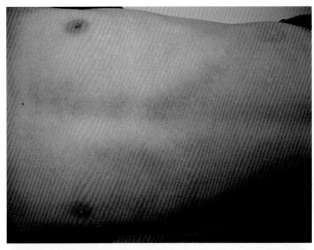

图1-10-1（a）

前胸广泛密集粟粒大小淡红色斑丘疹，疹间可见正常皮肤

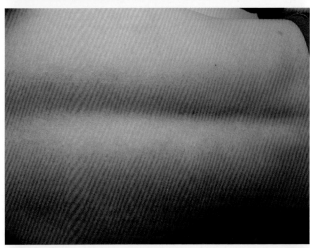

图1-10-1（b）

同一病人，后背部皮损

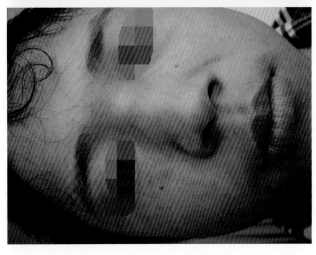

图1-10-1（c）

同一病人，面部较稀疏的淡红色斑丘疹，眼结膜充血

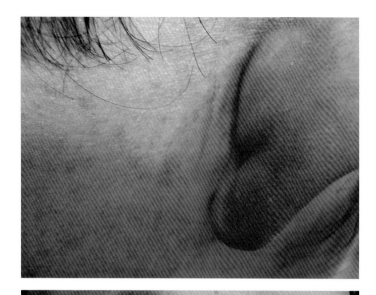

图1-10-1（d）

同一病人，颈部及耳后皮损

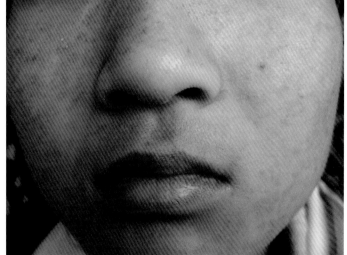

图1-10-2（a）

患者面部散在淡红色斑丘疹

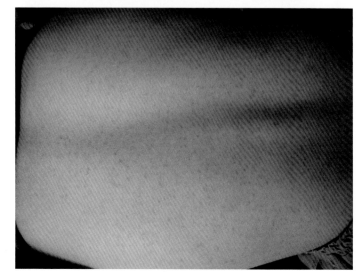

图1-10-2（b）

同一病人，后背部淡红色细点状斑疹

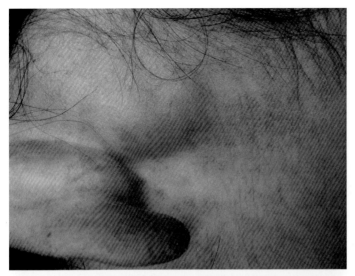

图1-10-2（c）

同一病人，耳后肿大的淋巴结

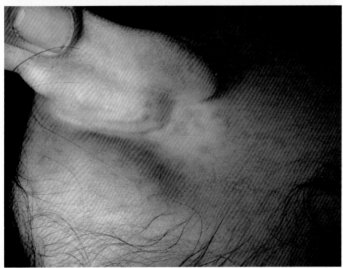

图1-10-2（d）

同一病人，牵拉耳朵后显示肿大的淋巴结

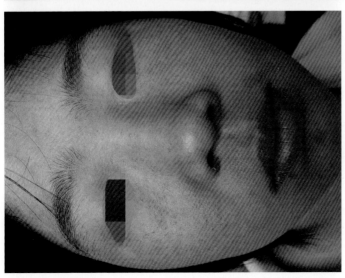

图1-10-3（a）

面部淡红色斑丘疹

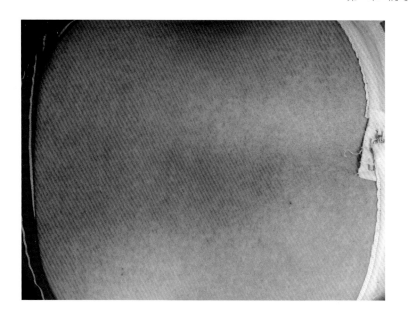

图1-10-3（b）

同一病人，后背部淡红色细点状斑疹，疹间可见正常皮肤

11.传染性红斑（erythemainfectiosum）

又称"第五病"，由细小病毒感染引起的一种轻型发热性传染病，多见于12岁以下的儿童，春季多见，最初发生在面部，表现为两侧颊部对称性玫瑰色红斑，无鳞屑，边界清楚，次日于四肢近端及躯干部出现皮疹。病人一般情况较好，约一周左右皮损消退。

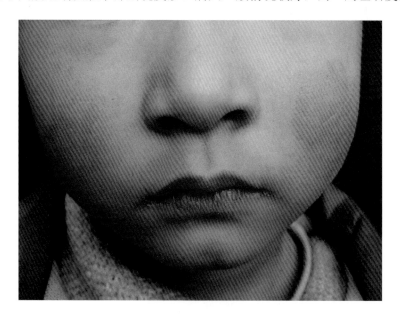

图1-11-1（a）

患儿两侧面颊部玫瑰色水肿性红斑，边界清楚

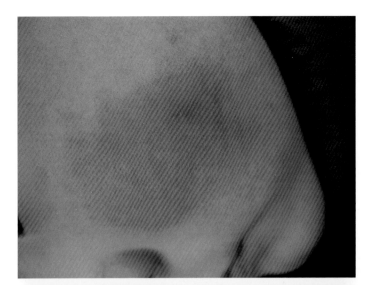

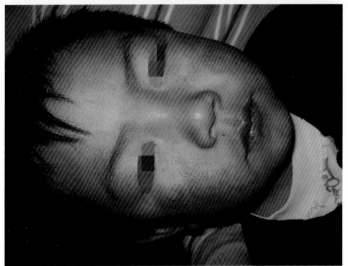

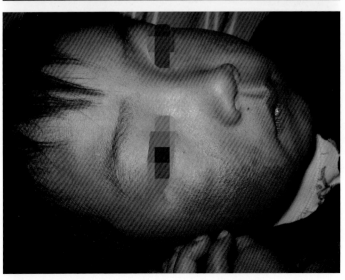

图1-11-1（b）

同一患儿，侧面观，颊部边界清楚的水肿性红斑

图1-11-2（a）

患儿两颊部对称性玫瑰色红斑，无鳞屑，边界清楚

图1-11-2（b）

同一患儿，侧面观，颊部水肿性斑片

12.羊痘（orf）

又称为脓疱性皮炎、传染性深脓疱疮，由羊痘病毒感染所致。

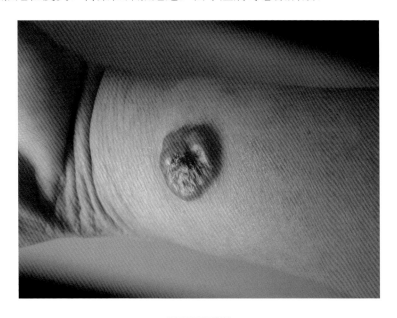

图1-12-1

患者前臂水疱，中央可见脐凹、结痂

第二章　细菌性皮肤病

1. 脓疱疮（impetigo）

由金黄色葡萄球菌和（或）乙型溶血性链球菌感染引起的急性化脓性皮肤病。

1.1　寻常型脓疱疮（impetigo vulgaris）

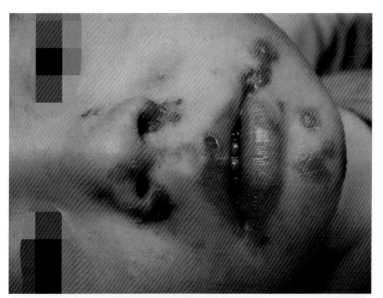

图 2-1-1-1

口周、鼻周红斑、水疱、脓疱，疱壁薄易破，干燥后表面蜜黄色厚痂

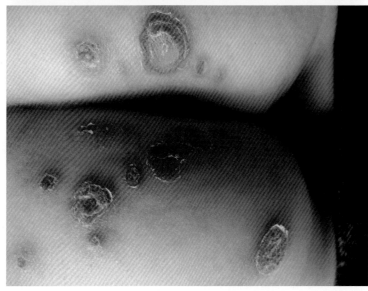

图 2-1-1-2

臀部皮损，脓疱吸收干燥后表面痂屑呈清漆状

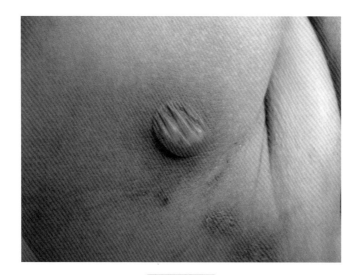

图 2-1-1-3

松弛性脓疱，疱壁松弛，疱内有脓液

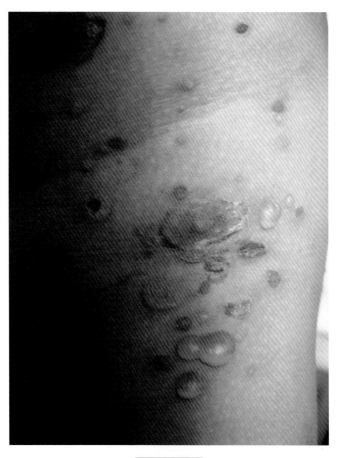

图 2-1-1-4

大疱性脓疱疮：水疱相互融合成大疱，疱内半月状积脓，破溃后形成糜烂面

1.2 深脓疱疮（ecthyma）

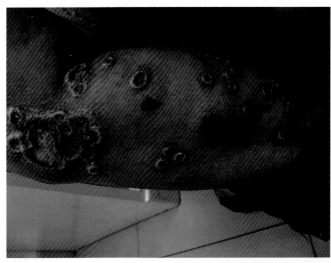

图2-1-2-1

小腿大小不等溃疡，表面坏死、结痂，周围红肿，边缘陡峭呈碟状

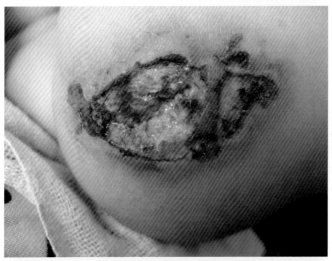

图2-1-2-2

肘关节伸侧溃疡，基底凹凸不平，表面被覆灰黄色坏死及脓性分泌物，边缘红肿隆起，周围可见卫星状损害

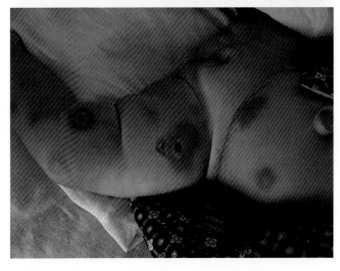

图2-1-2-3（a）

患儿腹部、大腿水肿性红斑，部分中央坏死被覆褐黑色厚痂

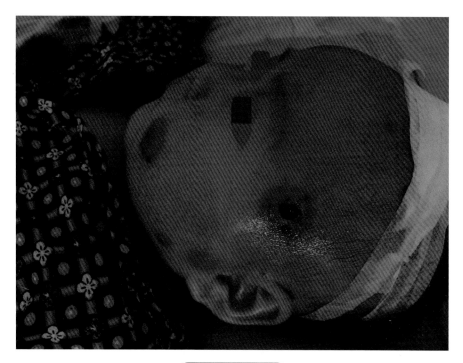

图2-1-2-3（b）

同一患儿，面部损害

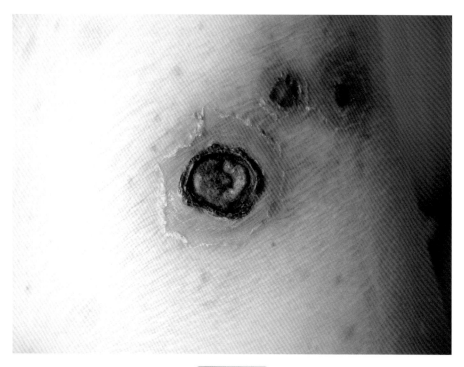

图2-1-2-4

皮损中央坏死，表面黑色厚痂，呈砺壳状

1.3 葡萄球菌性烫伤样皮肤综合征（staphylococcal scalded skin syndrome SSSS）

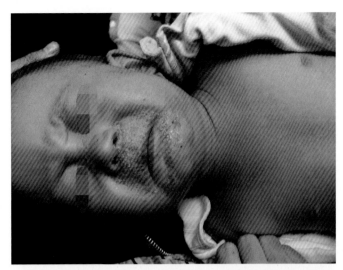

图2-1-3-1

早期病例：周身弥漫潮红，眼睑红肿，分泌物增多，口周蜜黄色结痂，皮损触痛明显

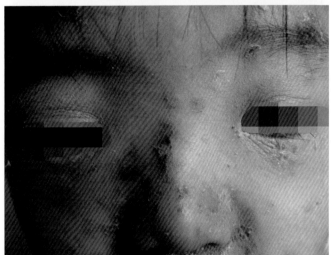

图2-1-3-2（a）

眼睑红肿，分泌物较多

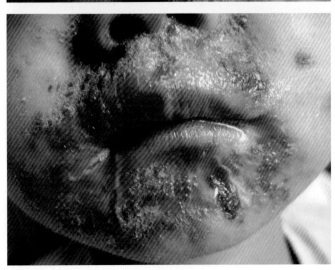

图2-1-3-2（b）

同一患儿，口周放射状皲裂

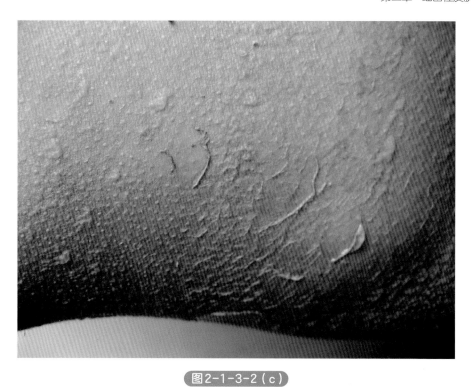

图2-1-3-2（c）

同一患儿，躯干部广泛松弛性水疱，部分疱壁已破，尼氏征阳性

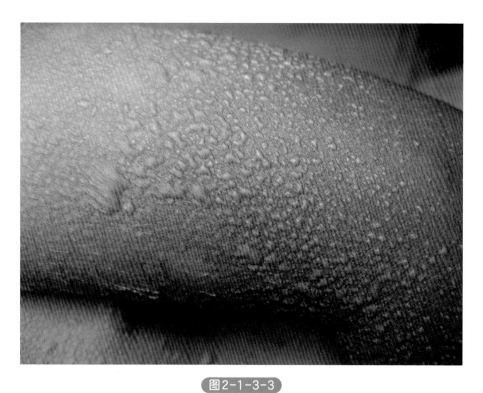

图2-1-3-3

上肢浅表松弛性水疱，尼氏征阳性

1.4　毛囊性脓疱疮（follicular vulgaris）

本症又称Bockhart脓疱疮，是一种表浅性毛囊口炎。

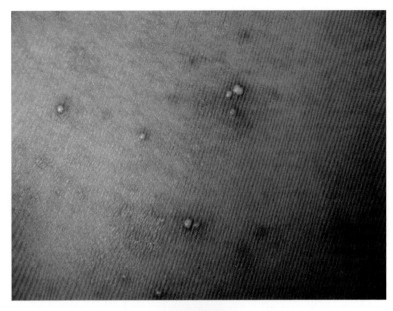

图2-1-4

浅表性毛囊性脓疱，绿豆大小，基底红晕

2.毛囊炎（folliculitis）、疖（furuncle）和痈（carbuncle）

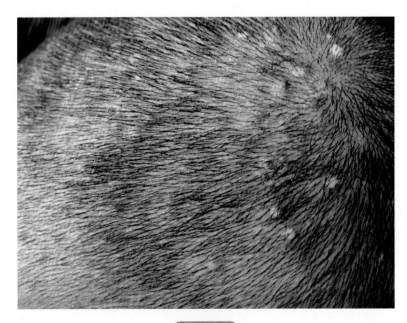

图2-2-1

毛囊炎：局限于毛囊口的化脓性炎症。头皮密集毛囊性炎性丘疹，中央脓疱，周围红晕

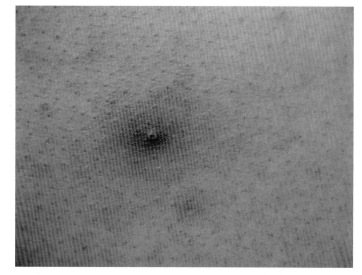

图2-2-2

毛囊性炎性丘疹，中央脓疱

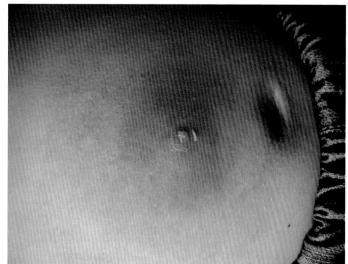

图2-2-3

疖：毛囊深部及周围组织的化脓性炎症。腹部炎性结节，基底浸润明显，中央顶部黄白色脓栓，伴有红肿热痛

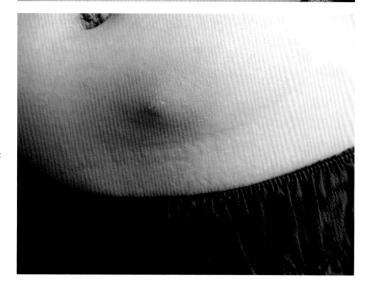

图2-2-4

疖：浸润性炎性结节，中央脓头干燥后结痂

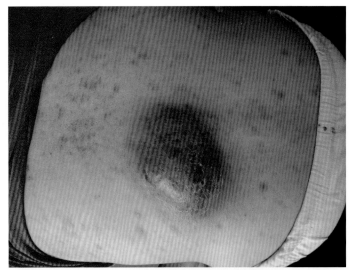

图 2-2-5（a）

痈：多个相邻毛囊及毛囊周围炎症，相互融合而形成的皮肤深层感染。后腰部红肿性肿块，表面紧张发亮，皮温增高，触痛明显

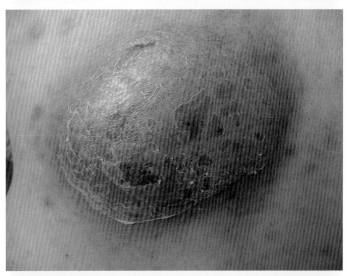

图 2-2-5（b）

同一病人皮损近照

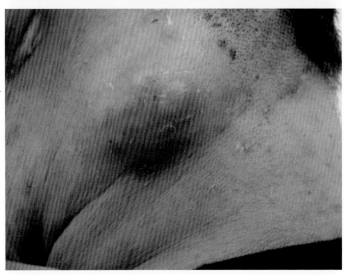

图 2-2-6

痈：红肿性肿块表面多个脓头示相邻的疖融合而成的痈

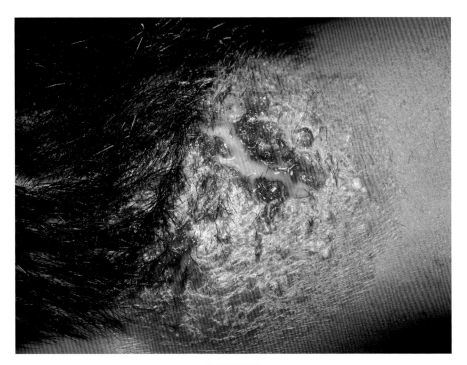

图 2-2-7

痈：局部破溃流脓，炎症显著

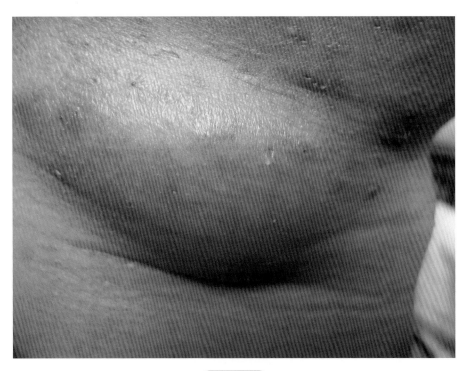

图 2-2-8

痈：颈部红肿性肿块，表面皮温增高，触痛明显

3. 丹毒（erysipelas）

溶血性链球菌感染皮肤、皮下组织内淋巴管及周围组织的急性炎症。

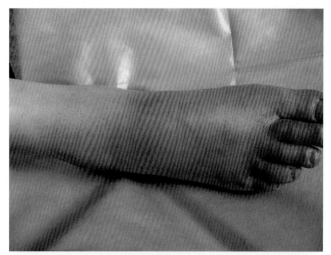

图 2-3-1

右足趾、足背水肿性红斑，表面紧张发亮，皮温增高，触痛明显，有足癣病史

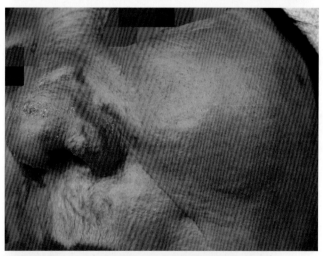

图 2-3-2

颜面部丹毒，有鼻腔黏膜渗液结痂，反复自行揭剥病史

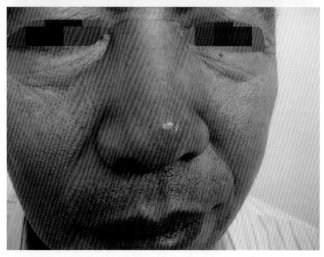

图 2-3-3

抠鼻后引起以鼻部为中心面中部水肿性红斑，表面皮温增高，触痛明显

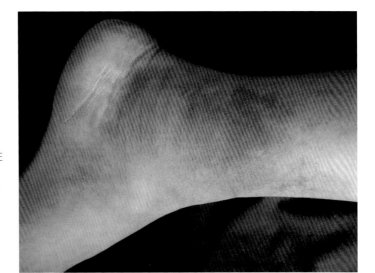

图2-3-4

有足癣病史，足踝、足背水肿性红斑，触痛，皮温增高

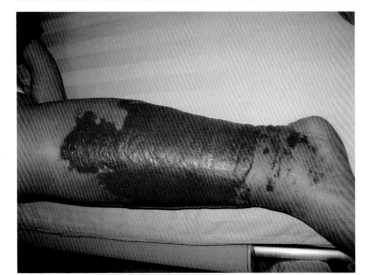

图2-3-5

有糖尿病病史，小腿水肿性斑块，皮温增高，疼痛较剧

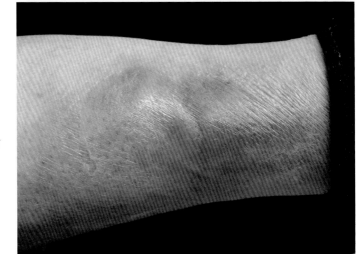

图2-3-6

有足癣病史，皮损反复发生，有效治疗后皮损炎症明显减轻

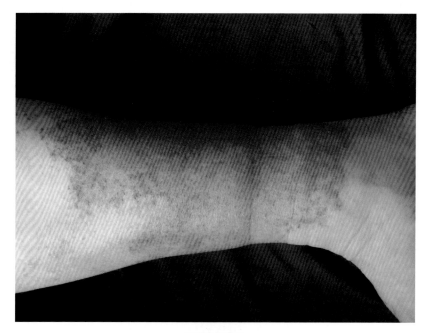

图2-3-7

前臂部位丹毒，皮损呈出血性

4.蜂窝织炎（cellulitis）

溶血性链球菌和金黄色葡萄球菌所致的皮下疏松结缔组织急性弥漫性化脓性炎症。

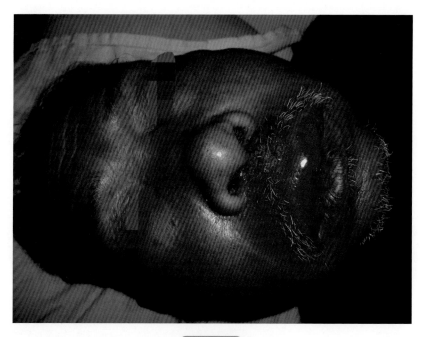

图2-4-1

面部弥漫性红肿性斑块，基底浸润，边界不清，中央红肿明显，伴有疼痛、发热和全身不适

5. 皮肤结核病（tuberculosis cutis）

　　由结核杆菌感染所致的慢性皮肤病。

5.1　寻常狼疮（Lupus vulgaris）

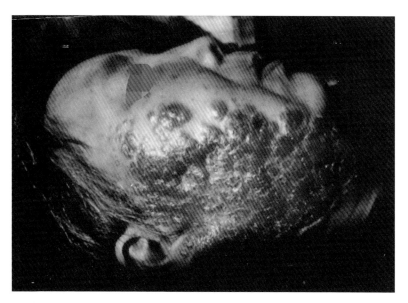

图2-5-1-1

面颈部浸润性褐红色结节，表面凹凸不平，被覆鳞屑，早期损害可自行吸收或破溃形成萎缩性瘢痕，在瘢痕基础上又可发生新损害，新旧损害并存是本病的特征。新发损害玻片压诊呈苹果酱色

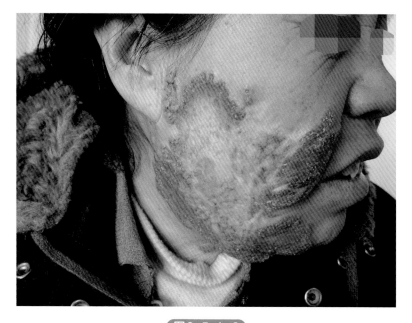

图2-5-1-2

右侧面部暗红色斑块，中央趋于愈合，形成浅表萎缩性瘢痕，边缘炎症显著

5.2 颜面粟粒性狼疮（lupus miliaris faciei）

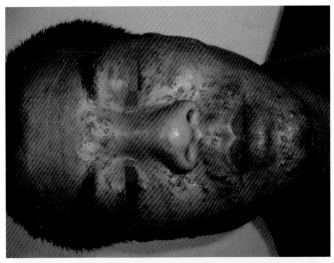

图2-5-2-1

面部粟粒至绿豆大小淡红色或紫红色结节，半球形或扁平，表面光滑，质软，玻片压诊呈苹果酱色，对称分布，特别是下眼睑、鼻两侧及面颊部

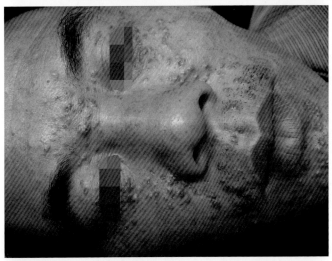

图2-5-2-2

面部多发淡红色半球形丘疹，下眼睑处皮损呈线形排列

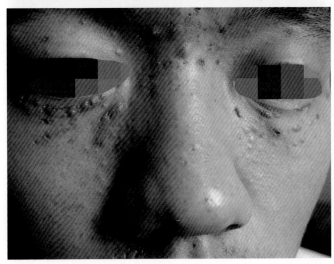

图2-5-2-3

颜面部位淡紫红色半球形丘疹，下眼睑部位线形融合成串的皮损，有特征性意义

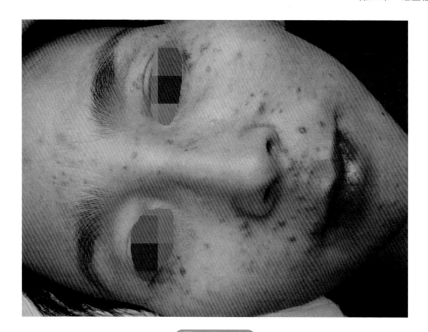

图2-5-2-4

面部淡红色半球形丘疹

6. 麻风（leprosy）

6.1 瘤型（lepromatous leprosy）

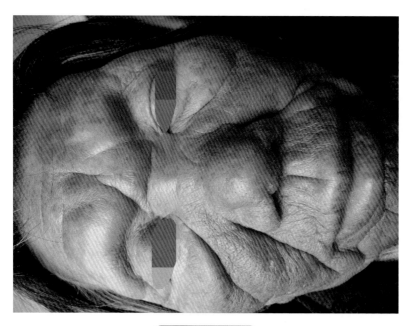

图2-6-1-1（a）

面部深在弥漫浸润性结节，相互融合，凹凸不平，双唇肥厚，面如狮面，眉毛脱落，
伴有明显的浅感觉及出汗障碍

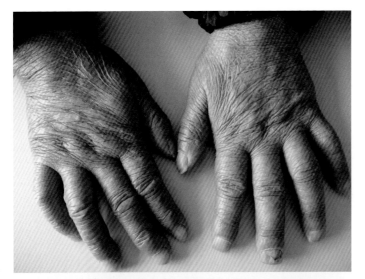

图2-6-1-1（b）

同一病人，手部畸形

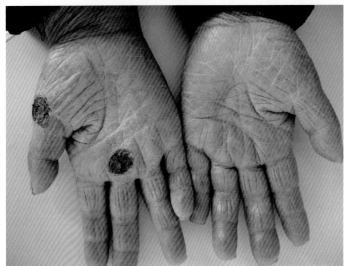

图2-6-1-1（c）

同一病人，手部溃疡结痂性损害

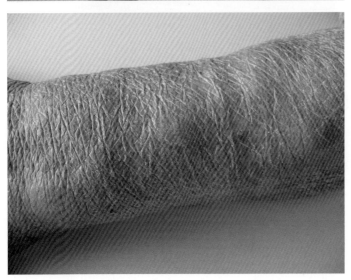

图2-6-1-1（d）

同一病人，前臂淡红色结节

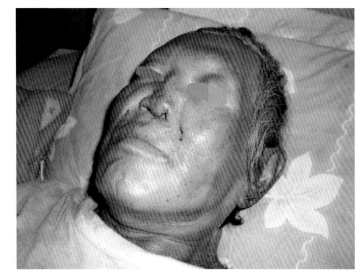

图2-6-1-2（a）

面部眉毛、睫毛、胡须稀少

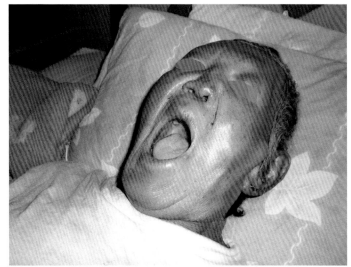

图2-6-1-2（b）

病人口腔黏膜未见明显受损

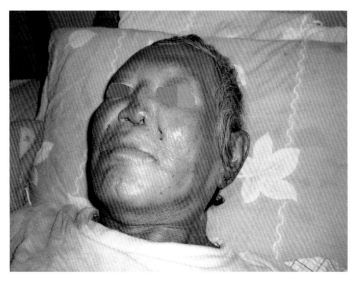

图2-6-1-2（c）

病人鼻梁塌陷，形成"鞍鼻"

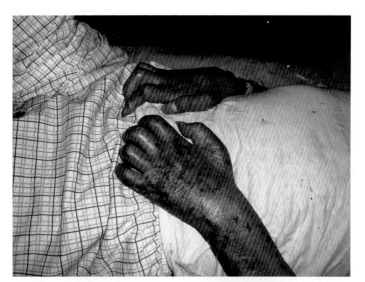

图2-6-1-2（d）

尺神经受损，出现爪形手。用酒精灯烧烤和针头刺激手部及前臂皮肤时，痛、温觉丧失。

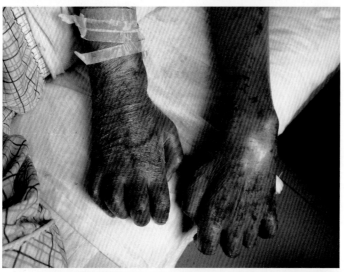

图2-6-1-2（e）

同一病人，手部畸形

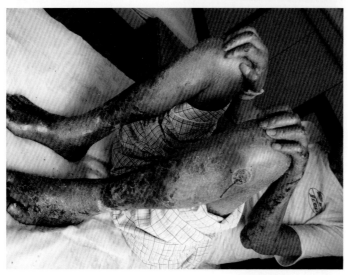

图2-6-1-2（f）

双小腿可见皮肤轻度变硬，光滑发亮，出现鱼鳞样或蛇皮样损害，长久不退。

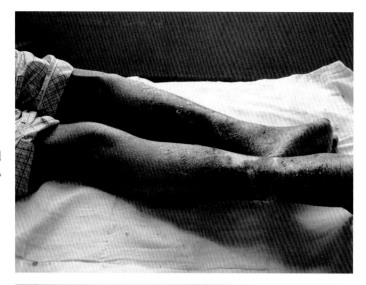

图2-6-1-2（g）

双踝部皮肤弥漫性肿胀，皮肤粗糙，可见淡褐色鳞屑，右足跟可见糜烂水疱皮损。

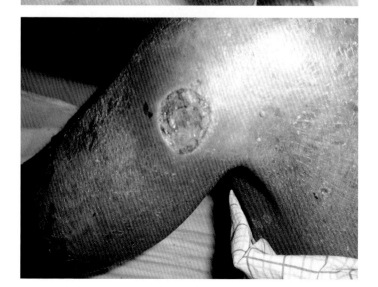

图2-6-1-2（h）

病人肘部出现溃疡性损害

图2-6-1-2（i）

膝盖部位出现溃疡性损害

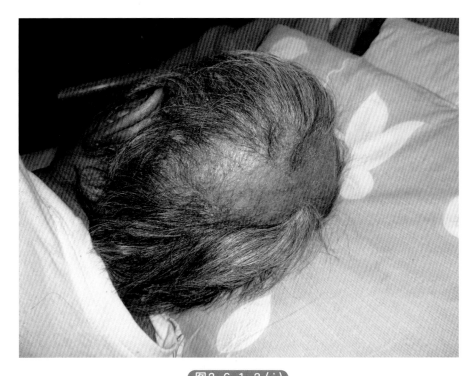

图 2-6-1-2（j）

病人头发稀疏，并出现片状头发脱落区

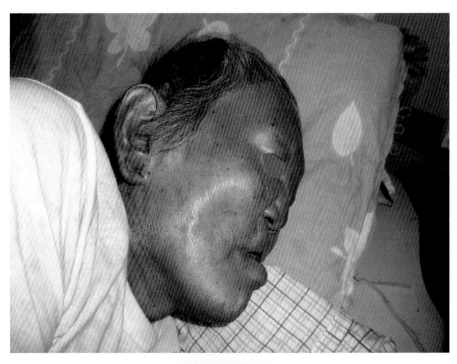

图 2-6-1-2（k）

病人口唇肥厚

6.2 界线类偏结核样型麻风（BT）

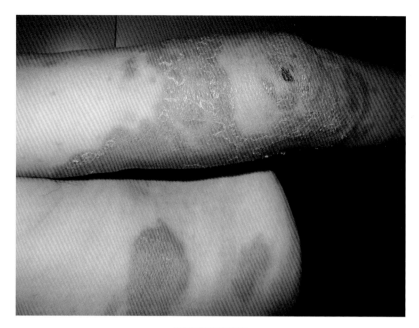

图 2-6-2-1

大小不等的红色斑块，边缘清晰，分布不对称，前臂皮损周围有"卫星状"损害

7. 类丹毒（erysipeloid）

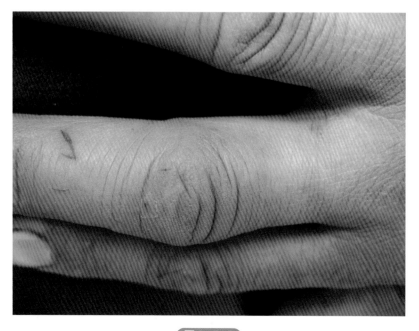

图 2-7-1

右手中指背侧局限性紫红斑，可见手指划伤的痕迹

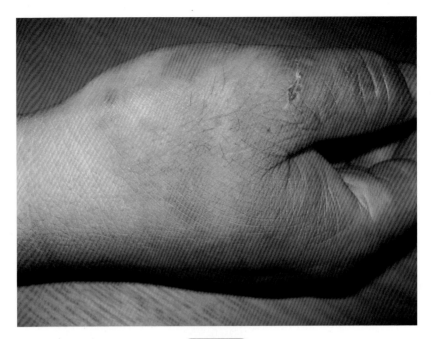

图 2-7-2

右手拇指、手背及虎口处紫红斑，可见拇指划伤的结痂

8. 腋毛癣（trichomycosis axillaris）

为纤细棒状杆菌感染毛干引起。

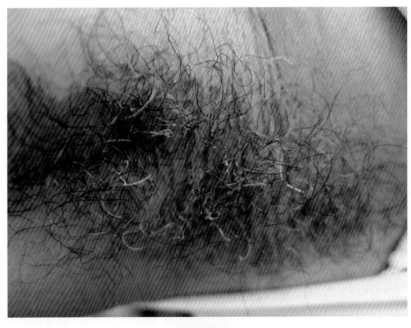

图 2-8-1

腋毛的毛干上灰黄色集结物，呈结节状或弥散分布，毛干变脆易于折断，常伴有多汗

9.沟状跖部角质松解症（keratolysis plantare sulcatum）

可能由杆菌感染引起的跖部皮肤角质层环状或点状剥蚀。

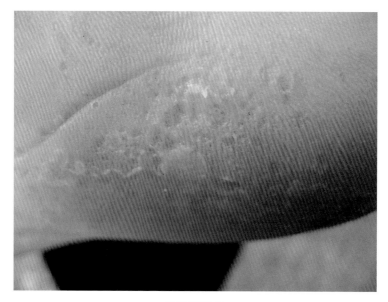

图2-9-1

足跟部点状或不规则浅表剥蚀性损害，表面轻度浸渍

10.须疮（sycosis）

是在男子胡须部位的一种亚急性或慢性毛囊炎和毛囊周围炎。

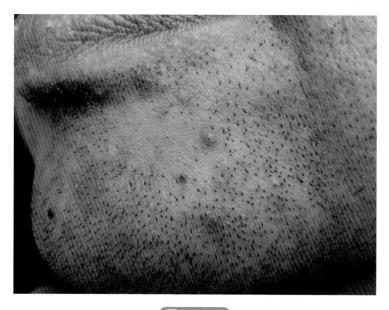

图2-10-1

胡须部位毛囊性炎性丘疹、丘脓疱疹，中央有胡须贯通

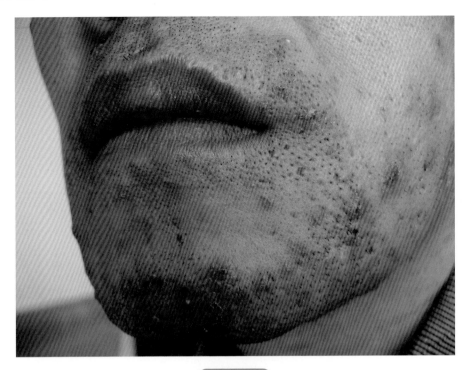

图 2-10-2

胡须部位毛囊性炎性丘疹、丘脓疱疹

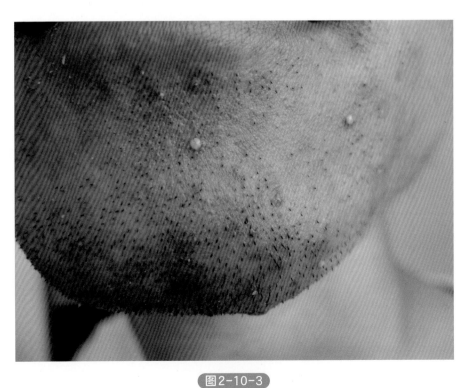

图 2-10-3

毛囊性炎性丘疹、脓疱，边缘红晕

11. 秃发性毛囊炎 (bald folliculitis)

　　是因皮脂溢出加之金黄色葡萄球菌感染，导致毛囊部被破坏，而形成永久性脱发的毛囊炎，表现为毛囊性红斑、丘疹，逐步发展为脓疱，愈后容易留瘢痕，可造成永久性脱发。

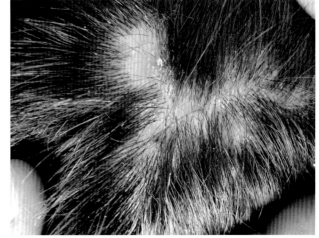

图2-11-1

头皮不规则脱发区，基底红斑，毛囊性炎性丘疹、丘脓疱疹

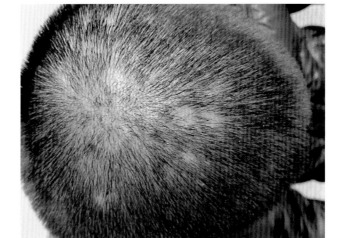

图2-11-2

头顶部头发稀疏，散在毛囊性炎性丘疹

图2-11-3

头皮广泛毛囊性炎性丘疹、丘脓疱疹，部分头皮发稀

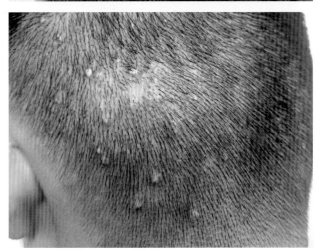

12. 项部瘢痕疙瘩性毛囊炎（folliculitis keloidalis nuchae）

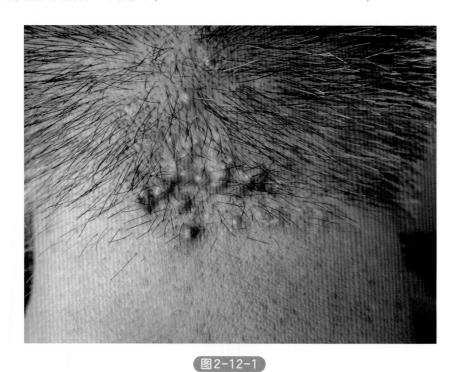

图2-12-1

颈项部毛囊性炎性丘疹、丘脓疱疹，瘢痕

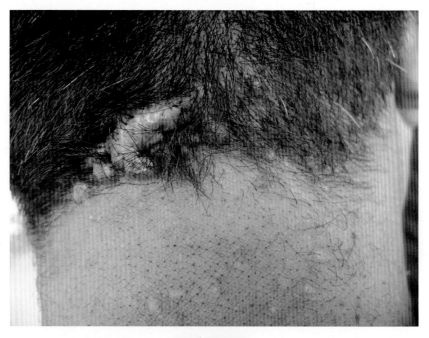

图2-12-2

颈项部毛囊性炎性丘疹基础上发生的圆形、条索状增生性瘢痕

13. 增殖性脓皮病（pyoderma vegetans）

又称增殖性皮炎（dermatitis vegetans）或良性增殖性天疱疮（benign pemphigus Vegetans），是具有增殖性损害的一种慢性脓皮病。

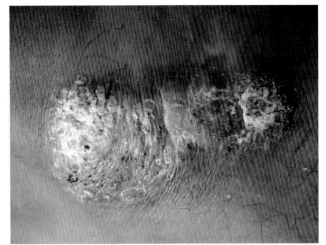

图2-13-1

膝关节附近浸润性斑块，表面被覆少许粘着性鳞屑

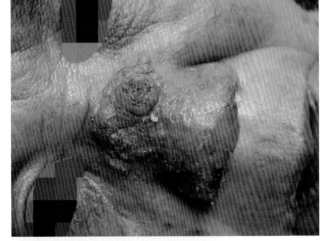

图2-13-2

鼻尖及周围浸润性红斑，表面脓疱，中央发生增殖性损害

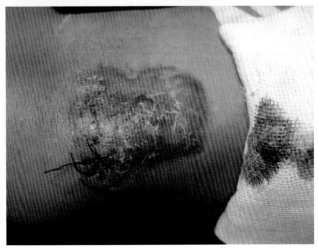

图2-13-3

膝关节附近浸润性斑块，病理示肉芽肿性炎症

14.穿掘性毛囊炎（folliculitis abscedens et suffodiens）

多数聚集的毛囊炎及毛囊周围炎在深部融合后相互贯穿形成的脓肿。

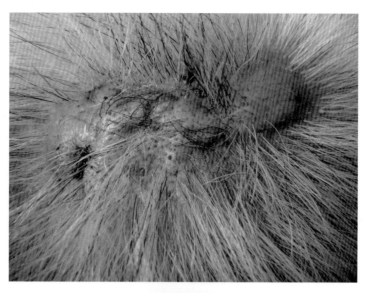

图2-14-1

头皮条索状脓肿，基底相互贯通，内容为脓血性物

15.红癣（erythrasma）

是由棒状杆菌属的微细棒状杆菌引起，好发于皮肤皱褶部位，皮损主要损害为境界清楚的红斑。

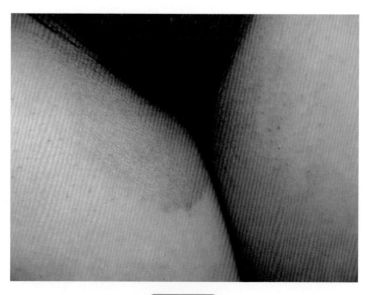

图2-15-1

双侧腹股沟及大腿内侧干燥性红斑，表面少许鳞屑，边界清楚

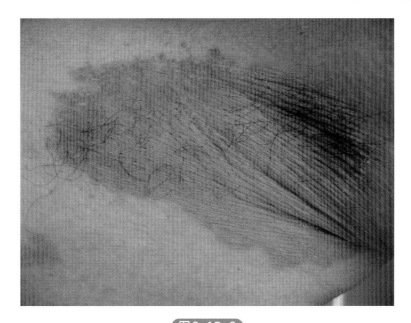

图2-15-2

腋窝红斑，边界清楚

16. 猩红热（scarlet fever）

为A组β型溶血性链球菌（也称为化脓链球菌）感染引起的急性呼吸道传染病。其临床特征为发热、咽峡炎、全身弥漫性鲜红色皮疹和疹退后明显脱屑。少数患者患病后可出现变态反应性心、肾、关节的损害。

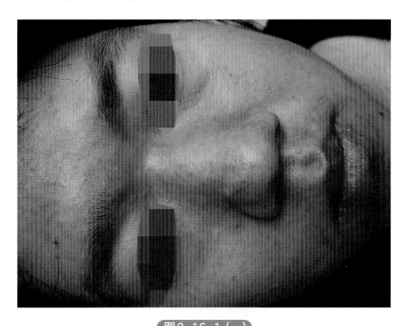

图2-16-1（a）

面部充血性斑疹，眼结膜充血

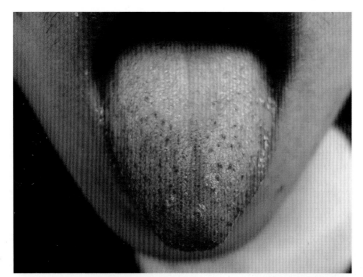

图2-16-1（b）

草莓舌：舌覆白苔，红肿的乳头突出于白苔之上

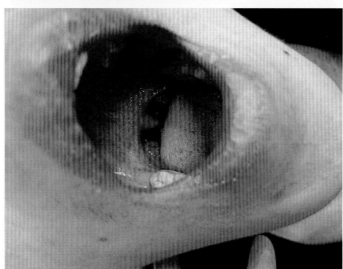

图2-16-1（c）

咽部充血

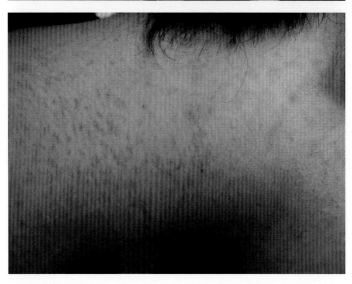

图2-16-1（d）

同一患者，颈部皮损

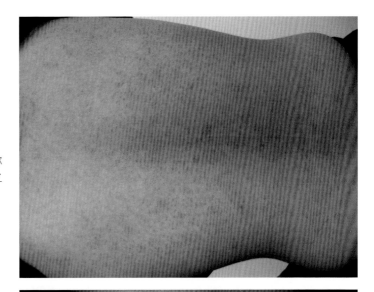

图2-16-1（e）

同一患者，后背部均匀分布的弥漫充血性针尖大小的丘疹，压之退色

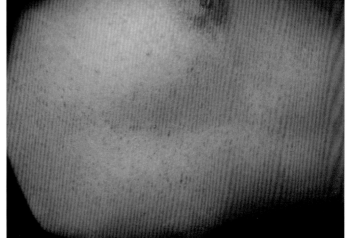

图2-16-1（f）

同一患者，前胸部皮损

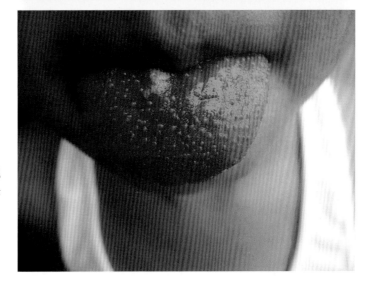

图2-16-1（g）

杨梅舌：2～3天后白苔开始脱落，舌面光滑呈肉红色，舌乳头仍凸起

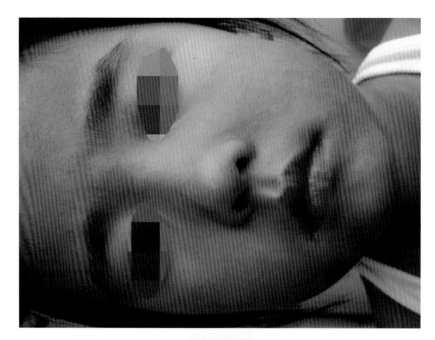

图2-16-2

口周苍白圈：颜面部密集充血性皮疹，口鼻周围充血不明显，相比之下显得发白

17.龟分枝杆菌感染（mycobacterium chelonei infection）

其所致疾病类似于偶发分枝杆菌感染，因此常称偶发龟复合分枝杆菌感染。

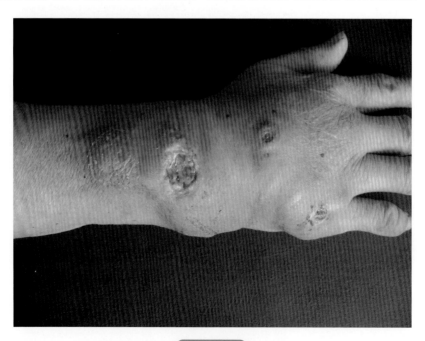

图2-17-1

右侧手背、手腕背侧水肿性浸润性斑块，中央破溃成溃疡，基底凹凸不平，表面湿润，被覆黄色脓性坏死样物

第三章　真菌性皮肤病

1.头癣（tinea capitis）

累及头发和头皮的皮肤癣菌感染。

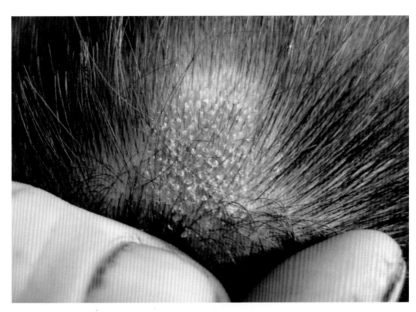

图3-1-1

白癣：病发在距头皮2～4mm处折断，毛发根部有灰白色菌鞘包绕

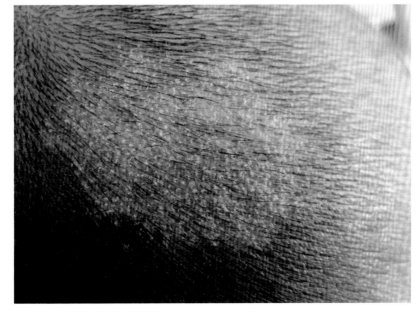

图3-1-2

白癣：头皮圆形发稀区，基底炎症轻，表面及发根灰白色细碎脱屑

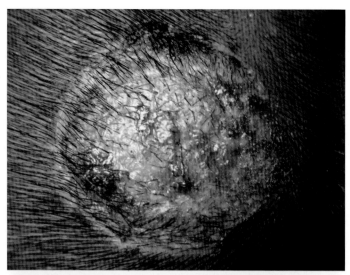

图3-1-3

脓癣：略隆起的炎性肿块，表面有蜂窝状排脓小孔，可挤出脓液，皮损处毛发松动，易拔出

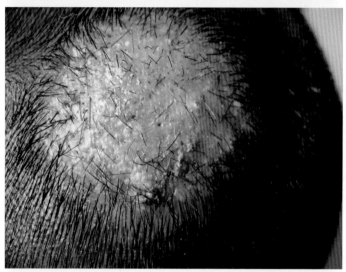

图3-1-4

脓癣：头皮炎性肿块，表面粟粒大小脓疱，大部分头发脱落

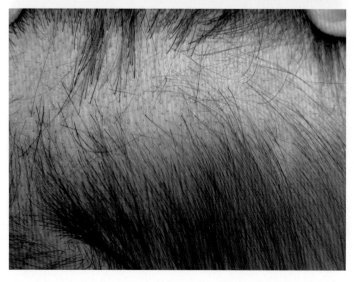

图3-1-5

黑点癣：前头皮黑点样断发

2. 体癣（tinea corporis）

发生于除头皮、毛发、掌跖和甲以外其他部位的皮肤癣菌感染。

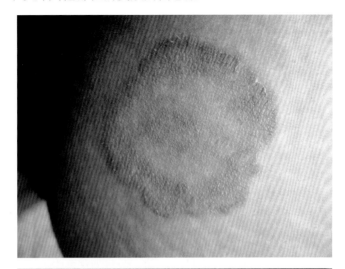

图3-2-1

膝关节部位环状红斑，周边炎症明显，丘疹、脱屑，边界清楚

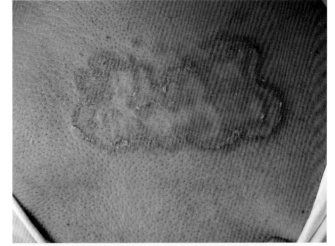

图3-2-2

圆形或环形鳞屑性红斑，边缘炎症重，鳞屑向心缘游离，而离心缘紧贴皮面，边界清楚

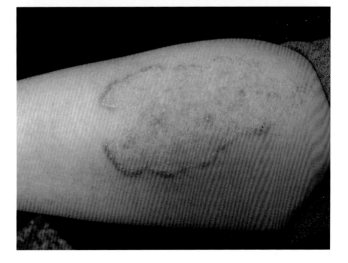

图3-2-3

小腿片状红斑鳞屑性损害，边界清楚

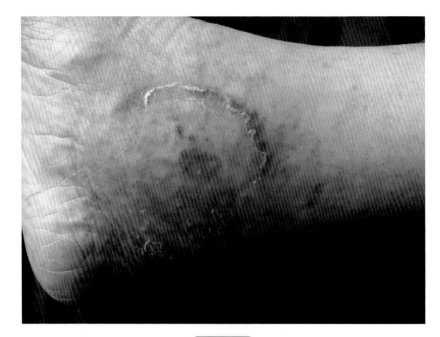

图3-2-4

踝关节圆形、环形红斑，边界清楚

3.股癣（tinea cruris）

发生于腹股沟、会阴、肛周和臀部的皮肤癣菌感染。

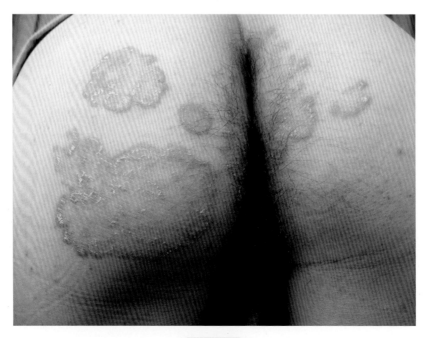

图3-3-1

臀部圆形、花环型红斑鳞屑性损害，边缘炎症明显，界清

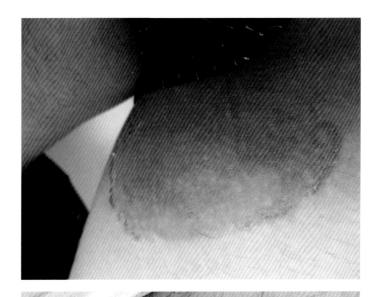

图3-3-2

腹股沟及周围环形红斑，中央色沉，边缘炎症明显，界清

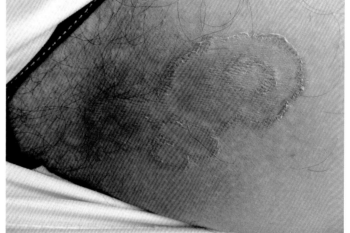

图3-3-3

腹股沟及周围环形红斑，中央炎症轻，边缘炎症明显，表面少许鳞屑，界清

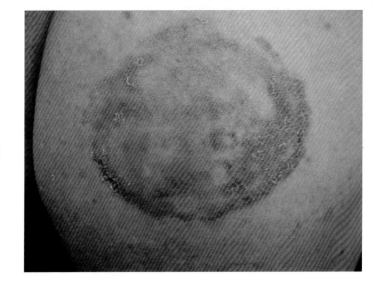

图3-3-4

臀部圆形红斑、鳞屑性损害，边界清，边缘炎症显著

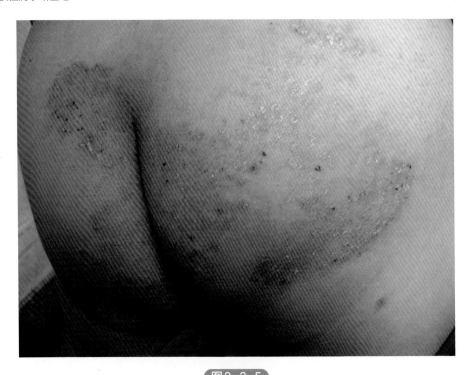

图3-3-5

双侧臀部红斑、鳞屑性损害，形状不规则，边界清楚

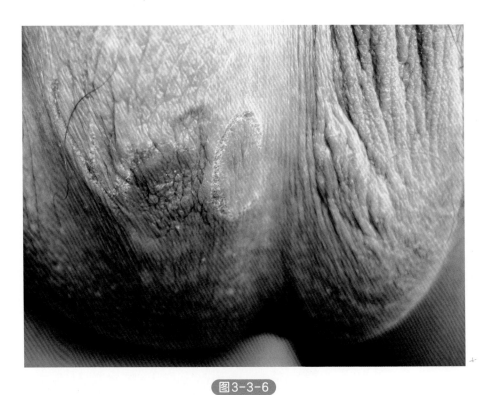

图3-3-6

阴囊癣：阴囊环形红斑，边缘略隆起，表面少许鳞屑

4.手癣（tinea manus）

发生于指间、手掌、掌侧平滑皮肤的皮肤癣菌感染。

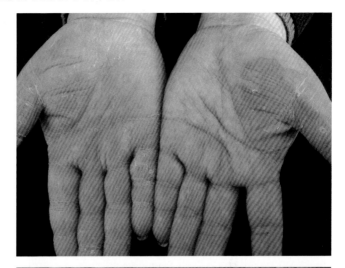

图3-4-1

右手手掌、手指掌侧、左手拇指掌侧及虎口区红斑、鳞屑，表面粗糙，纹理加深

图3-4-2

指间浸渍、糜烂，线状裂隙，其间少许脓疱

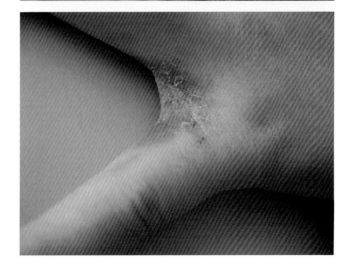

图3-4-3

指间红斑、鳞屑，边缘针尖大小水疱，表面鳞屑

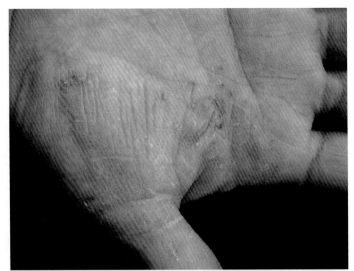

图 3-4-4

右手虎口区、大鱼际、拇指红斑、鳞屑，边缘散在针尖至粟粒大小丘疹、领圈状脱屑

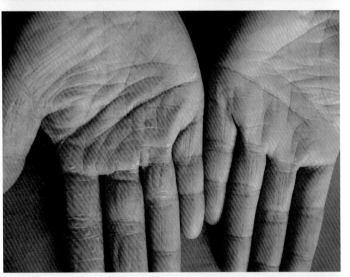

图 3-4-5

右手手掌、掌指关节屈侧皮肤粗糙，干燥性鳞屑，散在丘疹、水疱

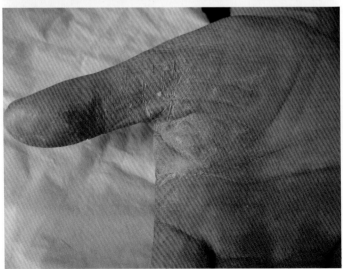

图 3-4-6

右手虎口区、大鱼际、拇指红斑，表面粘着性鳞屑

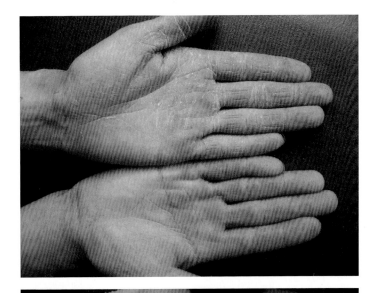

图 3-4-7

左手手掌、手指掌侧皮肤粗糙，粘着性鳞屑，线状皲裂

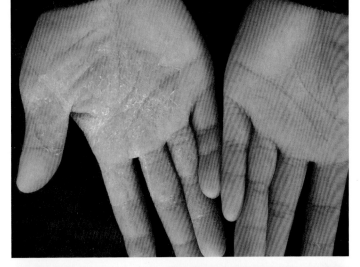

图 3-4-8

右手手掌、手指掌侧角化过度，密集领圈状脱屑

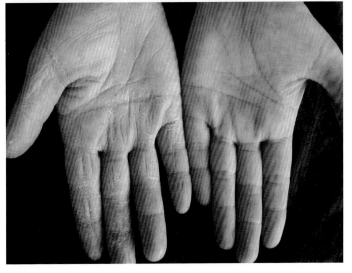

图 3-4-9

右手手掌、手指掌侧角化过度，干燥粗糙

5. 足癣（tinea pedis）

发生于足趾间、足跖、足跟、足侧缘的皮肤癣菌感染。

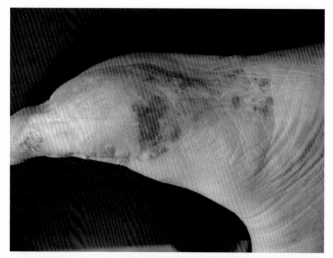

图 3-5-1

水疱鳞屑型：足跖、足侧缘针尖至粟粒大小深在性水疱，部分呈多房性，其上领圈状脱屑

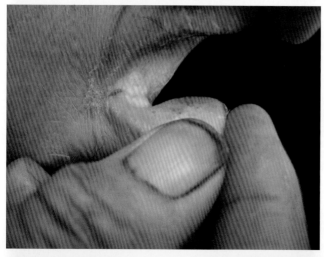

图 3-5-2

浸渍糜烂型：足趾趾间浸渍，变白基底潮红、糜烂，线状皲裂

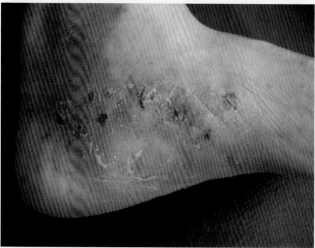

图 3-5-3

角化过度型：足跟侧缘干燥，角质增厚，表面粗糙脱屑

6.甲真菌病（onychomycosis）

由各种真菌引起的甲板或甲下组织的感染。

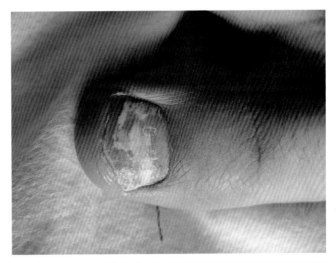

图3-6-1

白色浅表型：甲板表面点状或不规则白色浑浊

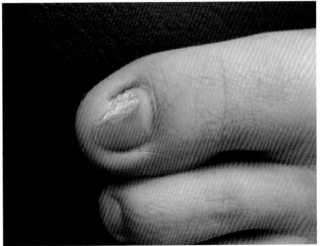

图3-6-2a1

远端侧位甲下型：甲板远端侧缘灰黄浑浊，甲下角蛋白碎屑堆积，远端甲板缺如

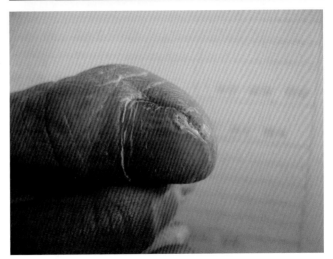

图3-6-3a2

远端侧位甲下型：右足拇趾甲板内侧远端浑浊、增厚、变形、表面粗糙

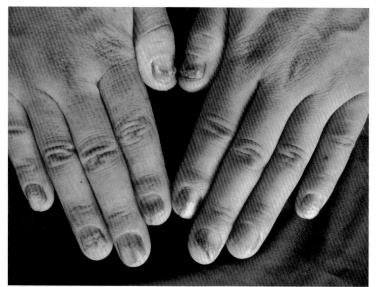

图3-6-4a3

远端侧位甲下型：甲全部受累，进一步可发展成为全甲毁损型

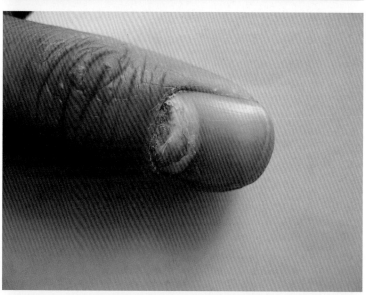

图3-6-5

近端甲下型：甲半月和甲跟部粗糙肥厚，表面凹凸不平，部分甲板缺如

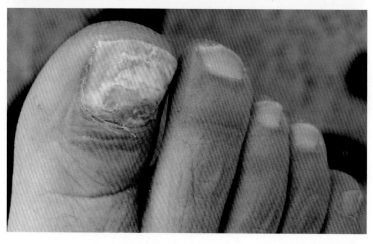

图3-6-6

全甲毁损型：整个甲板呈灰黄色、褐黄色，甲板表面无光泽，甲下角化物堆积

7.面癣（tinea facial）

发生于面部的体表癣菌感染

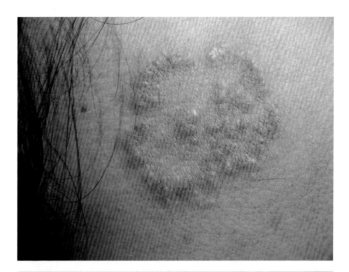

图3-7-1

右侧面颊环形红斑，边缘呈水肿性，密集丘疹、丘疱疹，边界清楚

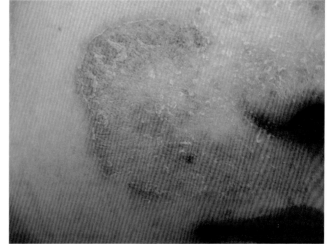

图3-7-2

右侧面颊及鼻周半环形红斑，边缘炎症明显，被覆薄层鳞屑，界清

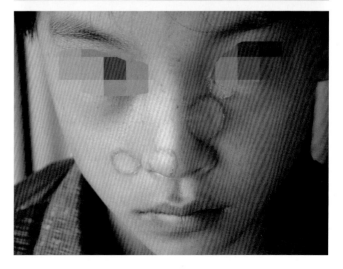

图3-7-3

面部多发圆形损害，边界清楚，边缘炎症明显，中央可见正常皮肤

8. 难辨认癣（tinea incognito）

主要是外用糖皮质激素或长期搔抓皮损，形成边界不清，中央失去自愈倾向，而致皮损不典型的体癣。

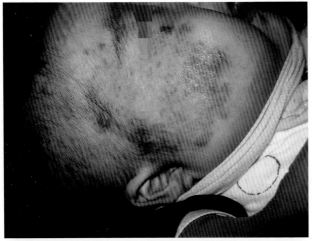

图3-8-1

婴儿面部类圆形红斑，边缘丘疹、水疱，边界欠清

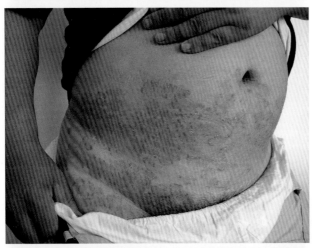

图3-8-2

腹部红斑、丘疹、鳞屑，边缘相互连接成地图状，边界不清，中央可见正常皮肤和色沉斑

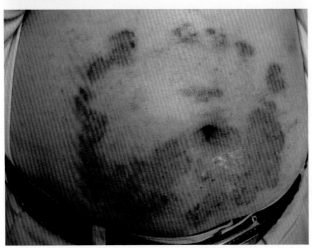

图3-8-3

腹部环形红斑、丘疹，边界尚清，部分皮损轻度苔藓化

9. 癣菌疹（dermatophytid）

　　是皮肤癣菌感染灶出现明显炎症时，远隔部位皮肤发生的多形性皮损，是机体对真菌代谢产物的一种变态反应。

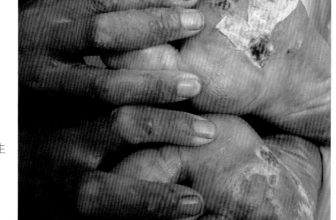

图3-9-1（a）

足癣感染后炎症加重，7天后手背发生水疱

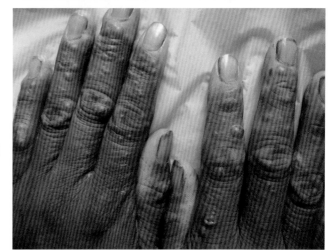

图3-9-1（b）

同一病人，手背皮损，水疱壁厚，疱液清，周围无红晕

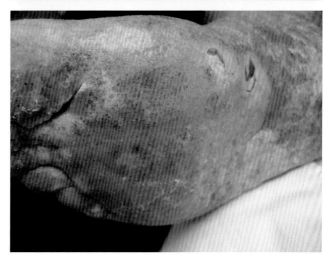

图3-9-2（a）

足癣加重，整个足跖、足趾、趾间密集针尖大小深在性水疱、糜烂、渗液、结痂，红肿明显

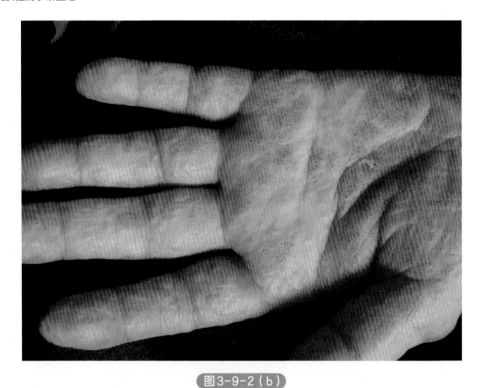

图3-9-2（b）

同一病人，手掌、手指掌侧密集针尖大小深在性水疱，炎症不显著

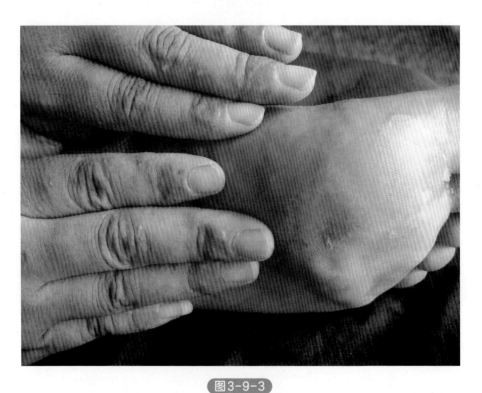

图3-9-3

足底水疱相互融合，并感染，内容变浑，手指发生水疱，瘙痒剧烈

10.花斑糠疹（tinea versicolor 或 pityriasis versicolor）

是马拉色菌侵犯皮肤角质层所致的浅表真菌感染。

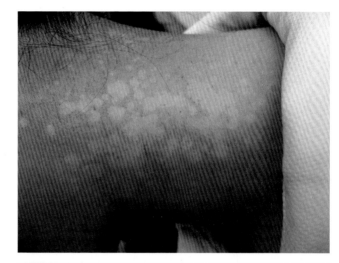

颈部大小不等的色素减退斑

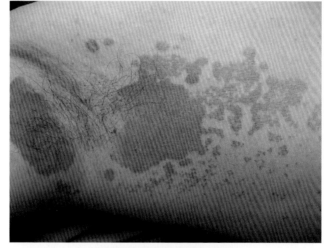

图3-10-2

腋窝及周围大小不等褐色斑片

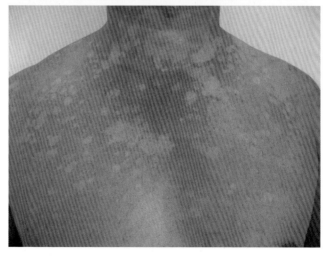

图3-10-3（a）

上胸上部大小不等色减斑

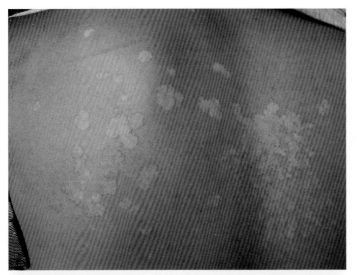

图3-10-3（b）

同一病人，后背皮损

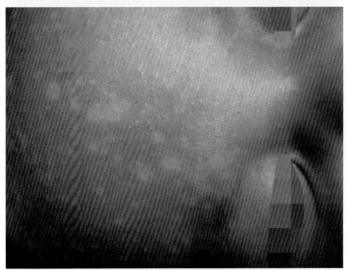

图3-10-4

幼儿前额大小不等圆形或类圆形色
素减退斑，个别表面覆以少许细碎
灰白糠秕状鳞屑

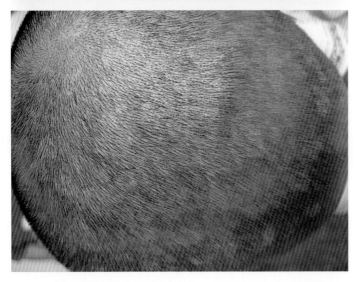

图3-10-5

头皮大小不等的圆形色减斑，皮损
密集处融合成片

11. 马拉色菌毛囊炎（malassezia folliculitis）

由马拉色菌引起的毛囊炎症。

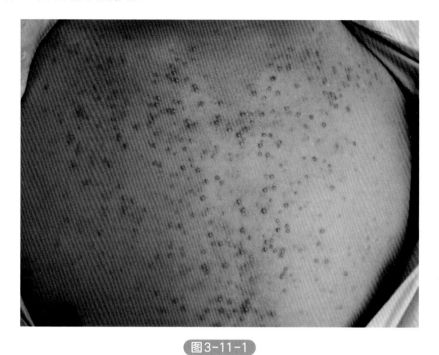

图3-11-1

前胸半球形毛囊性丘疹、丘脓疱疹，周围红晕，可挤出粉脂状物质

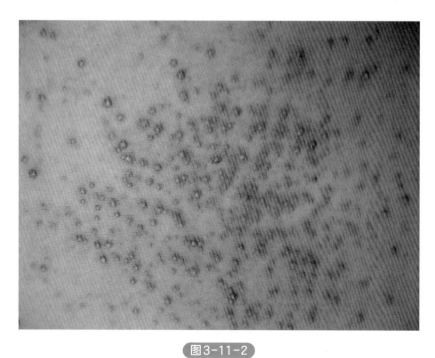

图3-11-2

后背半球形毛囊性丘疹、丘脓疱疹，周围红晕

12.念珠菌病（candidiasis）

是由念珠菌属的一些致病菌引起的感染，可引起皮肤黏膜的浅表感染，也可引起内脏器官的深部感染。

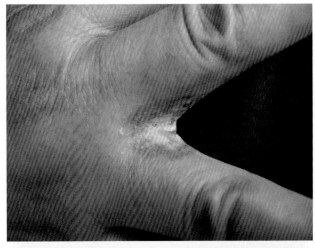

图3-12-1

念珠菌性间擦疹：指间潮红、浸渍、糜烂，边缘附着鳞屑

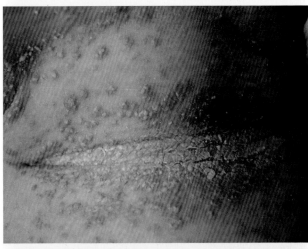

图3-12-2

念珠菌性间擦疹：皱褶部位潮红、浸渍、糜烂，外周炎性丘疹、丘脓疱疹

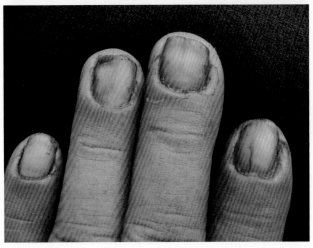

图3-12-3

念珠菌性甲沟炎：饭店洗碗工，甲沟红肿，无溢出液，不化脓，甲小皮消失

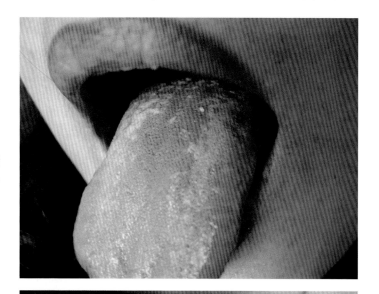

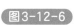**图3-12-4**

口腔念珠菌病（又称鹅口疮）：舌背凝乳状白色斑片，不易剥除，用力剥离后露出糜烂性潮红基底

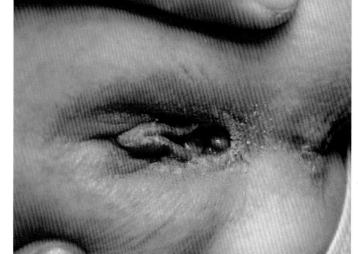

图3-12-5

外阴阴道念珠菌病：外阴黏膜红肿，表面被覆白色凝乳状白色伪膜样物，基底为潮红糜烂面

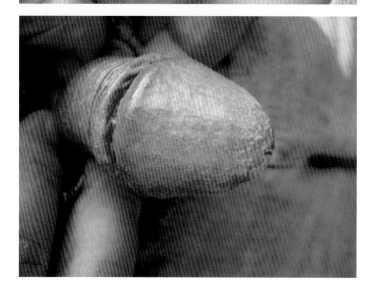

图3-12-6

念珠菌性包皮龟头炎：龟头潮红，表面附着乳白色斑片

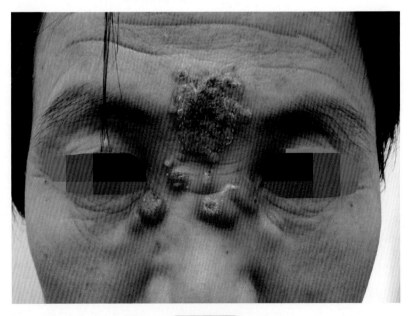

图3-12-7

念珠菌病：腹股沟处丘疹、丘疱疹，表面领圈状脱屑

13.孢子丝菌病（sporotrichosis）

是由申克孢子丝菌及其卢里变种引起的皮肤、皮下组织、黏膜和局部淋巴系统的慢性感染，偶可波及全身引起多系统损害。

图3-13-1

局限型皮肤型：面部多发大小不等紫红色结节或浸润性斑块，表面可见脓疱或坏死形成的溃疡结痂

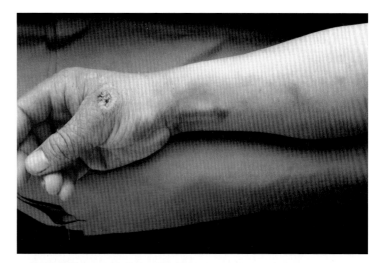

图3-13-2（a）

皮肤淋巴管型：四个结节性损害沿淋巴管走行分布，表面皮肤紫红，手背部结节中央坏死形成溃疡

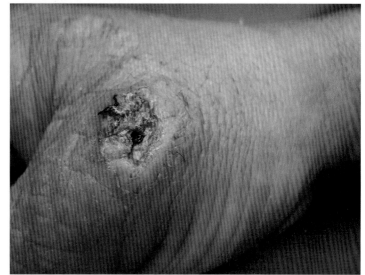

图3-13-2（b）

同一病人，手背皮损近拍

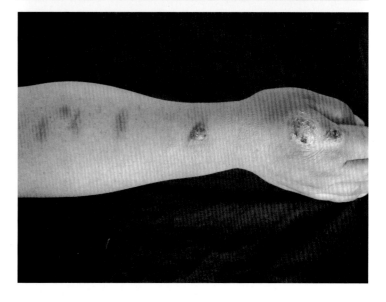

图3-13-3

手背、前臂串珠状排列紫红色结节，部分表面破溃结痂

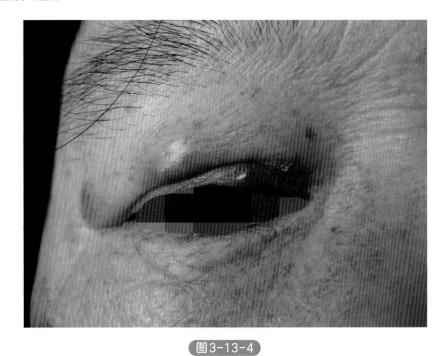

图3-13-4

上眼睑串珠状排列紫红色结节

14.毛霉菌性肉芽肿（mucormycosis granuloma）

由毛霉菌目中的条件致病菌侵犯皮肤所致的真菌病。

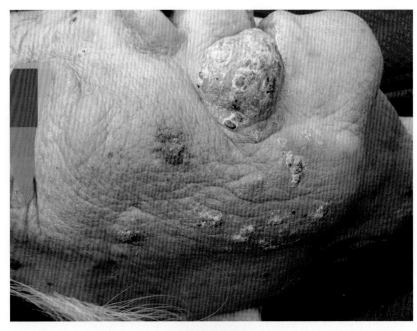

图3-14-1

面部多发大小不等结节，表面被覆褐色、灰黄色厚痂

第四章 动物性皮肤病

1. 疥疮（scabies）

有疥螨引起的接触传染性皮肤病。

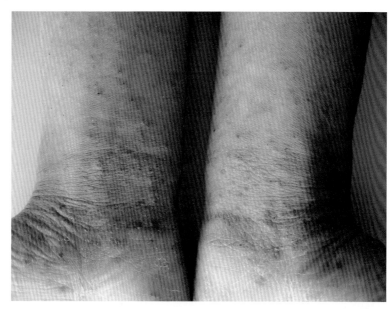

图4-1-1（a）

手腕部米粒大小淡红色丘疹、丘疱疹、抓痕

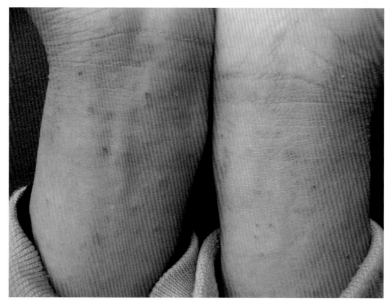

图4-1-1（b）

手腕屈侧散在淡红色丘疹、丘疱疹

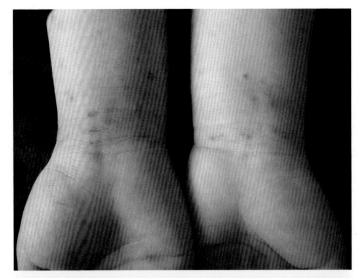

图 4-1-1（c）

手腕散在丘疹

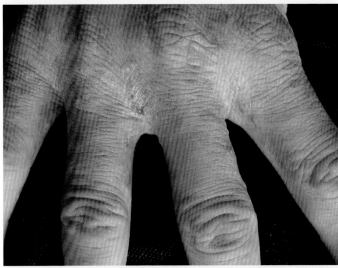

图 4-1-2（a）

指缝米粒大小丘疹、丘疱疹、隧道

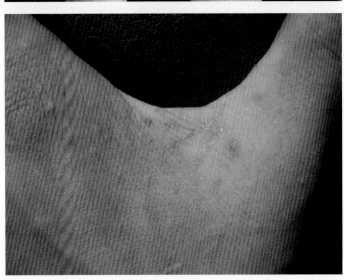

图 4-1-2（b）

指缝浅灰色线状隧道

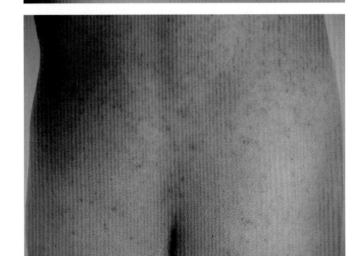

图4-1-3

腹部、大腿内侧粟粒至米粒大小淡红色丘疹，表面抓破结痂

图4-1-4

腰臀部皮损

图4-1-5（a）

阴囊结节

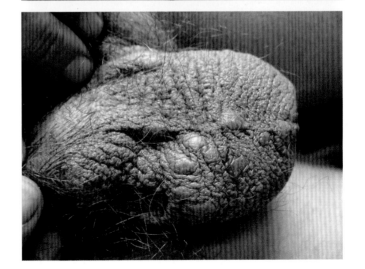

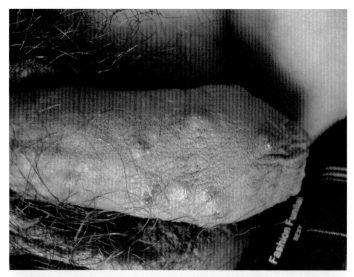

图4-1-5（b）

包皮、阴茎结节

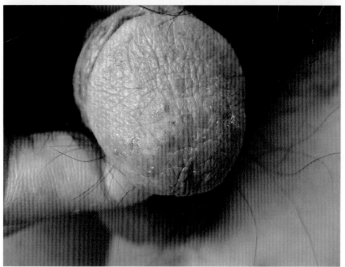

图4-1-5（c）

龟头皮损

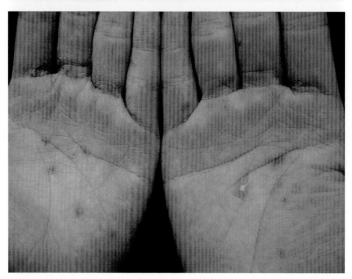

图4-1-6（a）

儿童疥疮：手掌散在斑丘疹、丘疱疹

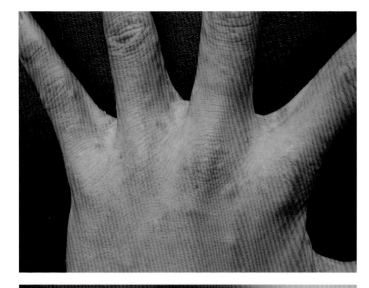

图4-1-6（b）

同一患儿，指缝皮损

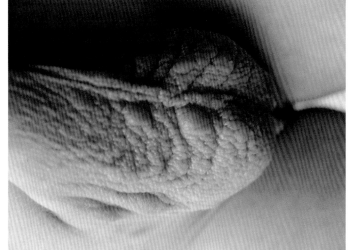

图4-1-6（c）

同一患儿，阴囊结节

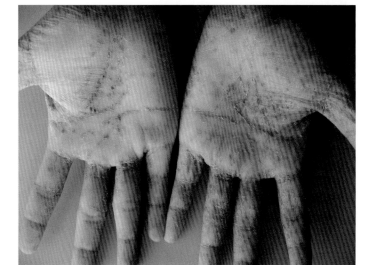

图4-1-7（a）

手掌皮损，病史较长，按湿疹、癣反复应用过多种外用药物

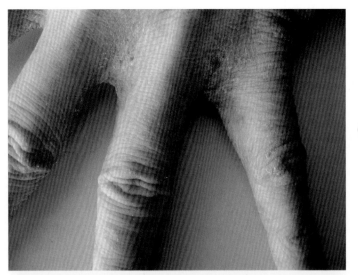

图4-1-7（b）

同一病人，指缝损害

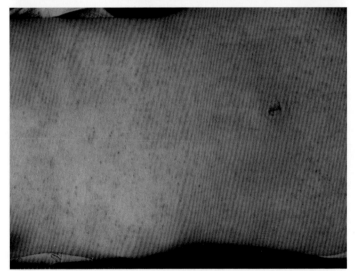

图4-1-7（c）

同一病人，前胸、腹部皮损

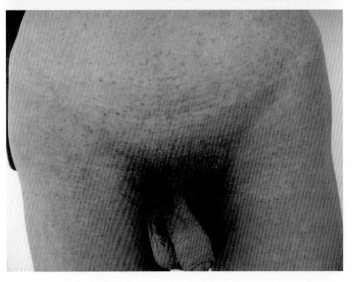

图4-1-7（d）

同一病人，下腹部、会阴部及大腿皮损

2.螨皮炎（acarodermatitis）

　是因螨叮咬或接触其分泌物而引起的一种急性炎症。

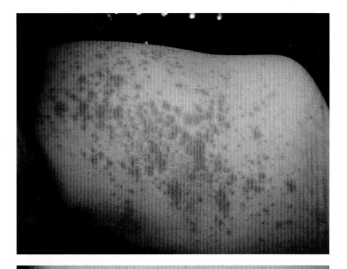

图4-2-1

左侧腹部、背部及腰部密集水肿性丘疹及斑丘疹，部分中央可见瘀点

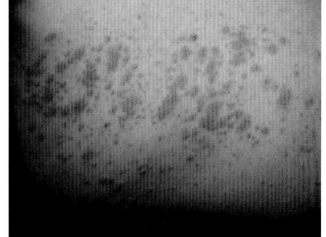

图4-2-2

躯干部位密集分布大小不等水肿性丘疹、斑丘疹，部分融合，呈紫红色

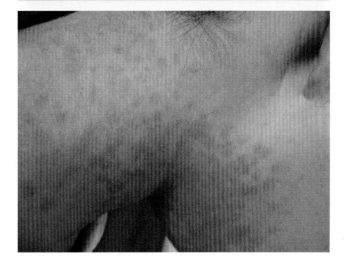

图4-2-3

枕头内糠所致，颈部水肿性斑丘疹

3.隐翅虫皮炎（paederus dermatitis）

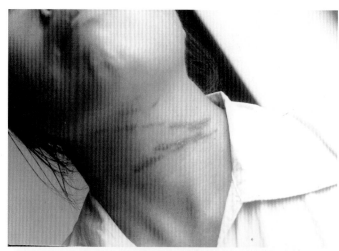

图 4-3-1

颈部接触隐翅虫部位条索状水肿性红斑，其上密集小水疱

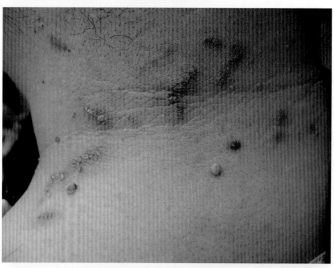

图 4-3-2

颈部点状或线状水肿性紫红斑，其上密集水疱

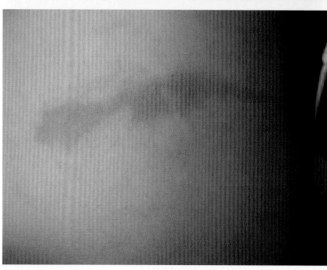

图 4-3-3

腰部片状不规则水肿性淡红斑

4. 虫咬伤和虫蜇伤（insect bite and Insect sting injury）

由蚊、蠓、蜂、蝎等昆虫叮咬引起炎症反应显著者可称为虫咬伤或虫蜇伤。

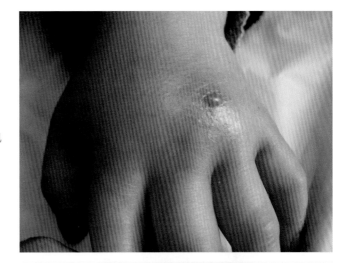

图4-4-1

手背、手指背侧高度红肿，中央可见水疱，伴有胀痛

图4-4-2（a）

左手弥漫红肿，其上密集粟粒大小水疱

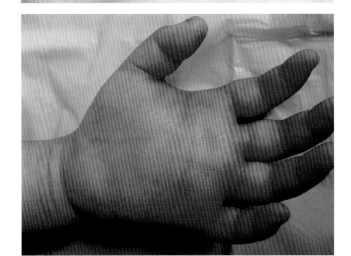

图4-4-2（b）

同一病人，掌侧皮损

5.蜂蜇伤（bee sting）

为蜂的毒刺刺入皮肤时释放的含蚁酸和正磷酸等酸性物质引起，在蜂蜇部位出现中央有瘀点的红斑并迅速肿胀。严重者可伴全身症状。

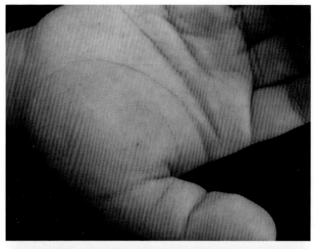

图4-5-1

蜂蜇伤，表现为局部水肿性红斑，中央可见针尖大小的出血点

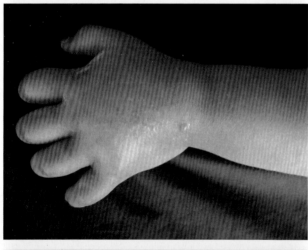

图4-5-2

家长见黄蜂在手背上叮咬，随后肿胀疼痛。2小时后来医院，叮咬处已看不清

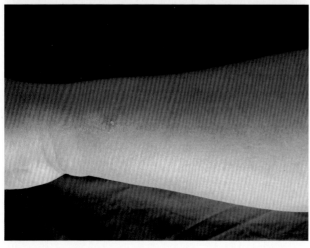

图4-5-3

前臂大片水肿性红斑，中央可见米粒大小张力性水疱

6. 蜈蚣咬伤（centipede bite）

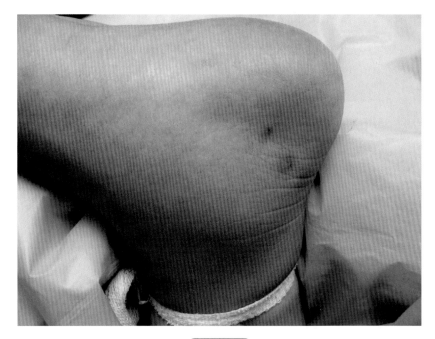

图4-6-1

蜈蚣咬伤：咬伤部位两个瘀点，周围皮肤出现红肿，有灼热、剧痛和瘙痒感

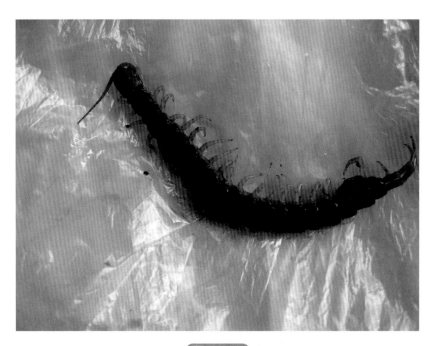

图4-6-2

蜈蚣：体扁长，长约6～7cm，躯干有21节，两侧有很多足，对称分布，两前足各有一附肢，即毒爪，当毒爪刺入皮肤时即释放毒汁，引起皮肤损伤和全身中毒症状

7.蚊虫叮咬（mosquito bite）

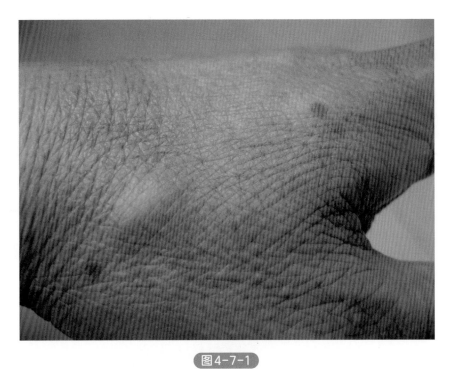

图4-7-1

蚊子叮咬后形成的出血性损害

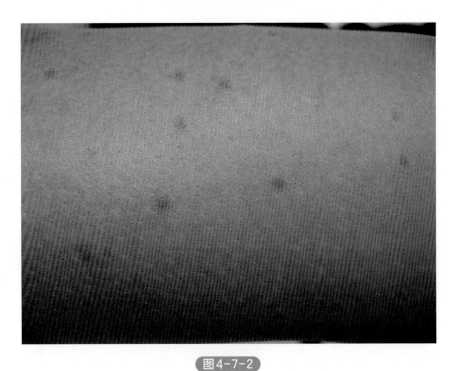

图4-7-2

蚊子叮咬后形成的出血性损害

8.臭虫叮咬（bedbug bite）

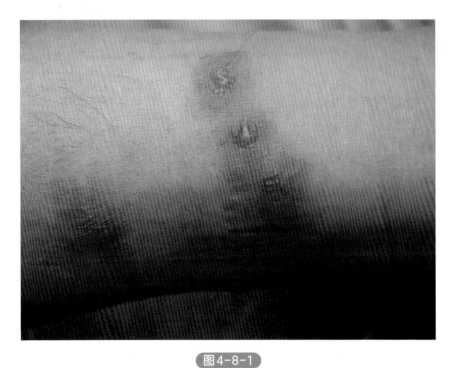

图 4-8-1

小腿数枚水肿性红斑，中央水疱，成线状排列

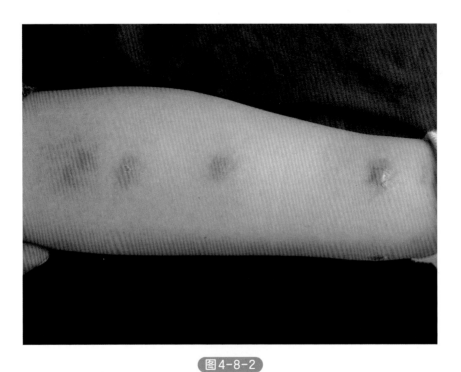

图 4-8-2

小腿线状排列水肿性红斑，中央可见水疱

9. 蚤叮咬（flea bite）

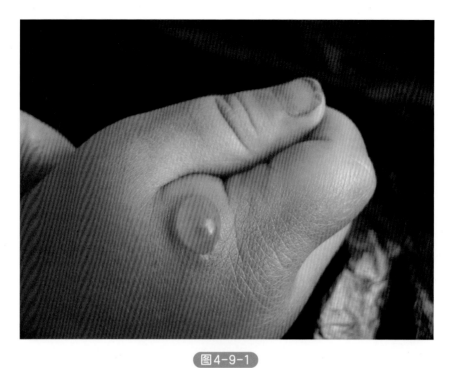

图 4-9-1

手背水肿性红斑，中央花生米大小张力性水疱

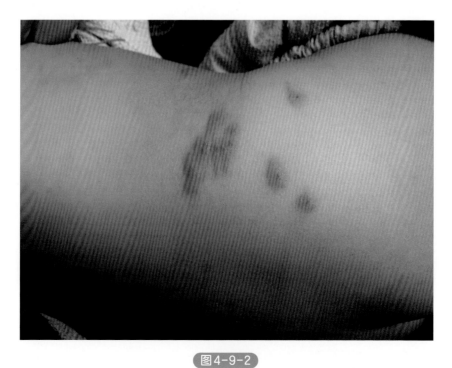

图 4-9-2

腰部水肿性红斑，中央皮肤抓破后点状破溃

10. 虱病（pediculosis）

是由头虱、体虱和阴虱所引起的传染性皮肤病。

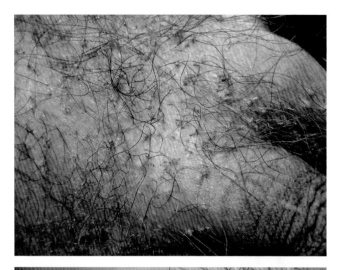

图 4-10-1

阴虱：阴毛根部可见成虫虫体

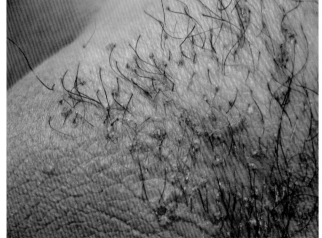

图 4-10-2

阴虱：阴毛毛干上附着白色虫卵，根部可见灰褐色成虫，虱叮咬的皮肤可见红斑、丘疹

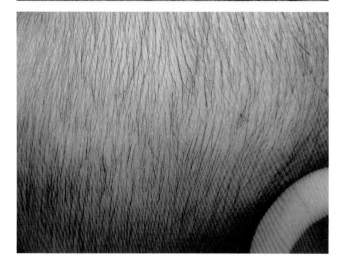

图 4-10-3

头虱：6月大婴儿头皮散在淡褐色小点，远看似鳞屑，近看像小蟹

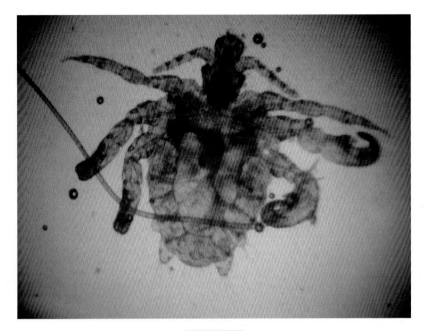

图4-10-4

虱的成虫

11. 毛囊虫病（demodiciosis）

毛囊虫又称蠕形螨。寄生于人皮肤的毛囊和皮脂腺引起慢性皮肤炎症。

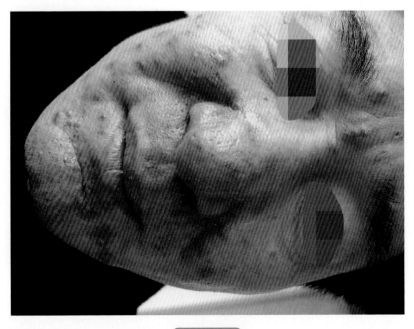

图4-11-1

鼻尖、鼻周、口周、眉间潮红斑，其上丘疹、丘脓疱疹，鼻部毛囊口扩张，毛细血管扩张

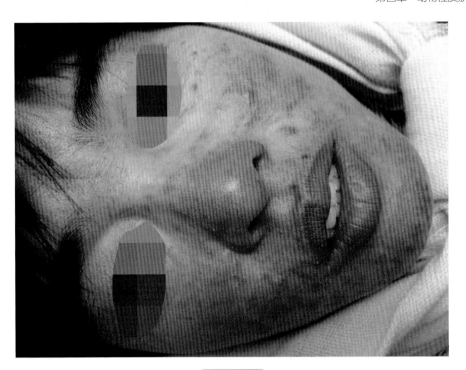

图4-11-2

面部毛细血管扩张性红斑，其上毛囊性炎性丘疹、丘脓疱疹

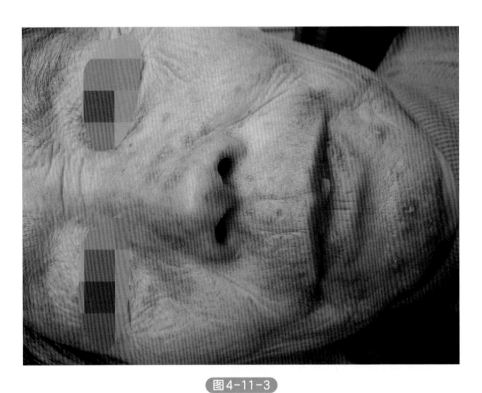

图4-11-3

老人面中部丘疹、丘脓疱疹

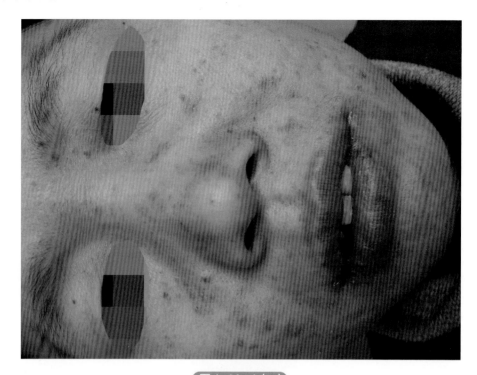

图 4-11-4（a）

面中部丘疹、丘脓疱疹

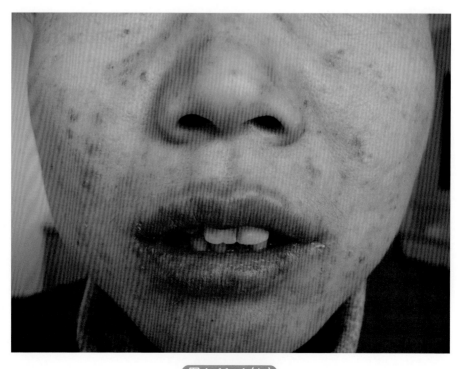

图 4-11-4（b）

同一病人，皮损近照

12.刺猬刺伤（hedgehog sting）

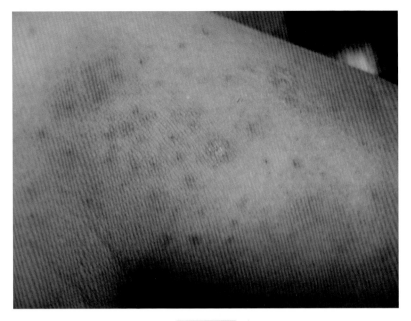

图4-12-1

刺猬刺伤：8岁儿童，刺伤1天，表现为刺伤部位红斑，丘疹，可见多个刺伤点

13.虫咬伤后所致淋巴管炎

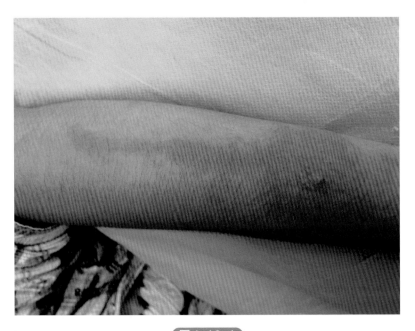

图4-13-1

患者前臂被毒虫咬伤后出现线状的淋巴管炎

第五章　皮炎和湿疹

1. 接触性皮炎（contact dermatitis）

是由于接触某些外源性物质后在皮肤黏膜接触部位发生急性或慢性炎症。

1.1　刺激性接触性皮炎（irritating contact dermatitis）

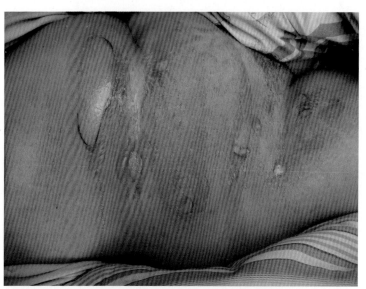

图 5-1-1-1

接触敌敌畏原液2.5天后，接触部位发生红斑、水疱、大疱、糜烂

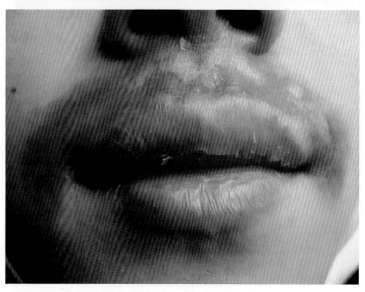

图 5-1-1-2

脱毛蜜蜡所致皮炎

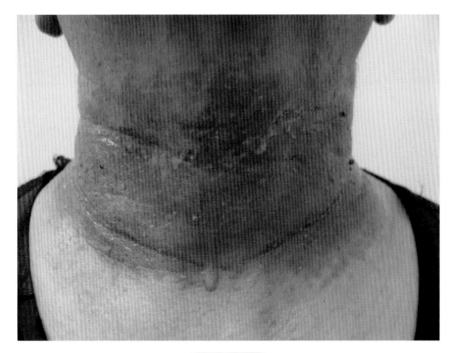

图5-1-1-3

颈部接触植物汁液刺激后沿颈纹方向紫红斑，其上糜烂、渗液

1.2 变态反应性接触性皮炎（allergic contact dermatitis）

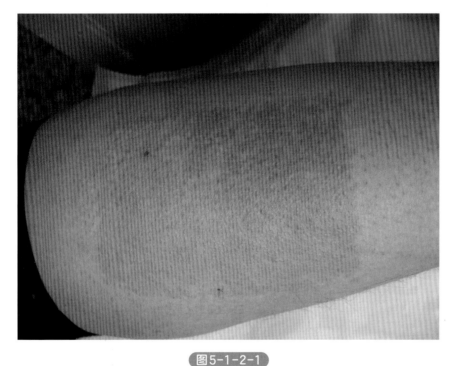

图5-1-2-1

大腿帖敷膏药处发生水肿性红斑，皮损形态单一，边界清楚

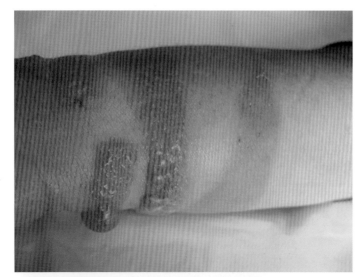

图5-1-2-2

前臂表带接触处红斑基础上密集粟粒至米粒大小水疱，部分融合成大疱

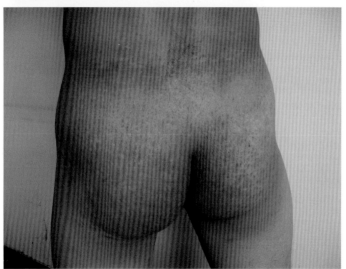

图5-1-2-3

内裤接触处密集粟粒大小红斑、丘疹，边界清，与内裤形态一致

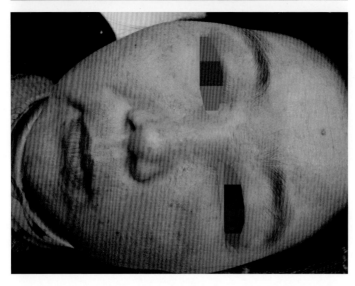

图5-1-2-4

化妆品皮炎：面部弥漫红肿，密集粟粒大小丘疹

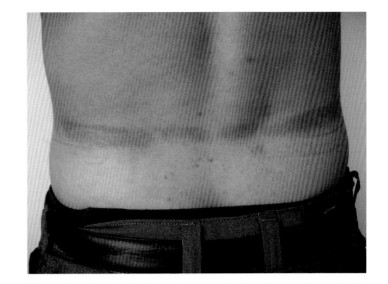

图 5-1-2-5

腰带引起

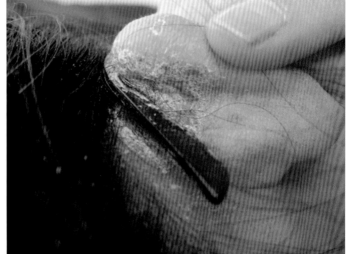

图 5-1-2-6

眼镜腿引起，红斑、糜烂、渗液

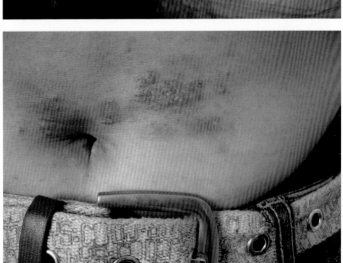

图 5-1-2-7

镍引起的脐周接触性皮炎

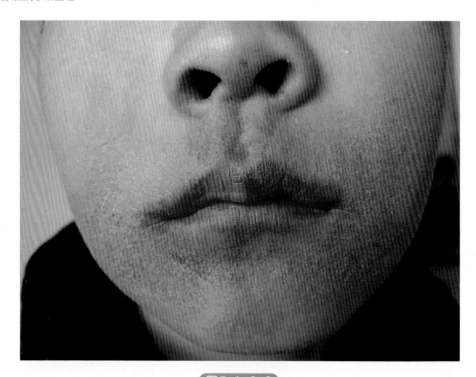

图5-1-2-8

芒果皮炎：食用芒果后接触部位发生皮炎

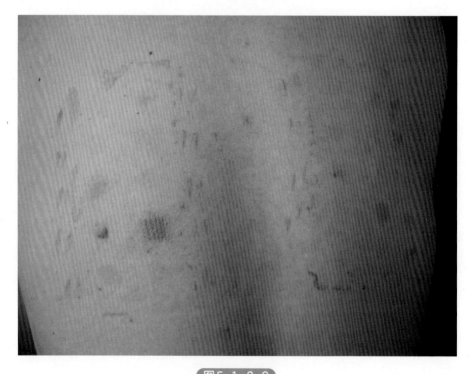

图5-1-2-9

斑贴实验阳性结果

1.3 化妆品皮炎（cosmetic dermatitis）

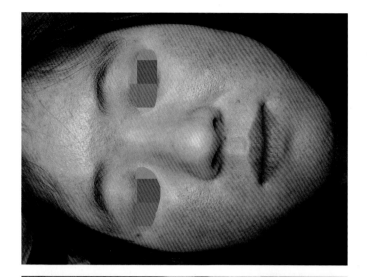

 图 5-1-3-1

面部帖敷面膜部位发生红斑

图 5-1-3-2

面部水肿性红斑，双眼睑高度水肿

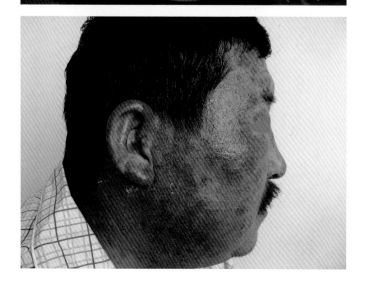

图 5-1-3-3

染发皮炎：头皮红肿、糜烂、渗液、结痂，炎症显著，边界清楚

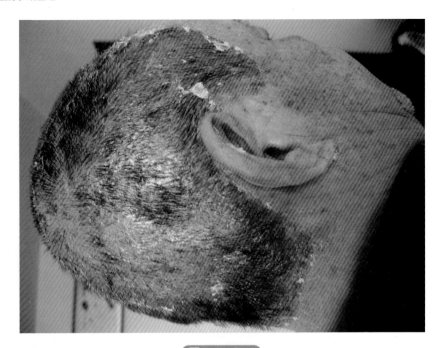

图5-1-3-4

染发剂引起的接触性皮炎

1.4 尿布皮炎（diaper dermatitis）

尿布接触部位发生的与尿布包扎部位基本一致的接触性皮炎。

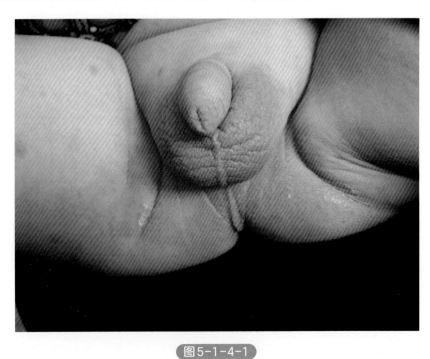

图5-1-4-1

会阴部、股臀部红斑、鳞屑

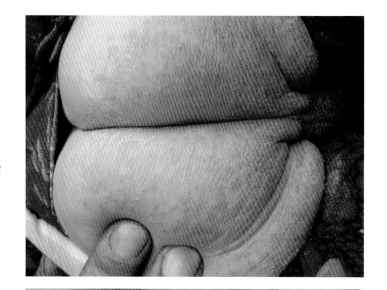

图5-1-4-2

尿布皮炎湿疹样变并念珠菌感染

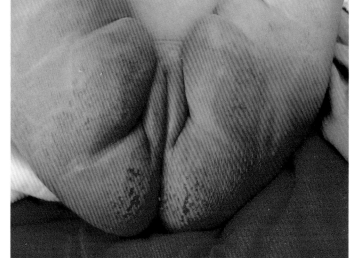

图5-1-4-3

会阴部、股臀部潮红斑，浅表
糜烂

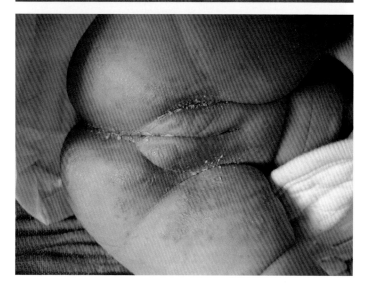

图5-1-4-4

会阴部、股臀部红斑、糜烂，其
上可见药物粉末、渗液干涸而成
的痂屑

2.湿疹（eczema）

是由多种内外因素引起的真皮浅层和表皮炎症。

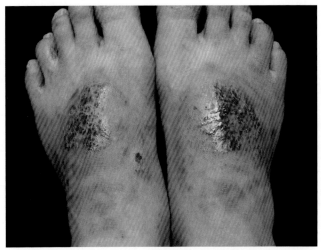

图5-2-1

急性湿疹：双足背对称分布红斑、丘疹、糜烂、渗液，边界欠清

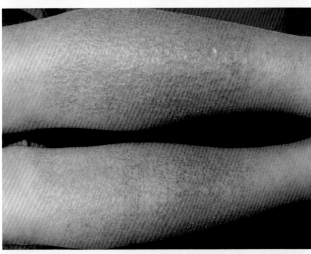

图5-2-2（a）

亚急性湿疹：双小腿伸侧暗红斑，表面皮肤龟裂状

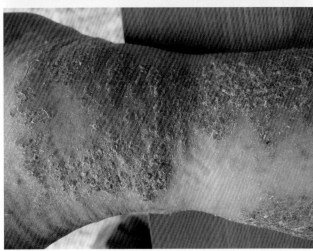

图5-2-2（b）

亚急性湿疹：手臂部红斑、丘疹、结痂

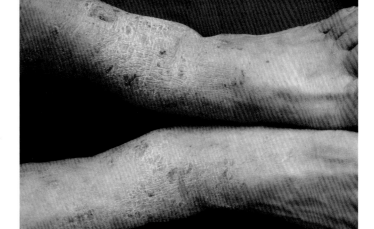

图5-2-3

慢性湿疹：双踝关节屈侧苔藓样变，皮损浸润肥厚，表面粗糙，皮沟加深，皮嵴隆起

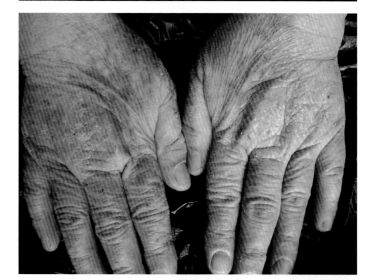

图5-2-4

手部湿疹：手指背侧暗红斑，表面粗糙肥厚，被覆少许灰白色粘着性鳞屑

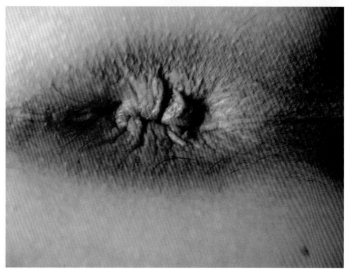

图5-2-5

肛周湿疹：肛周皮肤肥厚，浸渍发白，点状抓痕

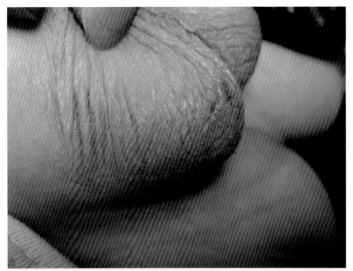

图 5-2-6

阴囊湿疹：小儿阴囊皮肤肥厚，苔藓样变

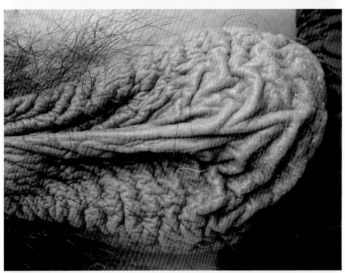

图 5-2-7

阴囊湿疹：成人阴囊皮肤肥厚，苔藓样变

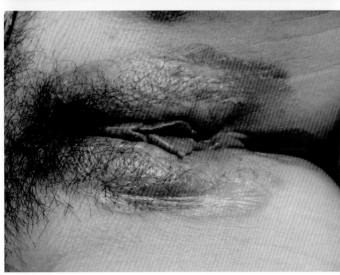

图 5-2-8

外阴及肛周湿疹：浸润肥厚，边缘清楚

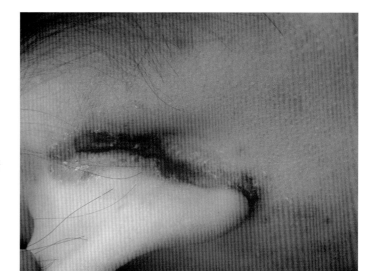

图 5-2-9

耳后湿疹：耳后红斑，皮肤返折处现状皲裂

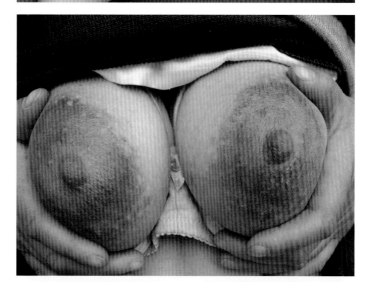

图 5-2-10

乳房湿疹：双乳头、乳晕对称分布暗红斑，轻度苔藓化，表面点状抓痕、少许鳞屑

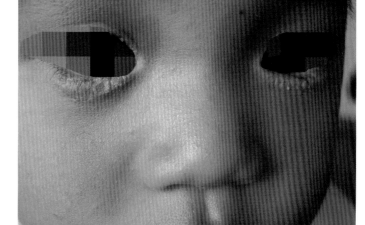

图 5-2-11

眼睑湿疹：双眼眼睑淡红斑，轻度浸润肥厚，表面干燥性鳞屑

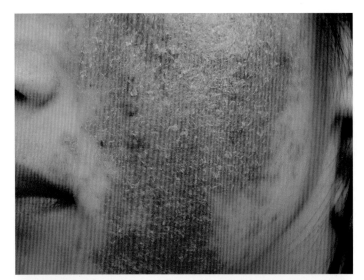

图5-2-12

面部湿疹：红斑表面渗液、痂屑

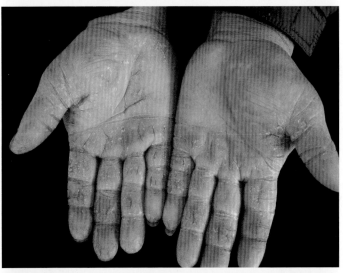

图5-2-13

皲裂性湿疹：双手掌、手指掌侧皮肤角化过度，线状皲裂

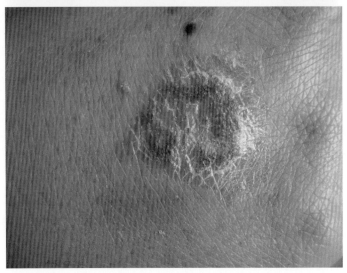

图5-2-14

钱币状湿疹：手背湿疹样皮损，边缘清楚，呈硬币样

3. 特应性皮炎（atopic dermatitis）

是一种与遗传过敏体质有关的特发性皮肤炎症性疾病。

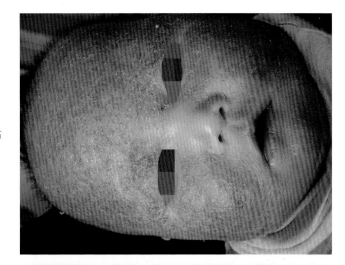

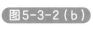
图 5-3-1

婴儿期：面部、头皮弥漫潮红，满布灰白色细碎鳞屑

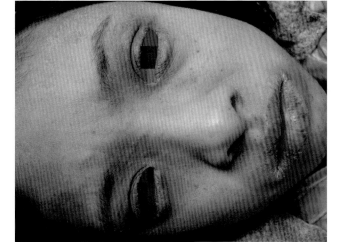

图 5-3-2（a）

儿童期：面部皮肤干燥，轻度浸润，色素沉着，覆有灰白色鳞屑，以眼、口部位为著

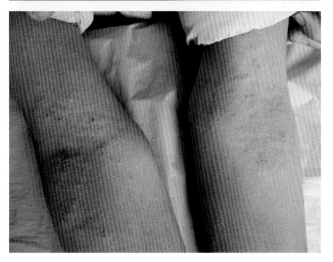

图 5-3-2（b）

同一病人，肘窝浸润肥厚呈湿疹样改变

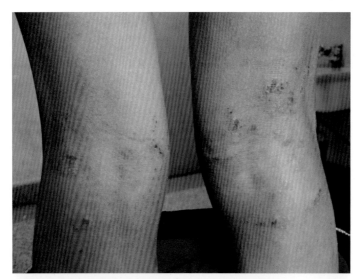

图5-3-2（c）

同一病人，腘窝处浸润肥厚伴有抓痕、糜烂、结痂

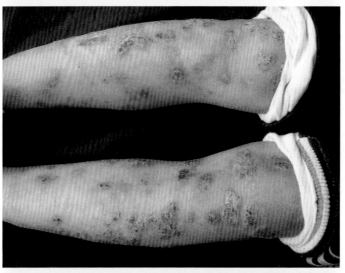

图5-3-3（a）

成人期：双小腿伸侧暗红斑，浸润肥厚，表面点状抓痕、干燥痂屑

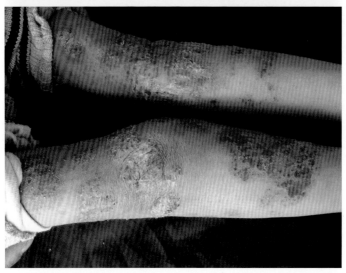

图5-3-3（b）

同一病人，双上肢伸侧暗红斑，苔藓样斑块，搔抓后表面糜烂、渗液、痂屑

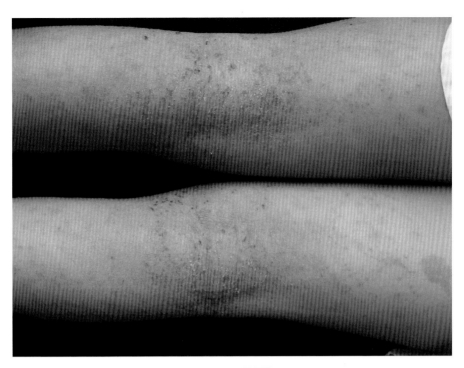

图5-3-4（a）

"四窝风"：双侧腘窝对称分布淡红斑，表面干燥，点状抓痕

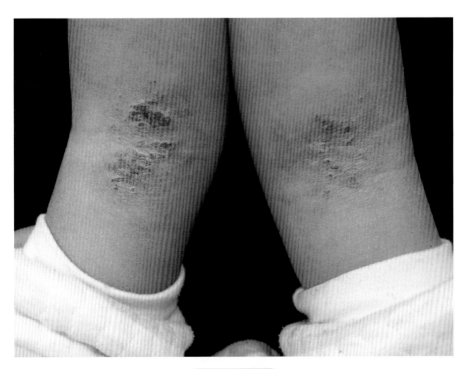

图5-3-4（b）

"四窝风"：双肘窝红斑，轻度浸润肥厚，边界清楚

4. 自身敏感性皮炎（autosensitization dermatitis）

在某种皮肤病的基础上，由于处理不当或理化因素刺激，使患者对自身组织产生的某种物质敏感性增高而产生的更广泛的皮肤炎症反应。

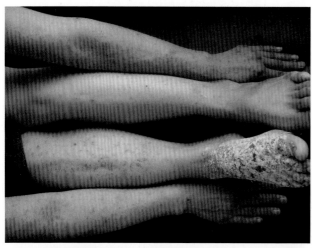

图 5-4-1

足外伤并发感染后发生，四肢对称分布红斑、丘疹，瘙痒剧烈

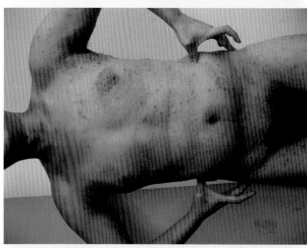

图 5-4-2

双侧腋窝红斑、糜烂、渗液、结痂，躯干、四肢广泛对称分布红斑、丘疹

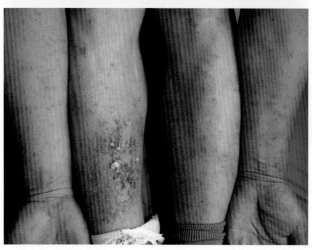

图 5-4-3

小腿湿疹基础上发生四肢对称分布瘙痒性红斑、丘疹

5. 婴儿湿疹（infantile eczema）

发生于婴儿头面部的一种急性或亚急性湿疹。

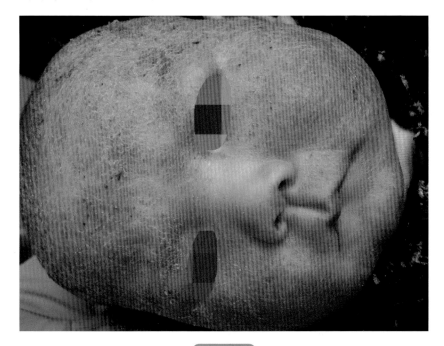

图5-5-1

头面部红斑、痂屑，龟裂状浅表皲裂

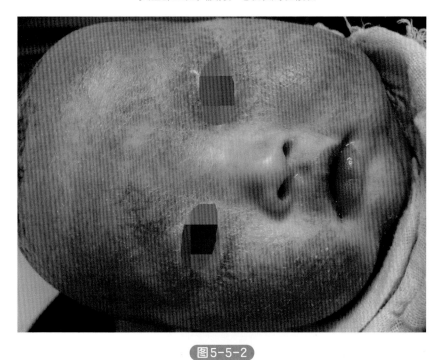

图5-5-2

头皮、面部弥漫潮红、肿胀，眼周、面颊糜烂、结痂

6.淤积性皮炎（stasis dermatitis）

又称静脉曲张性湿疹，是静脉曲张综合征中常见的临床表现之一。

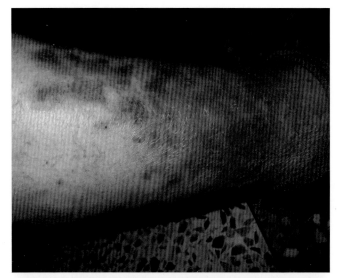

图5-6-1

小腿中下1/3处水肿性暗红斑，表面糜烂，边缘黄褐色色沉斑，可见浅表静脉迂曲显露

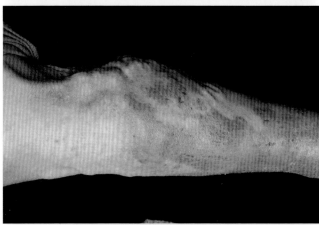

图5-6-2

小腿伸侧、踝关节周围水肿性暗红斑，搔抓后表面点状糜烂，静脉迂曲扩张

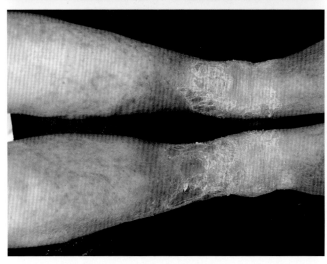

图5-6-3

双小腿远端、足踝周围对称分布暗红斑，表面干燥，浸润肥厚，边缘铁锈色色沉

7. 汗疱疹（pompholyx）

发生于掌跖、指趾屈侧皮肤的复发性水疱性皮肤病。

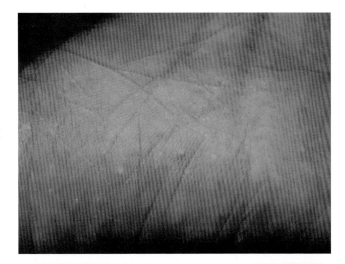

图 5-7-1

手掌侧缘针尖至粟粒大小丘疹、丘疱疹，边缘无红晕

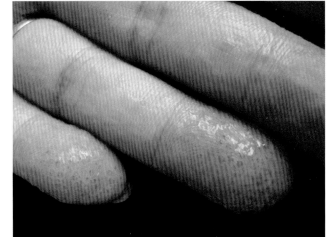

图 5-7-2

末节指腹针尖至粟粒大小圆形水疱，周围无红晕，伴有手部多汗

图 5-7-3（a）

手掌、手指掌侧针头至粟粒大小深在性水疱，周围无明显红晕，疱液清或浑浊

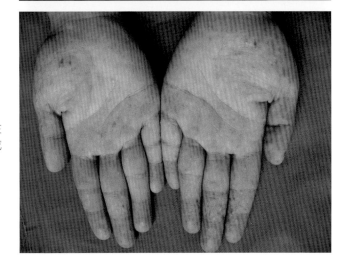

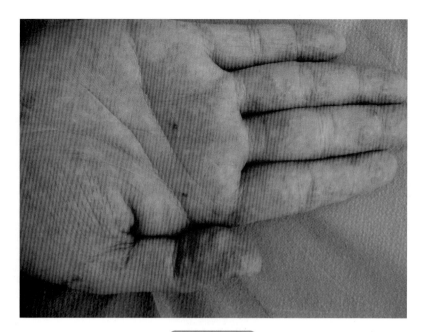

图 5-7-3（b）

皮损近照

8.传染性湿疹样皮炎（infectious eczematoid dermatitis）

属于自身敏感性皮炎的特殊类型，常发生于有较多分泌物的溃疡、窦道、慢性化脓性中耳炎及腹腔造瘘口周围皮肤，发病与分泌物及其中的细菌毒素刺激有关。

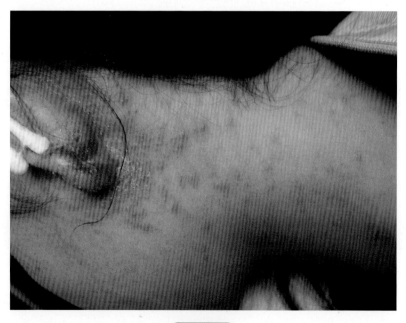

图 5-8-1

患者因耳后细菌感染，局部化脓性分泌物外流刺激引起耳部下方及颈部皮肤红斑、丘疹、丘疱疹

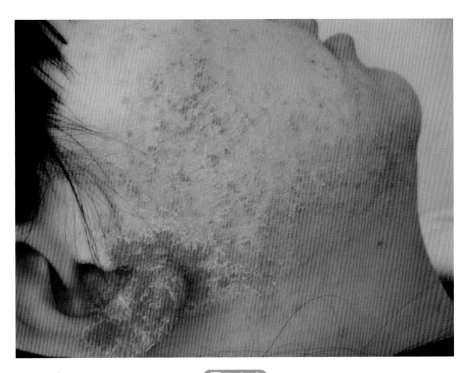

图5-8-2

耳部湿疹皮损表面渗液、分泌物刺激周围皮肤潮红，其上丘疹、丘疱疹、糜烂、渗液、结痂

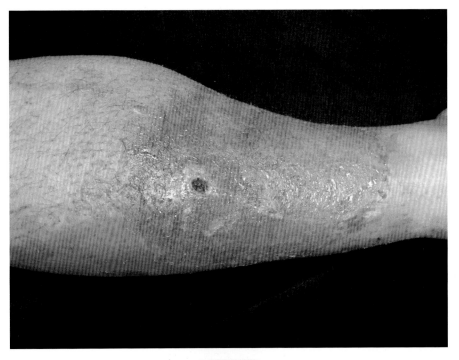

图5-8-3

小腿溃疡周围红斑、渗液、结痂

9.激素依赖性皮炎（hormone-dependent dermatitis）

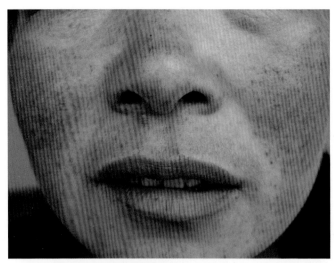

图5-9-1

面部长期外用糖皮质激素导致表皮萎缩、毛细血管扩张，散在痤疮样损害

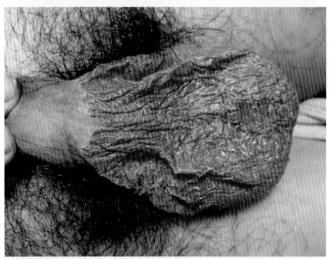

图5-9-2

阴囊长期外用糖皮质激素导致皮肤萎缩，变薄发亮

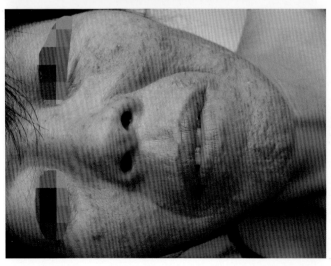

图5-9-3（a）

面部不规律外用糖皮质激素后发生痤疮样皮损

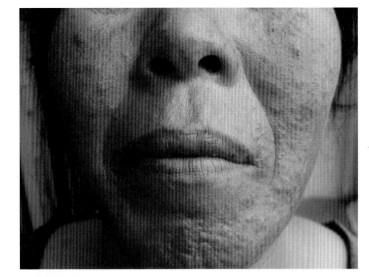

图5-9-3（b）

同一病人近照

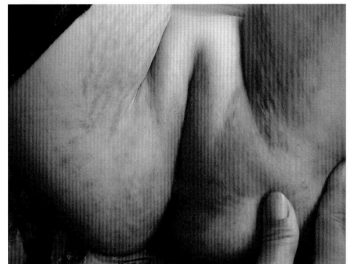

图5-9-4

外阴激素依赖性皮炎：9岁女童，病史3年，不规律外用曲安奈德软膏（皮康霜）20支，肤轻松6支，表皮和真皮萎缩，表现为皮肤菲薄、发亮，萎缩纹，毛细血管扩张。

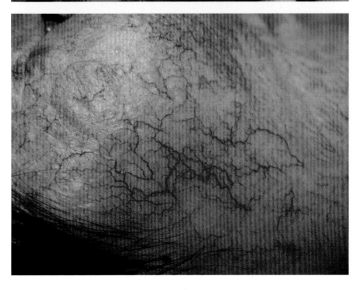

图5-9-5（a）

长期外用激素（20年）后发生树枝状毛细血管扩张

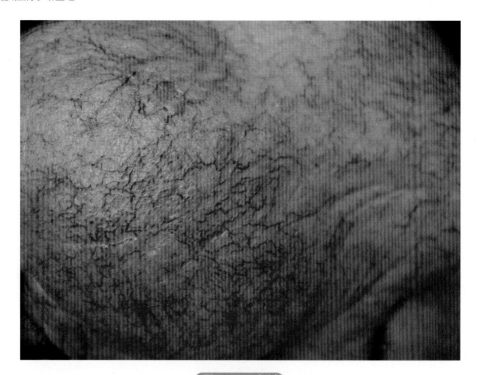

图5-9-5（b）

同一病人，左侧面部皮损

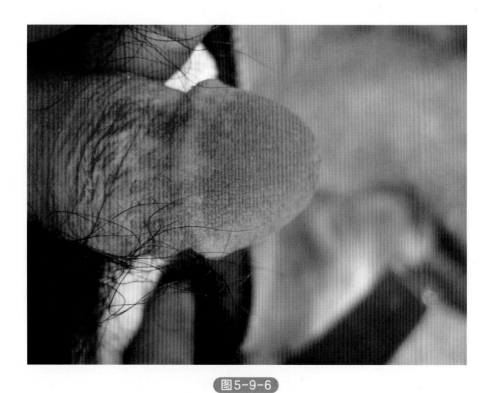

图5-9-6

包皮龟头激素依赖性皮炎：外用曲咪新1月，皮炎平15天

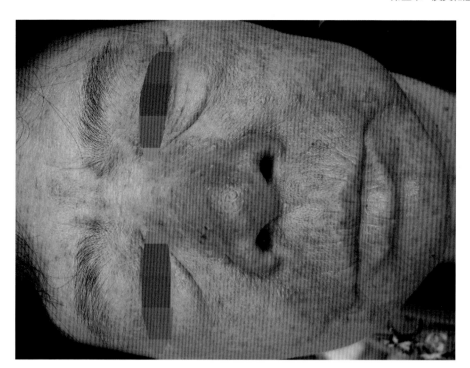

图5-9-7

曾用皮炎平15支

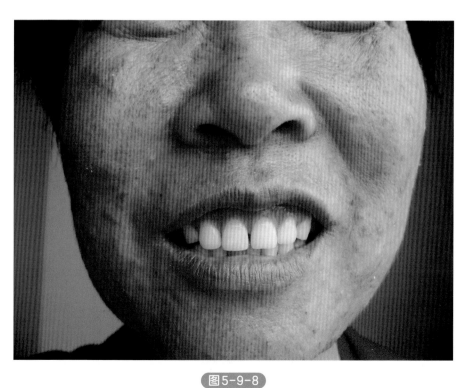

图5-9-8

病史3年，外用扶严宁18支左右

10. 口周皮炎（perioral dermatitis）

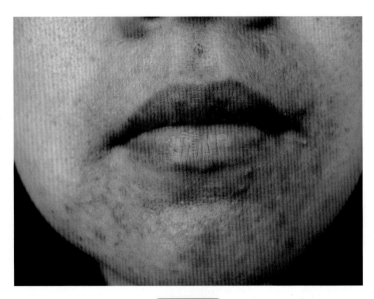

图 5-10-1

口周红斑、散在小丘疹，皮损与唇红缘之间可见正常皮肤

11. 系统性接触性皮炎（systemic contact dermatitis）

已具有接触致敏的个体，当半抗原通过口服、透皮、静脉注射或吸入进入机体到达皮肤而发生的一种炎症性皮肤病。

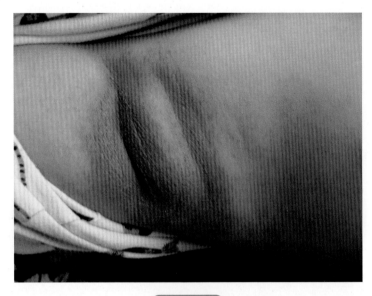

图 5-11-1

狒狒综合征（baboon syndroms）：发生于股内侧、阴囊、腹股沟，皮损为紫红色至淡红斑，边界清楚。该患者口服克拉霉素后发生右腋下边界清楚红斑

12.幼年跖部皮炎（juvenile plantare dermatitis）

可能是由于穿不透气的运动胶底鞋或反复摩擦致浸渍角质层含水量增加，脱鞋后又产生皮肤干燥，反复交替产生的跖部皮炎。

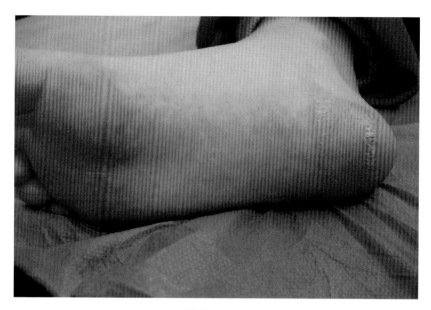

图5-12-1

足趾跖面、跖部、足跟皮肤发红、干燥、光亮，足跟部可见皮肤纹理加深，线状皲裂

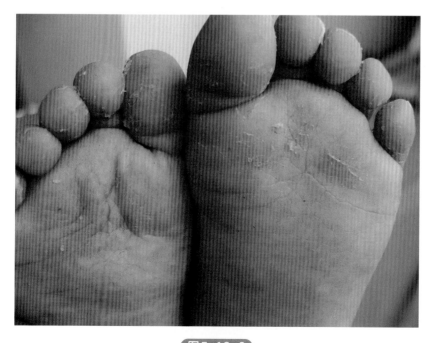

图5-12-2

足趾跖面、跖部皮肤干燥，薄层脱屑

第六章 荨麻疹类皮肤病

1.荨麻疹（urticaria）

是由于皮肤、黏膜小血管反应性扩张及渗透性增加而产生的一种局限性水肿反应。

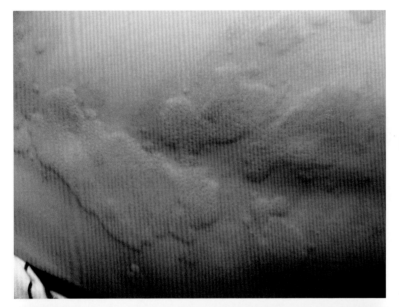

图6-1-1

后背部风团大小不等，部分融合成大片状，可见表面呈橘皮样外观

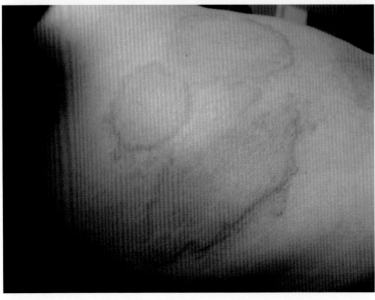

图6-1-2

背部大小不等，形状不规则风团

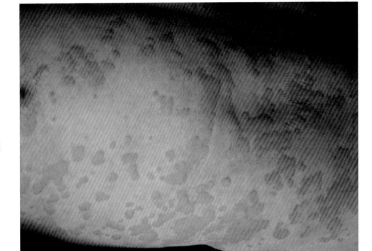

图6-1-3

躯干大小不等、圆形、椭圆形或不规则鲜红色风团

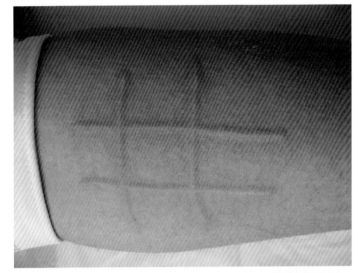

图6-1-4

人工荨麻疹：亦称皮肤划痕症。用手或钝器划过皮肤后，沿划痕出现条状隆起，伴有瘙痒，不久可自行消退

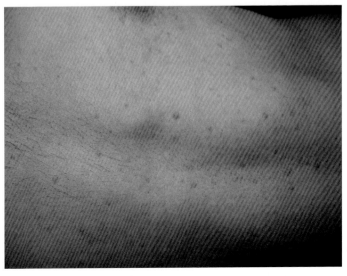

图6-1-5

胆碱能性荨麻疹：主要由于运动、受热、情绪紧张、进食热饮或酒精饮料后，躯体内部温度上升，促使乙酰胆碱作用于肥大细胞而发病。胸部较多直径2-3mm的风团，周围红晕，互不融合

2.血管性水肿（angioedema）

发生于皮下疏松结缔组织或黏膜的局限性水肿。分为获得性和遗传性两种类型。

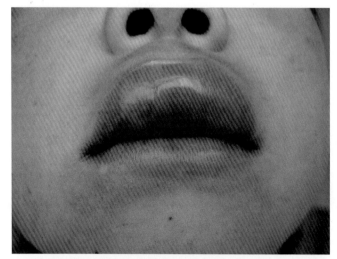

图6-2-1

上唇水肿性斑块

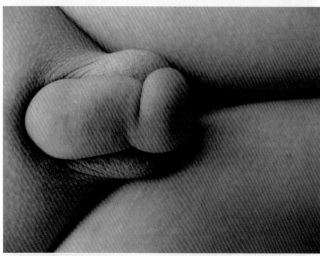

图6-2-2

发生于少儿的包皮血管性水肿，包皮局限性水肿，边界欠清，淡红色，触之有弹性

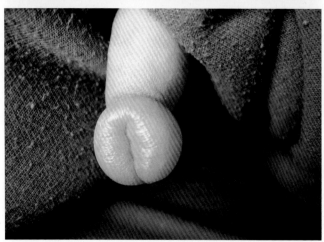

图6-2-3

包皮血管性水肿

第七章　药疹

1. 固定型药疹（fixed drug eruption）

常由解热镇痛药、磺胺类或巴比妥类等药物引起。好发于皮肤、黏膜交界处，典型皮损为圆形或类圆形水肿性暗紫红斑，重者其上可发生水疱，自觉瘙痒或灼痛感，皮损消退后留灰黑色色沉斑。重复用药可在远处发生类似损害，但范围往往扩大，症状加重。

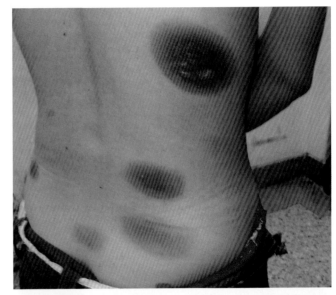

图7-1-1

腰背部圆形或椭圆形水肿性暗紫色斑疹，红斑基础上可见水疱、大疱

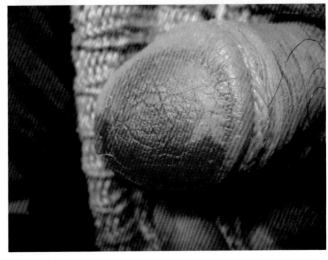

图7-1-2

龟头圆形红斑，表面少许脱屑

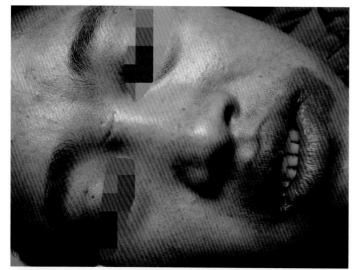

图 7-1-3

口唇、眼睑灰黑色色沉斑

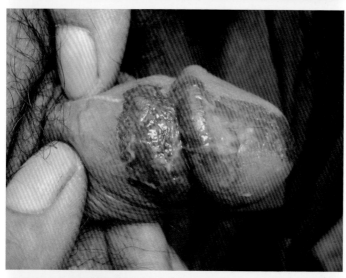

图 7-1-4

包皮、龟头暗紫红色红斑，表面糜烂

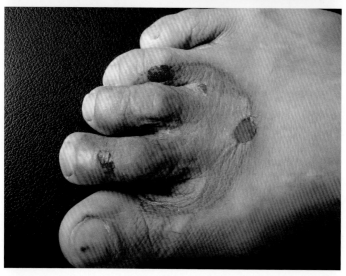

图 7-1-5

足趾圆形紫红斑，表面松弛性水疱，糜烂

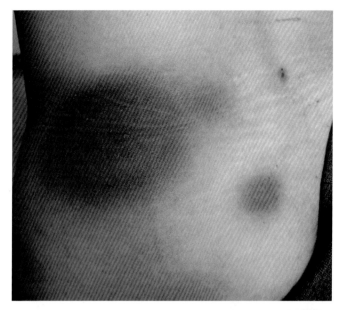

图7-1-6

腰臀部紫红斑疹

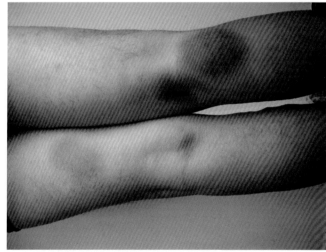

图7-1-7（a）

固定型药疹消退后留灰黑色色沉

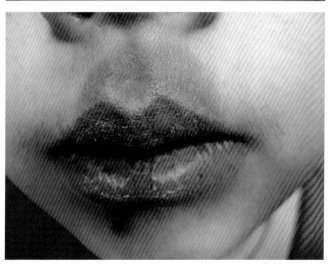

图7-1-7（b）

同一患者唇部皮损

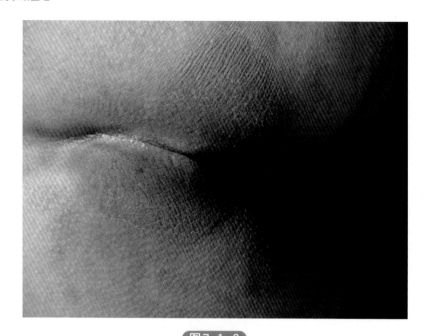

图7-1-8

固定型药疹发生在肛周部位，中央为紫灰色，周边淡红色

2.荨麻疹型药疹（urticaria drug eruption）

多由青霉素、血清制品、痢特灵等引起。临床表现与急性荨麻疹相似，但持续时间长，同时伴有血清病样表现（如发热、关节疼痛、淋巴结肿大甚至蛋白尿）。

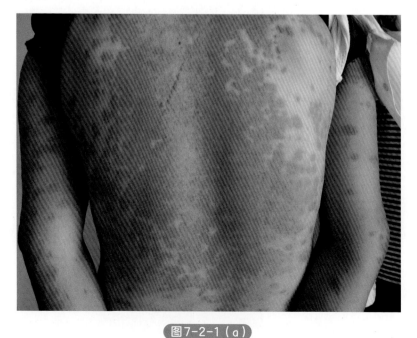

图7-2-1（a）

后背、上肢广泛、对称分布大小不等风团，后背部损害融合成片

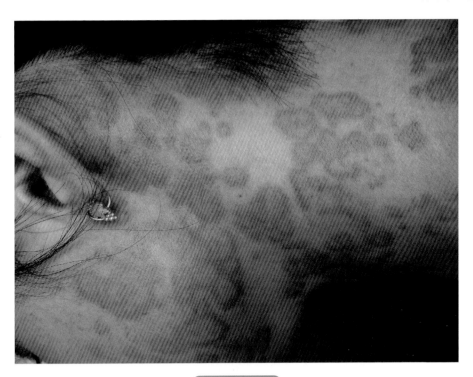

图7-2-1（b）

同一患者颈部风团

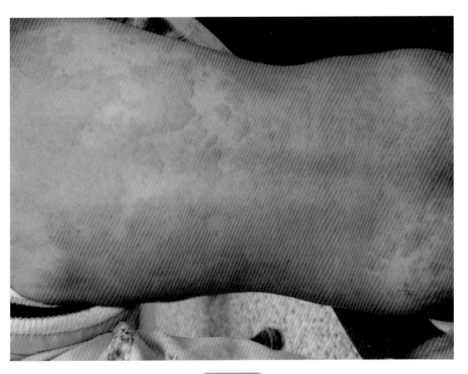

图7-2-2

背部、腰部及臀部泛发性红色风团，几乎遍布前身

3. 麻疹型药疹（morbilliform drug eruption）

表现类似麻疹，皮损为密集或散在分布针头至米粒大小鲜红色斑疹或斑丘疹，泛发全身，对称分布，瘙痒剧烈，可伴有轻微的发热等全身症状。

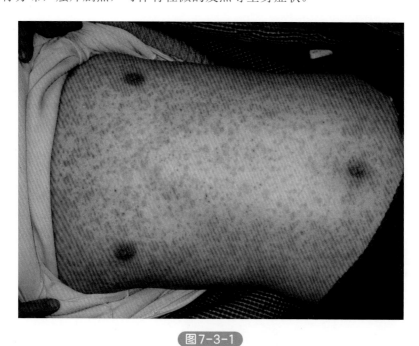

图7-3-1

胸腹部的麻疹样皮损，双侧腋下疹多处皮损密集成片

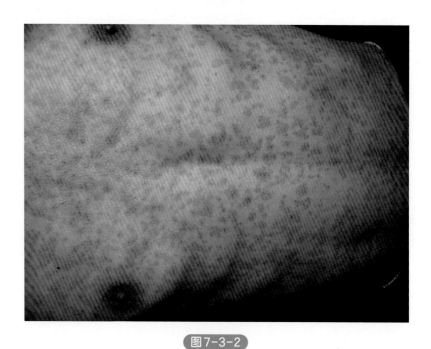

图7-3-2

胸腹部的麻疹样皮损

4. 猩红热型药疹（scarlaliniform drug eruption）

初起为小片红斑，很快遍布全身并相互融合，伴有面部四肢肿胀，指压后呈苍白条状区，松手后又变为潮红，酷似猩红热。

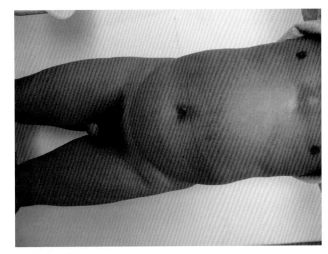

图7-4-1

周身弥漫潮红肿胀，边缘密集米粒大小鲜红色斑疹

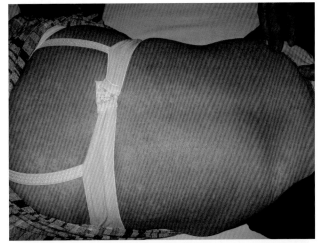

图7-4-2

阿莫西林胸腹部猩红热样皮疹

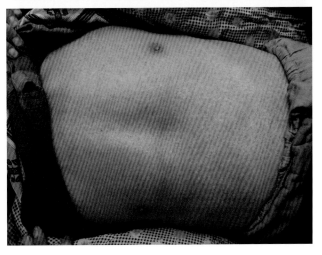

图7-4-3

胸腹部猩红热样皮疹表现为弥漫性潮红

5.多形红斑型药疹（erythema multiforme drug eruption）

多由磺胺类、解热镇痛类及巴比妥类药物引起。皮损为圆形或椭圆形水肿性红斑，中央呈紫红色或发生水疱，虹膜现象阳性。多对称分布于四肢伸侧、躯干。

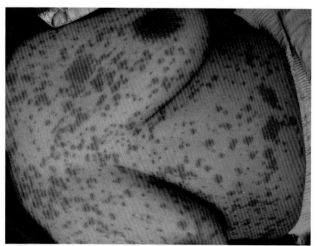

图7-5-1

胸腹部水肿性红斑，虹膜现象阳性

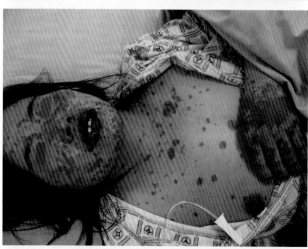

图7-5-2（a）

重症多形红斑型药疹，累及口腔部位，伴有高热及肝肾损害

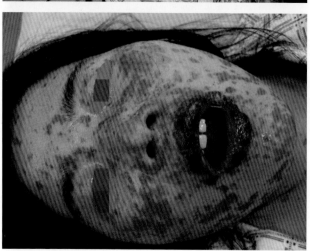

图7-5-2（b）

面部皮损近照

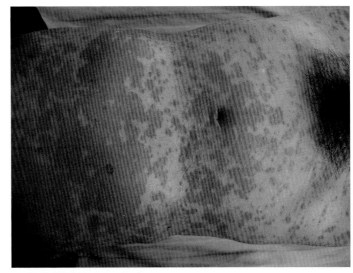

图7-5-3（a）

胸腹部圆形、椭圆形水肿性红斑，部分融合成片，可见靶形损害

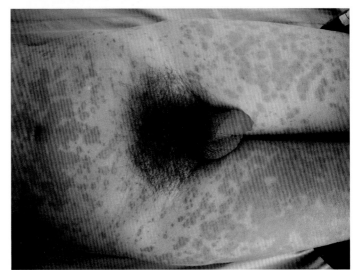

图7-5-3（b）

同一病人，下腹部、会阴部、大腿皮损

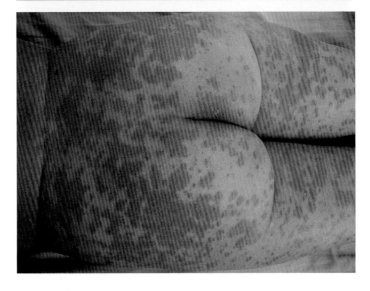

图7-5-3（c）

同一病人，臀部损害

6. 大疱性表皮松解型药疹（drug-induced bullosa epidermolysis）

常由磺胺类、解热镇痛类、抗生素、巴比妥类等药物引起。表现为紫红斑或暗红斑基础上松弛性水疱或大疱，尼氏征阳性，可累及口腔、眼、外阴、胃肠道及呼吸道黏膜，伴有高热、乏力、恶心、呕吐等全身中毒症状，严重者因继发感染、肝肾功能衰竭、电解质紊乱、内脏出血等而死亡。

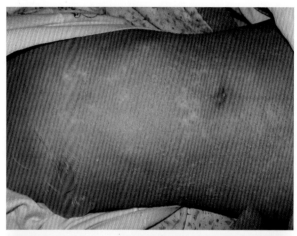

图7-6-1（a）

胸腹弥漫性暗红色斑片，大小不等的松弛性水疱或大疱，尼氏征阳性

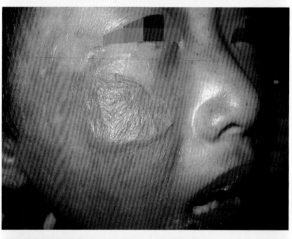

图7-6-1（b）

同一病人，面部红色斑片，松弛性水疱，因按压下眼睑时形成的糜烂面，尼氏征阳性

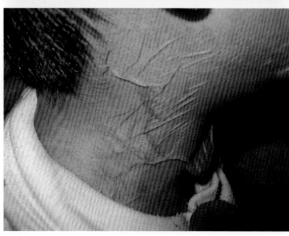

图7-6-1（c）

同一病人，颈侧面表皮松解

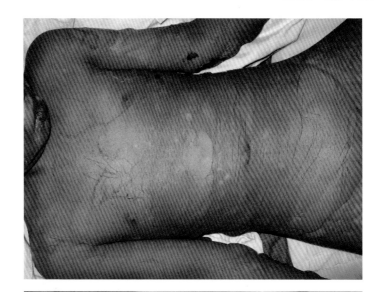

图7-6-2

表皮松解，松弛性大疱及糜烂面

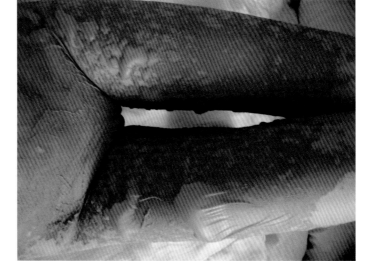

图7-6-3（a）

紫红斑基础上表皮松解，松弛性大疱

图7-6-3（b）

同一病人，72小时后，弥漫性紫红色斑片，有大小不等的松弛性水疱，尼氏征阳性，大片表皮坏死剥脱，露出糜烂面，类似烧伤

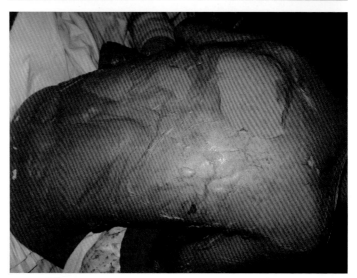

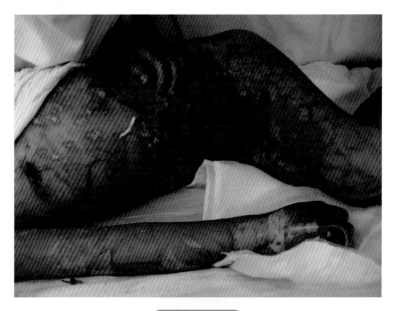

图7-6-3（c）

同一病人，弥漫性紫红色斑片，因继发细菌感染出现脓疱，大片表皮坏死剥脱，露出糜烂面，类似烧伤

7.剥脱性皮炎型药疹（drug-induced exfolialive dermatitis）

多由磺胺类、巴比妥类、抗癫痫药、解热镇痛药、抗生素等引起。表现为周身弥漫潮红肿胀，红肿消退后出现大量落叶状脱屑，手足呈手套、袜套样剥脱，头发、指趾甲亦可发生脱落。病程长，重者可因全身衰竭或继发感染而死亡。

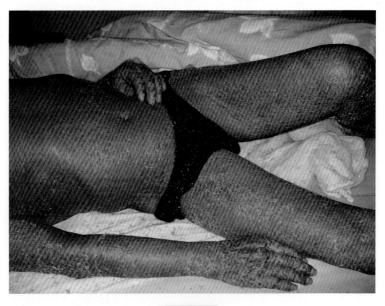

图7-7-1

周身弥漫潮红，表面被覆大量落叶状脱屑

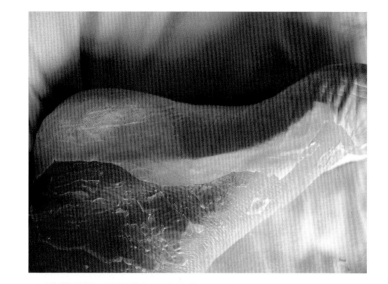

图 7-7-2

足部大片鳞屑呈袜套样剥脱

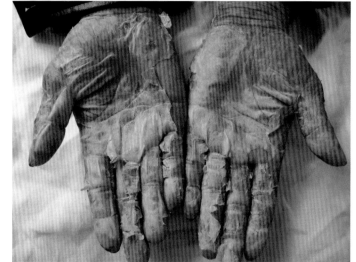

图 7-7-3

手部手套样脱屑

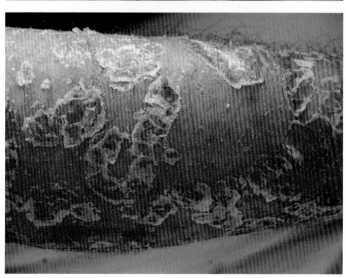

图 7-7-4

下肢发生的片状脱屑

8.紫癜型药疹（purpuric drug eruption）

由抗生素、巴比妥类、利尿剂等引起。表现为紫癜样皮损。

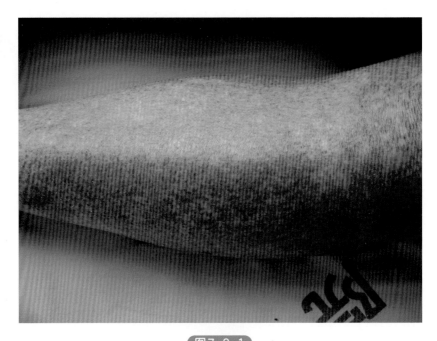

图7-8-1

小腿密集分布针尖至粟粒大小紫红色瘀点

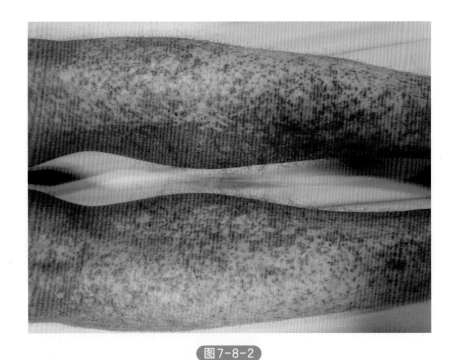

图7-8-2

双小腿对称分布密集瘀点

9. 光感性药疹（photosensitive drug eruption）

　　多由冬眠灵、磺胺类、四环素类、灰黄霉素、补骨脂、喹诺酮类、吩噻嗪类及避孕药引起。使用药物后经日光或紫外线照射而发病。

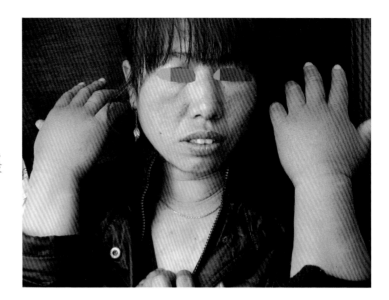

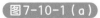

图7-9-1

服用司帕沙星2天后，面颈部、手背、前臂伸侧等曝光部位发生与晒斑相似的皮损

10. 急性泛发性发疹性脓疱病（acute generalized exanthematous pustulosis）

　　多由抗生素、卡马西平、氧氟沙星、钙通道阻滞剂等引起。皮疹自面部及皱褶部位发生，表现为针头至米粒大小浅表性脓疱，可伴有高热、寒战等全身症状。

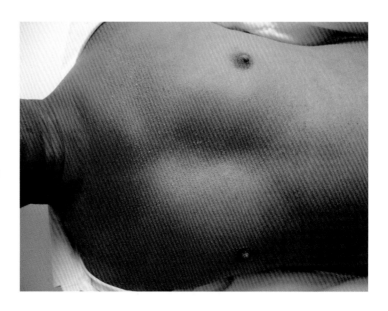

图7-10-1（a）

前胸弥漫潮红，其上密集针头至粟粒大小浅表脓疱

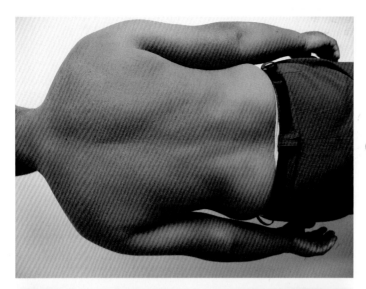

图7-10-1（b）

同一病人，后背部损害

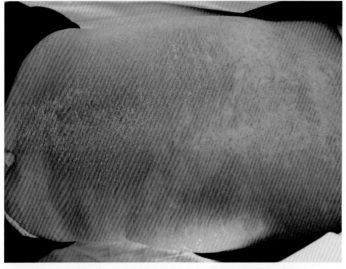

图7-10-2（a）

后背部弥漫潮红，其上密集针头至
粟粒大小浅表脓疱

图7-10-2（b）

同一病人，背部脓疱近照

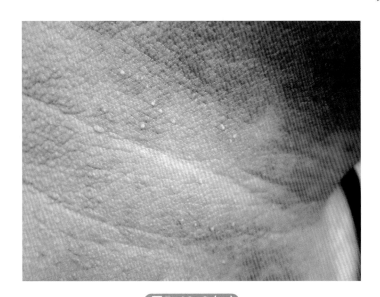

图7-10-2（c）

同一病人，颈部脓疱近照

11. 局部肌注性药疹（local intramuscular injection drug eruption）

肌内注射药物引起，是药疹的一种特殊类型。常见的药物有黄体酮、青霉素、洁霉素、林可霉素、破伤风抗毒素、乙肝疫苗、维生素K_1、白百破疫苗等。通常肌注药物后经3 ~ 7天潜伏期，也有的为15 ~ 20天或更长时间；皮损为局限于注射部位的水肿性红斑、丘疹、小水疱、点片状糜烂，直径多为数厘米至十几厘米；皮损边缘清楚，可伴有浸润；自觉瘙痒、疼痛或灼热。

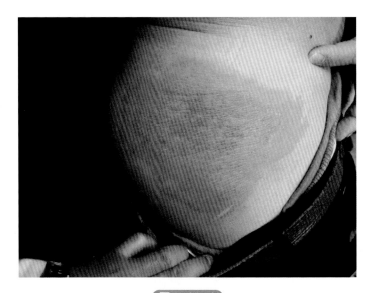

图7-11-1

肌注洁霉素16天后局部发生水肿性红斑，边缘清楚

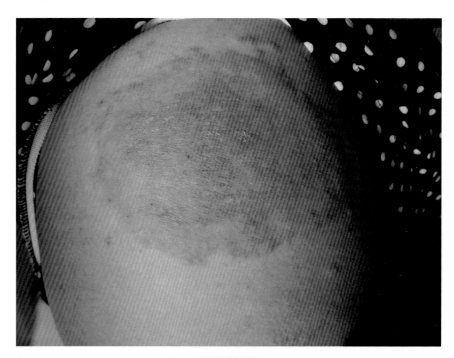

图 7-11-2

臀部肌注黄体酮 20 天发生边缘清楚的水肿性红斑

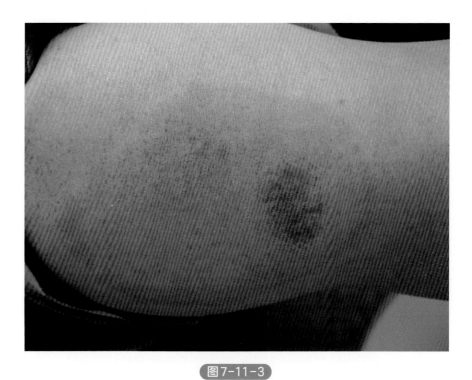

图 7-11-3

肌注破伤风抗毒素后局部出现的边界清晰的水肿性红斑

第八章　物理性皮肤病

1.日晒伤（sunburn）

是皮肤对日光照射产生的一种急性炎症反应。

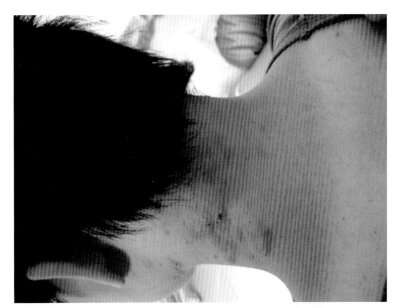

图8-1-1

日光暴晒后颈后部鲜红色水肿性红斑，边缘鲜明

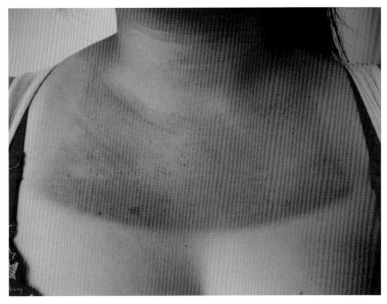

图8-1-2

前胸上部暴露部位发生日晒伤后褐红色斑疹，表面点状抓痕

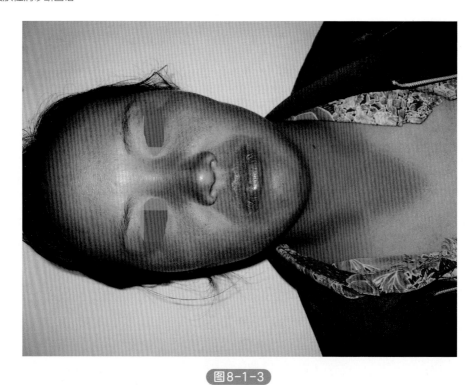

图8-1-3

面部、颈部发生的褐红色斑片

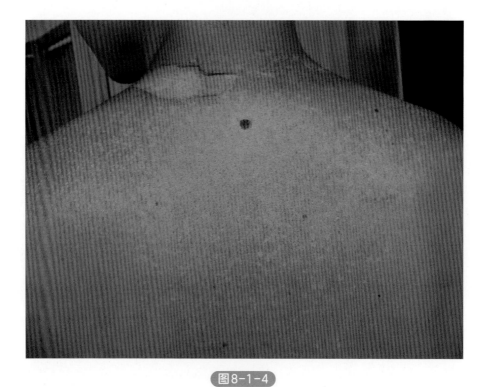

图8-1-4

暴露部位发生红斑、水疱、糜烂

2. 多形性日光疹（polymorphous light eruptuin）

是一种获得性、特发性、间歇性反复发作性的光敏性皮肤病。

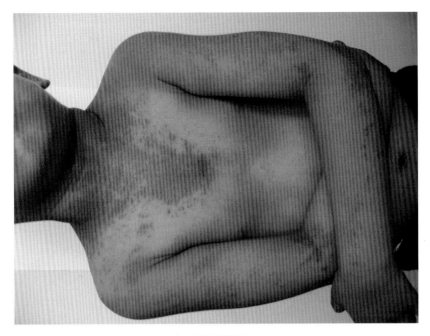

图8-2-1

颈部、前胸V型区、上肢外侧等光暴露部位密集分布丘疹，形态较一致

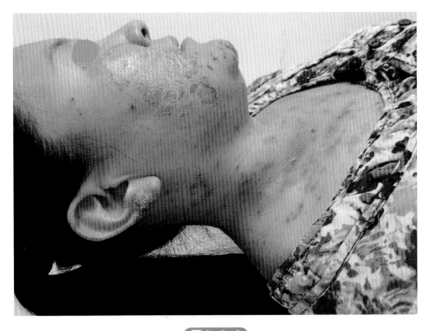

图8-2-2

曝光部位水肿性斑丘疹，瘙痒剧烈，搔抓后渗液、结痂

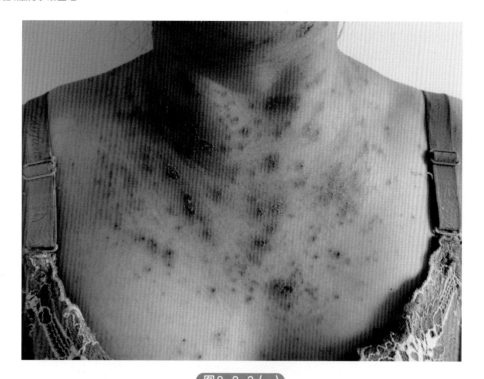

图8-2-3（a）

颈部、前胸 V 型区斑丘疹，搔抓后湿疹样改变

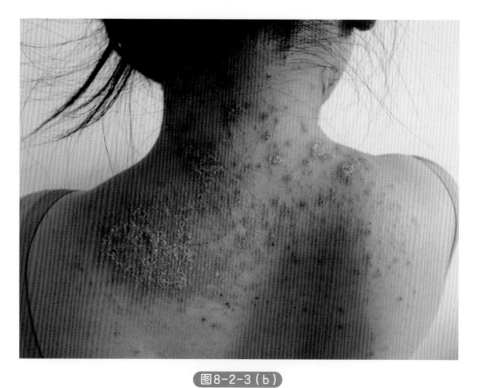

图8-2-3（b）

同一病人，颈后部皮损

3.夏季皮炎（dermatitis aestivale）

夏季闷热、持续高温引起。

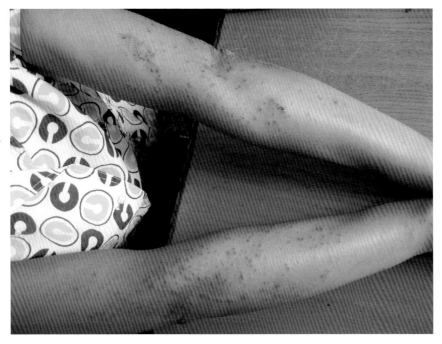

图8-3-1

双上肢伸侧对称分布红斑、丘疹、丘疱疹，搔抓后表面结痂

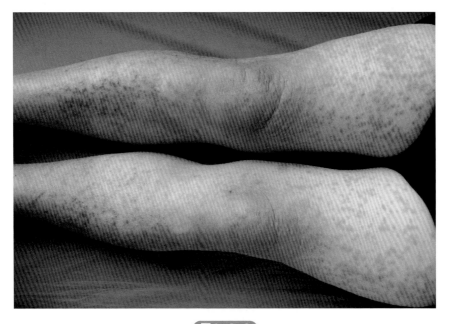

图8-3-2

双下肢水肿性斑丘疹

4.痱（miliaria）

是汗孔闭塞导致汗液储留的一组疾病。

4.1 白痱（miliaria crystallina）

汗液在角质层或角质层下溢出引起。

图8-4-1

躯干密集分布针尖大小浅表透明水疱，基底及周围皮肤无发红

4.2 红痱（miliaria rubra）

汗液在表皮螺旋形的汗管处溢出引起。

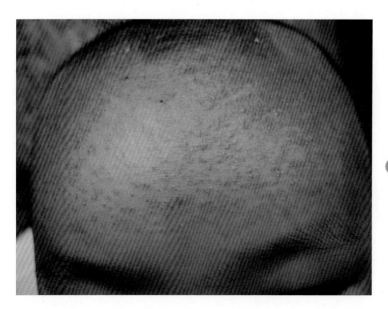

图8-4-2

前额密集针头大小丘疹、丘疱疹，周围红晕

4.3　脓痱（miliaria pustular）

红痱顶端有浅表性小脓疱的称脓痱。

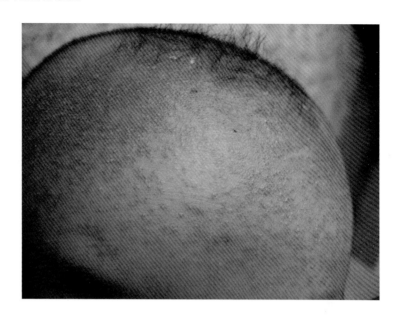

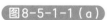
图8-4-3

丘疹顶端可见小脓疱

5.冻疮与冻伤（chilblain and frostbite）

5.1　冻疮（chilblain）

寒冷引起的局限性炎症反应。

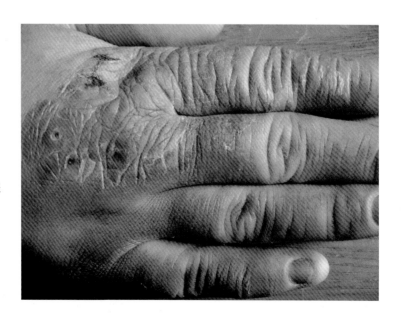

图8-5-1-1（a）

手背紫红色水肿性红斑，表面破溃、糜烂、结痂及脱屑

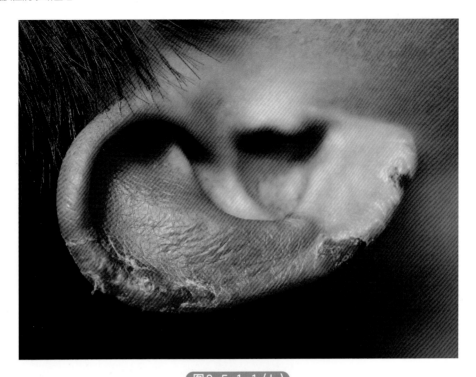

图8-5-1-1（b）

耳垂部位水肿性红斑，伴有糜烂、结痂

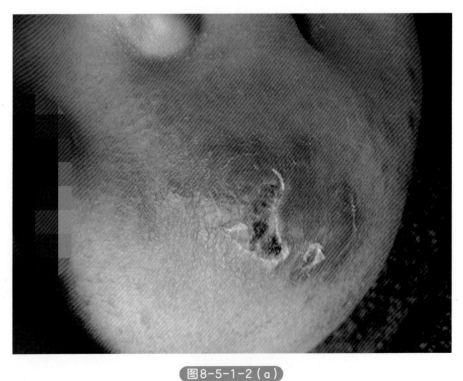

图8-5-1-2（a）

面颊水肿性紫红斑，中央破溃结痂

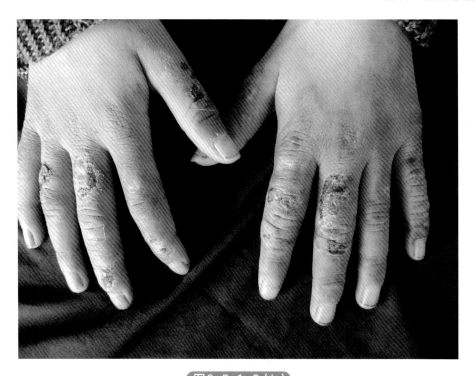

图8-5-1-2（b）

双手指背侧、手背红肿，表面破溃结痂

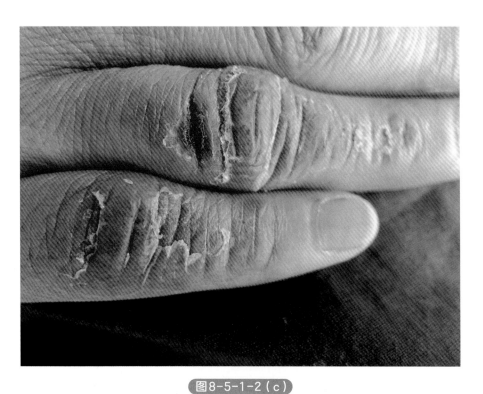

图8-5-1-2（c）

手指背侧皮损近照，关节活动处线状皲裂

5.2　冻伤（frostbite）

　　寒冷引起的局部或全身组织损伤。

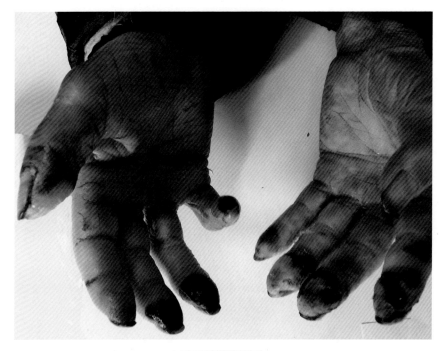

图8-5-2（a）

手指苍白，末节指腹皮肤坏死、发黑

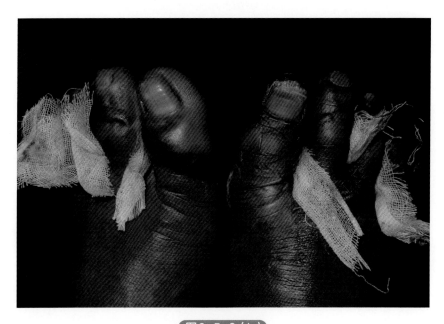

图8-5-2（b）

足趾部位冻伤处皮肤暗紫红色，局部呈苍白色，冻伤周围组织有水肿或水疱

6.鸡眼与胼胝（clavus and callus）

6.1 鸡眼（clavus）

足部皮肤局限性圆锥状角质增生性损害。

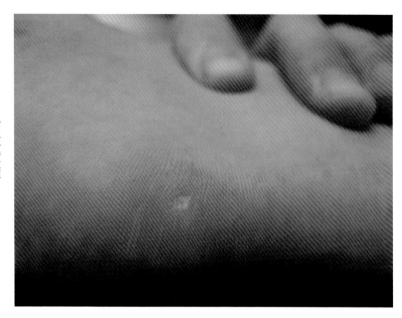

图8-6-1-1

电业公司外线工人，因常爬电线杆摩擦挤压足部致鸡眼，表现为足跟侧缘黄豆大小深黄色局限性角质增生，表面光滑略透明

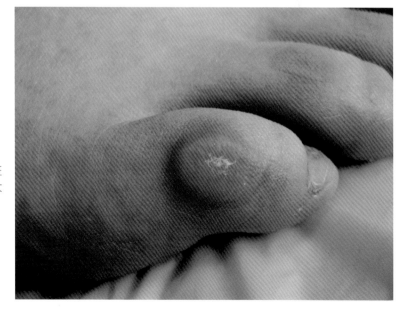

图8-6-1-2

足部小趾背侧角化性斑块，表面中央可见针眼大小深在性小点

6.2 胼胝（callus）

是由于手足长期受压和摩擦引起的局限性扁平状角质增生性损害。

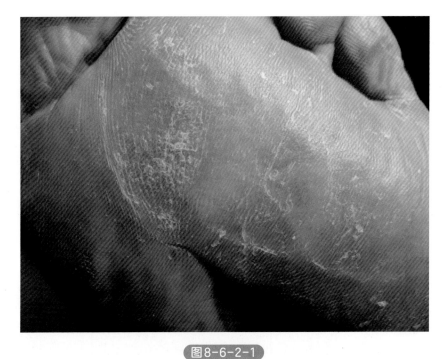

图8-6-2-1

足跖淡黄色局限性角质肥厚斑块，中央尤著，边缘较薄，质硬

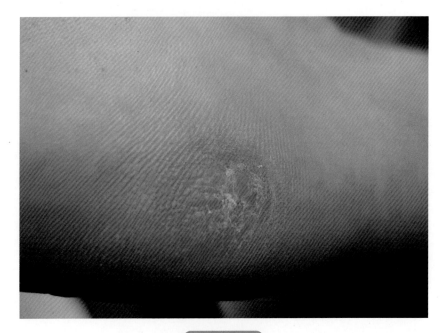

图8-6-2-2

足跖境界较清楚的淡黄色局限性角质肥厚斑块，质硬

7. 手足皲裂（rhagades manus and pedes）

由各种原因引起的手足皮肤干裂。

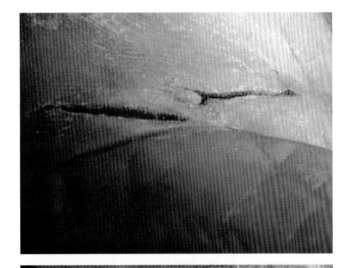

图8-7-1

皮肤线状裂隙

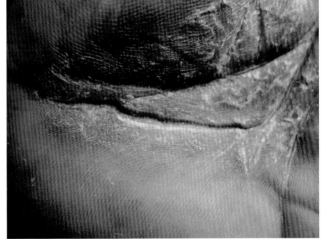

图8-7-2

掌心部位的皲裂：在角化肥厚性皮损的基础上发生，露出鲜红色基底

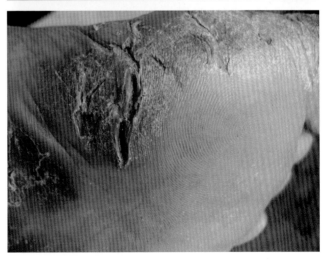

图8-7-3

跖部的皲裂：在慢性湿疹的基础上发生

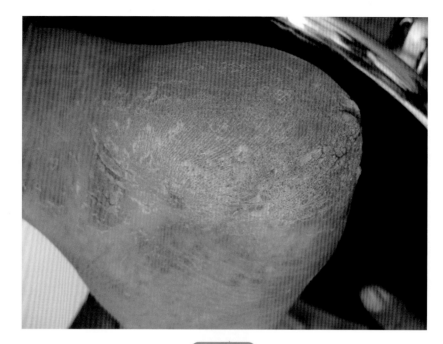

图 8-7-4

足跟部皲裂

8.褶烂（intertrigo）

又称摩擦红斑、间擦疹。是发生于皱褶部位的浅表性皮肤炎症。

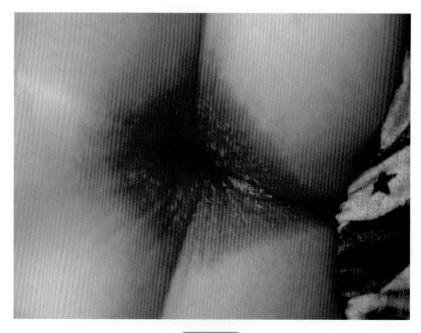

图 8-8-1

肛周潮红斑

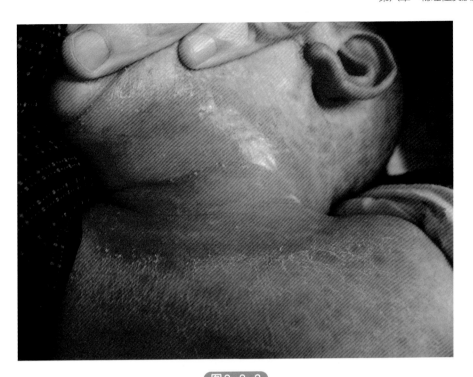

图8-8-2

颈部鲜红斑，表面湿润

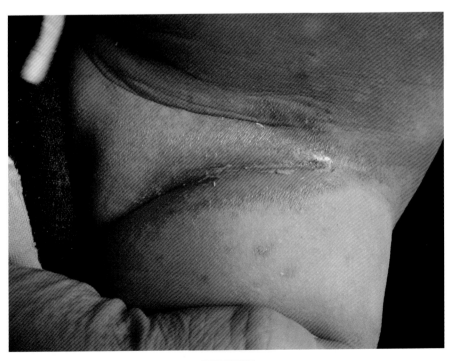

图8-8-3

腹股沟鲜红斑，中央糜烂

9.摩擦性苔藓样疹（frictional lichenoid eruption）

又称青少年丘疹性皮炎。

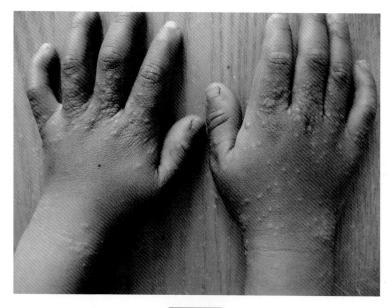

图8-9-1

手背、手腕背侧正常皮色或淡红色圆形丘疹，中央皮损密集呈苔藓样变

10.放射性皮炎（radiodermatitis）

由电离辐射照射引起的皮肤黏膜损伤。

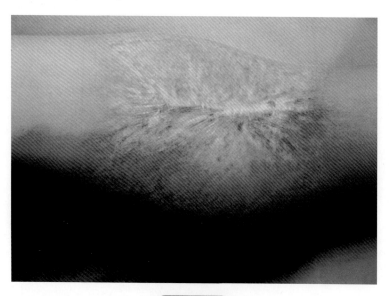

图8-10-1

血管瘤放疗后遗留萎缩性瘢痕

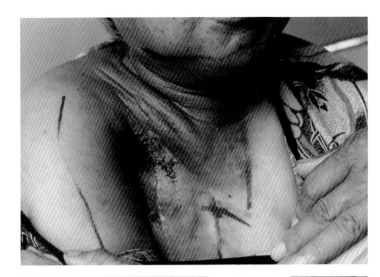

图8-10-2

肿瘤放疗后浸润性红斑、萎缩、结痂

图8-10-3

放疗后局部皮肤干燥、色沉、色减、轻度萎缩

图8-10-4

血管瘤放疗后.皮肤萎缩

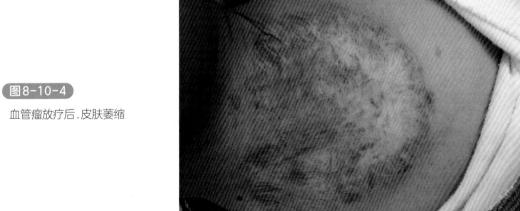

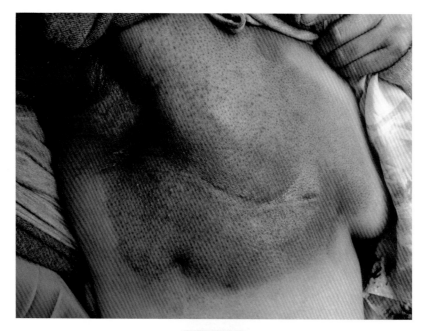

图8-10-5

乳腺癌放疗后出现水肿性红斑，腋窝部位皮肤破溃形成糜烂面，属于急性期Ⅱ。

11.摩擦性水疱（friction blisters）

由摩擦所致的水疱。

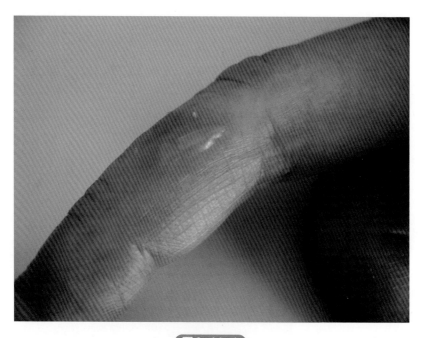

图8-11-1

手操作工人摩擦部位发生张力性水疱，尼氏征阴性

12. 寒冷性多形红斑（cold erythema multiforme）

寒冷诱发的多形红斑样损害。

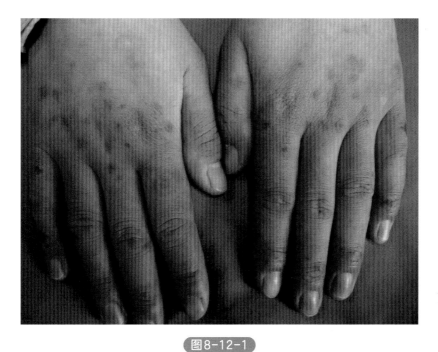

图8-12-1

手背、指背水肿性红斑、丘疹，可见虹膜现象

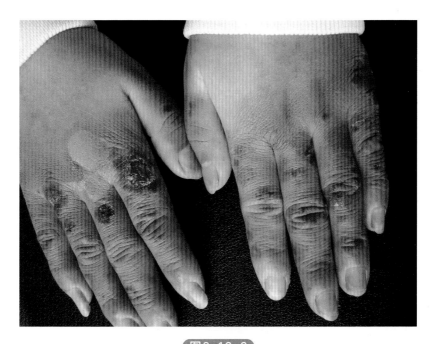

图8-12-2

寒冷诱发的手指背侧水肿性紫红斑，中央水疱干燥、结痂

13.冷球蛋白血症性股臀部皮肤血管炎（cryoproteinemia associated with femoro-gluteal cutaneous lesions）

是伴有股臀部皮疹的冷球蛋白血症或（和）冷纤维蛋白原血症的疾病。

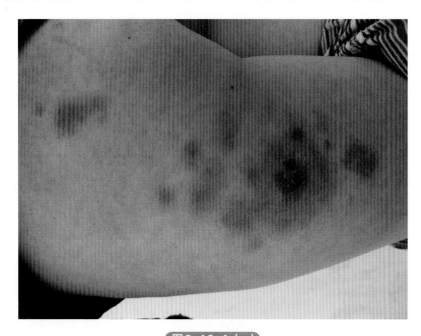

图8-13-1（a）

股臀部水肿性红斑，中央紫灰色

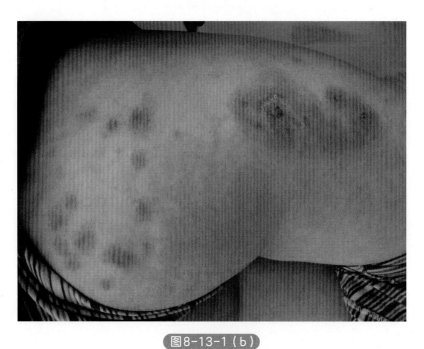

图8-13-1（b）

同一病人，右侧皮损

14. 慢性光化性皮炎（chronic actinic dermatitis）

发生于光照部位的慢性皮炎和湿疹性疾病。

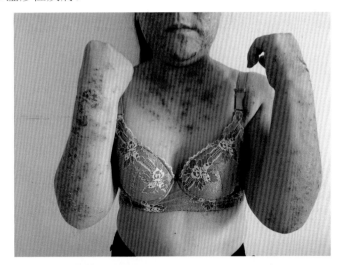

图 8-14-1

面颈部、前胸 V 型区、手背、前臂伸侧红斑、丘疹、抓痕，部分皮损苔藓化

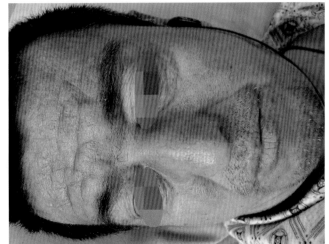

图 8-14-2（a）

前额、鼻部、双侧面颊、唇部暗红斑，浸润肥厚，苔藓样变

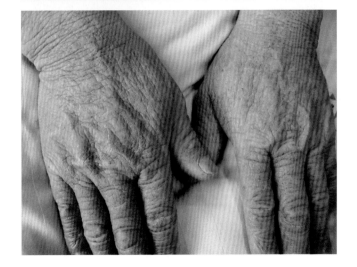

图 8-14-2（b）

同一病人手背部皮损

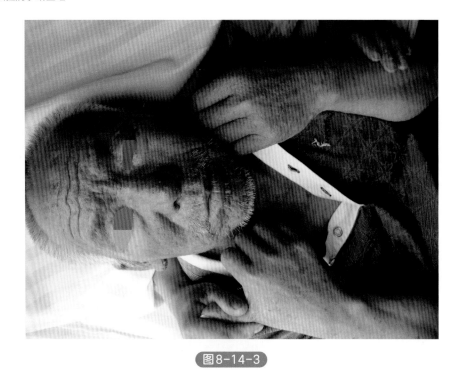

图 8-14-3

曝光部位慢性湿疹样改变，瘙痒剧烈，冬季缓解

15. 胶样粟丘疹（colloid millium）

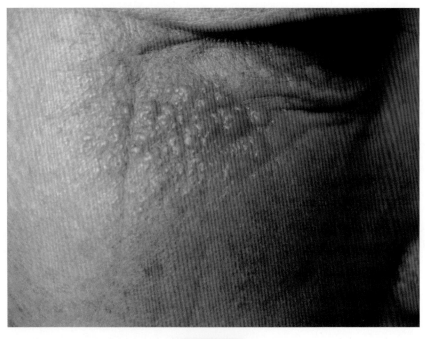

图 8-15-1

面部半透明淡黄色针头至绿豆大小圆形丘疹，密集无融合

16. 植物－日光性皮炎（phytophotodermatitis）

食用或接触光感性植物，经日晒后发生的急性光毒性炎症反应。

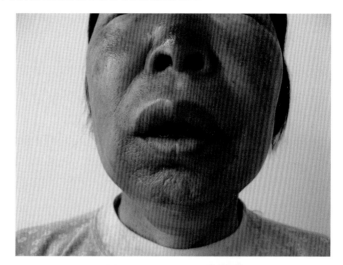

图8-16-1（a）

食用野菜后发生的面部弥漫非凹陷性红肿，以双眼睑及口唇为甚

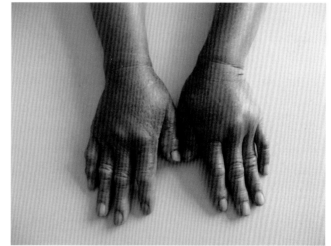

图8-16-1（b）

同一病人，双手、前臂伸侧皮损

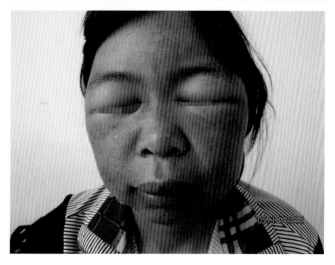

图8-16-2（a）

食用野菜后发生的面部弥漫非凹陷性红肿，以双眼睑及口唇为甚

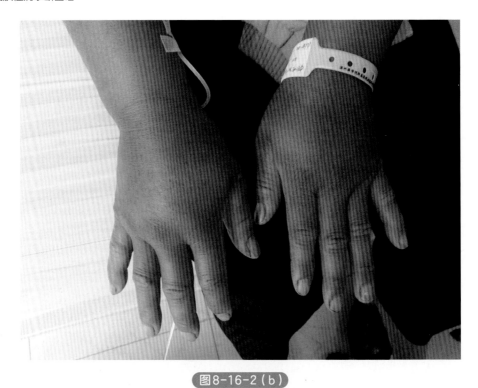

图8-16-2（b）

同一病人，双手背亦表现为高度红肿

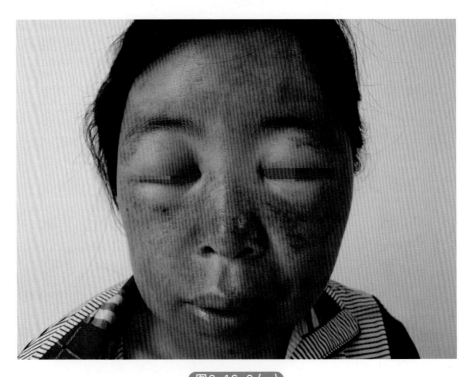

图8-16-2（c）

同一病人，治疗2天后

17. 火激红斑（erythema ab igne）

局部皮肤长期受温热作用而引起的持久性红斑和色素沉着。

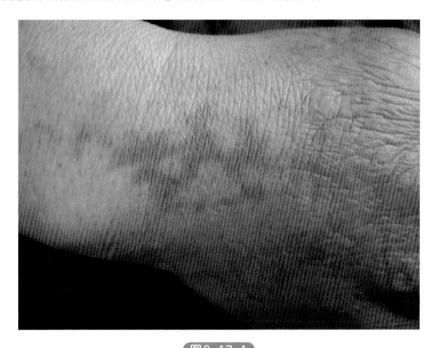

图8-17-1

烤火致腕关节处星状红斑

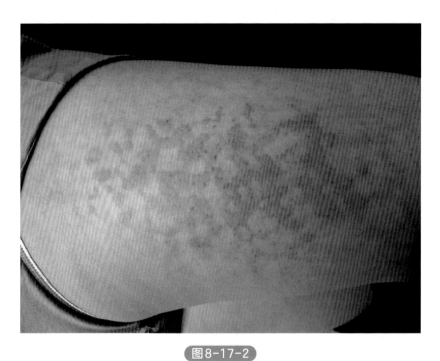

图8-17-2

电热炉致大腿树枝状红斑

18. 日光性白斑（solar leukoderma）

夏季多次日光照射后出现境界清楚的色素减退斑，直径0.2～2.0cm，有时可融合成片，无自觉症状，通常至深秋后可自行消退。

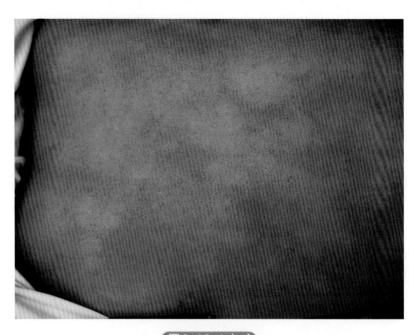

图8-18-1（a）

后背部多发色素减退斑，表面无萎缩，无鳞屑

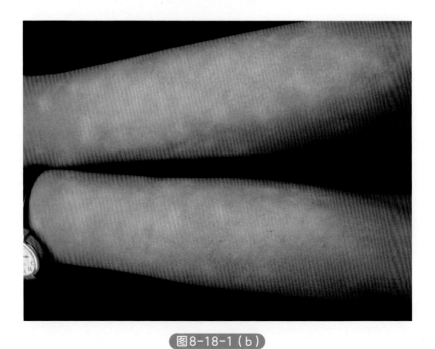

图8-18-1（b）

同一病人，双前臂色素减退斑

19. 光线性扁平苔藓（liner lichen planus 或 actinic lichen planus）

光照后诱发的扁平苔藓样损害，属于扁平苔藓的亚型。

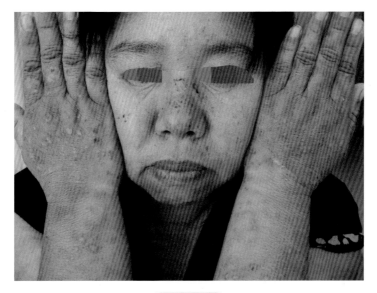

图8-19-1

鼻、颊部及上肢、手背紫红色丘疹，表面有光泽

20. 种痘样水疱病（hydroa vacciniforme）

一种以水疱为主的反复发作的光敏性皮肤病。发病与先天性机体代谢异常引起对日光敏感性增高有关。多见于儿童，暴露日光处出现红斑丘疹或大水疱，中心可见脐凹。

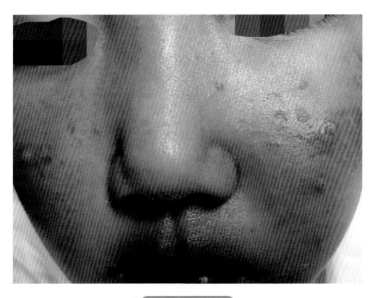

图8-20-1（a）

面部散在斑丘疹、水疱

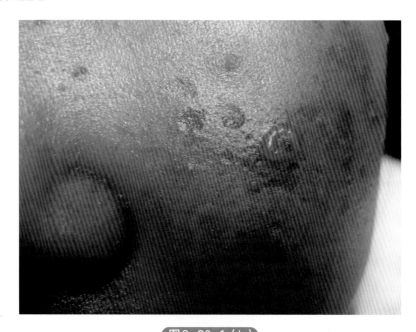

图8-20-1（b）

水疱近照，显示脐状凹陷

21.项部菱形皮肤（cutis rhomboidalis nuchae）

又称农民颈。一般以中老年男性长期受过度的日光曝晒所致，慢性经过，自觉症状不明显。

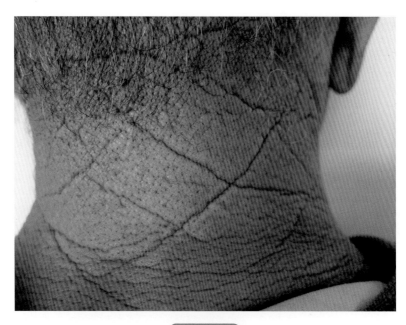

图8-21-1

颈项皮肤粗糙肥厚，嵴沟明显，纵横纹交叉，构成菱形皮野

22.烧伤（burns）

凡由火焰、热水、蒸汽、电流、放射线、激光、强酸或强碱等化学物质作用于人体所引起的损伤称为烧伤。

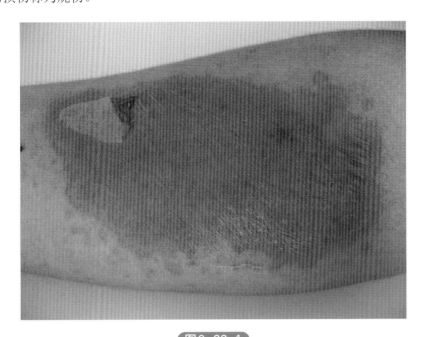

图8-22-1

浅二度烧伤：局部发生水疱，疱壁薄，轻度水肿，伴有疼痛

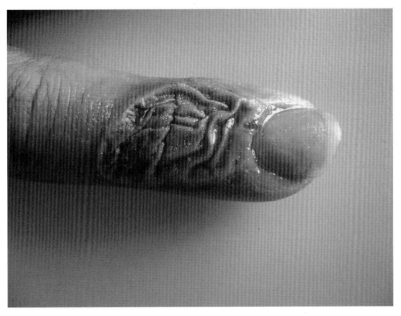

图8-22-2

深二度烧伤：水疱疱壁较浅二度烧伤厚，基底微红，易发生感染

23.光线性痒疹（prurigo actinicus）

又名夏季痒疹。本病患者常有家族发病史，对光线照射有异常反应。

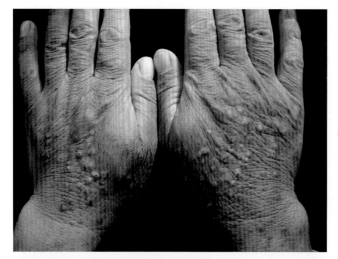

图8-23-1

手背硬性小丘疹，夏季加重

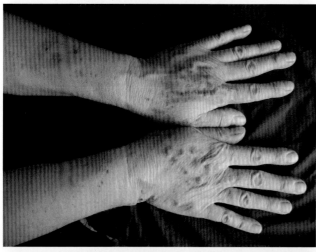

图8-23-2

穿长袖褂仅露着手，故手背、腕关节屈侧及周围有痒疹样损害

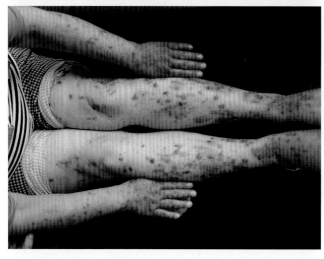

图8-23-3

夏季外露部位发生红斑、丘疹，搔抓后发生小丘疹状痒疹样改变及抓痕

24.星状自发性假瘢痕（stellate spontaneous pseudoscars）

长久在日光下暴晒者，外露部位发生的星状或线状皮色减退的瘢痕样损害。

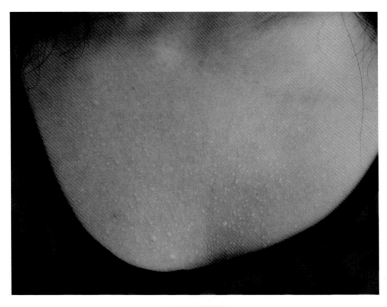

图8-24-1

前胸上部点状色减斑

25.褥疮（decubitus）

是患者身体局部长期受压后影响血液循环，组织发生营养缺乏而引起的组织坏死。

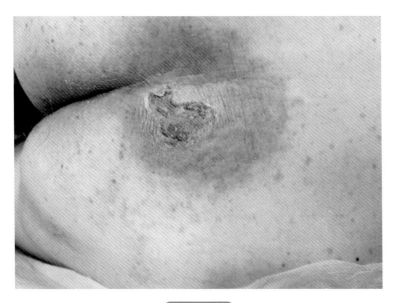

图8-25-1

骶尾部受压部位红斑、溃疡

26.职业性电光性皮炎（occupational eletroflash dermatitis）

是指在劳动中接触人工紫外线光源，如电焊器、碳精灯、水银石英灯等引起的皮肤急性炎症。

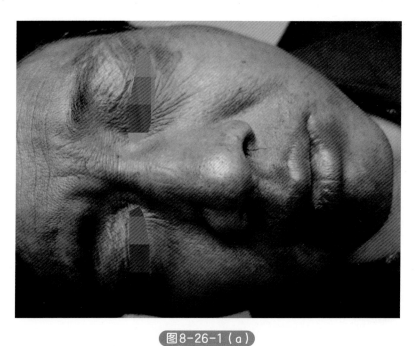

图8-26-1（a）

电焊工人发生的面部晒斑样反应

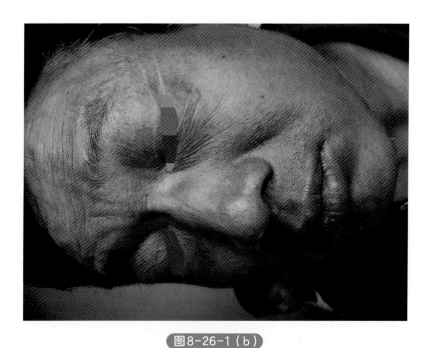

图8-26-1（b）

同一病人侧面照

27.职业性角化过度（occupational hyperkeratosis）

是指在生产劳动中由于长期接触有机溶剂、碱性物质、中等浓度的酸碱及机械性摩擦等原因造成的接触部位的损害。

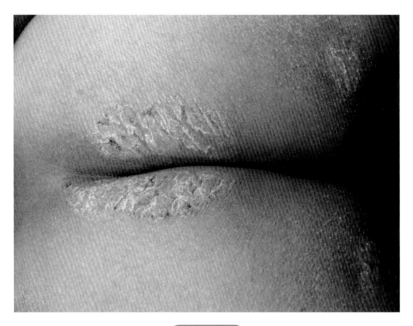

图8-27-1

汽车司机长期坐位后发生接触部位皮肤粗糙、肥厚、角化过度，不痒

第九章　神经精神障碍性皮肤病

1. 皮肤瘙痒症（pruritus）

是一组仅有皮肤瘙痒而无原发性皮损的皮肤病。

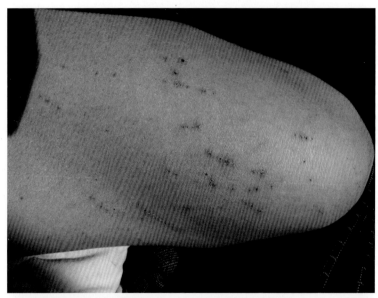

图9-1-1

皮肤瘙痒，线状抓痕

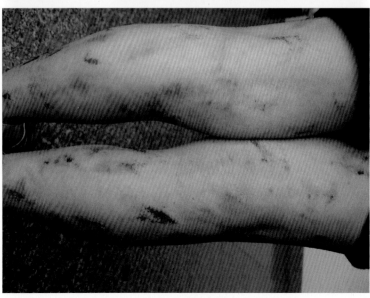

图9-1-2

双下肢剧烈瘙痒，搔抓后引起表皮剥蚀、结痂

2.慢性单纯性苔藓（lichen simplex chronicus）

又称神经性皮炎（Neurodermatitis），是一种常见的慢性皮肤神经功能障碍性皮肤病。

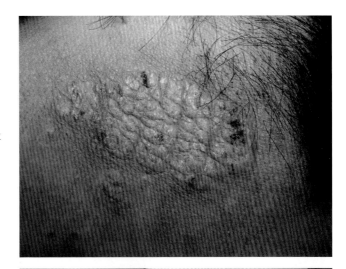

图9-2-1

颈后密集米粒大小淡红色多角形扁平丘疹，质地坚实有光泽，呈苔藓样变

图9-2-2

双肘关节伸侧对称分布局限性丘疹，苔藓化

图9-2-3

眼睑部位的神经性皮炎，表现为苔藓样变

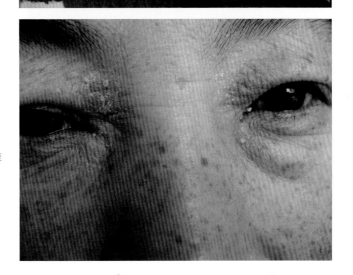

3.痒疹（prurigo）

是一组以风团样丘疹、结节及奇痒为特征的瘙痒性炎症性皮肤病。

3.1 急性单纯性痒疹（Acute Simplex Prurigo）

即丘疹性荨麻疹（Papular Urticaria）。由于昆虫叮咬所致的过敏反应，多在春夏秋季发病，皮疹为棱形的风团或丘疱疹，病程短，无淋巴结肿大。

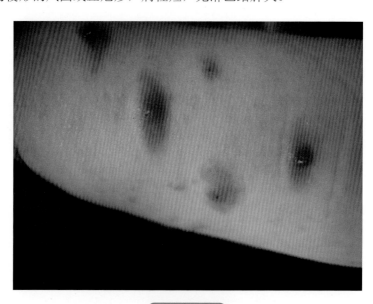

图9-3-1-1

上肢圆形或纺锤形风团样斑丘疹

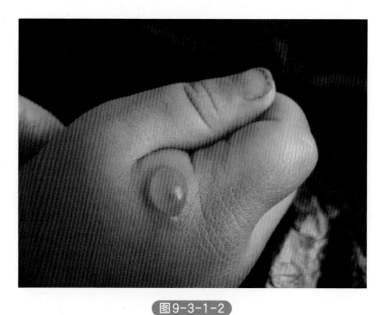

图9-3-1-2

手背水肿性红斑，其上张力性水疱

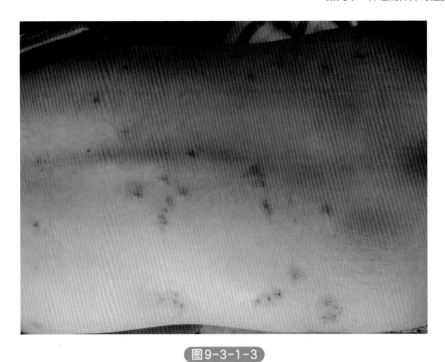

图9-3-1-3

腰背部散在水肿性斑丘疹

3.2　慢性单纯性痒疹（Chronic Simplex Prurigo）

是一种以风团样丘疹、小结节为基本损害，伴有剧烈瘙痒的皮肤病。

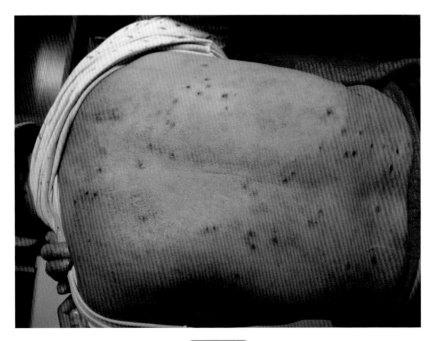

图9-3-2

躯干散在水肿性斑丘疹，表面结痂

3.3 早发性痒疹（prurigo Infantilis）

又称为Hebra痒疹。多在儿童期发病，皮损开始主要为风团或丘疹样荨麻疹样皮疹，以后成为孤立结节性丘疹或小结节损害。

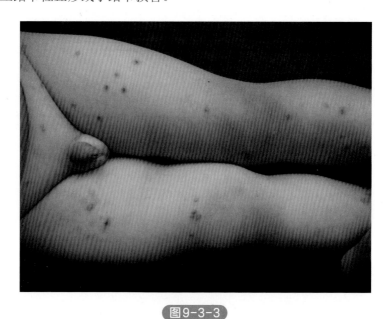

图9-3-3

小儿双下肢绿豆大小风团样丘疹、硬性丘疹

3.4 结节性痒疹（Prurigo Nodularis）

为好发于成年女性的疣状结节性损害，多见于小腿伸侧。

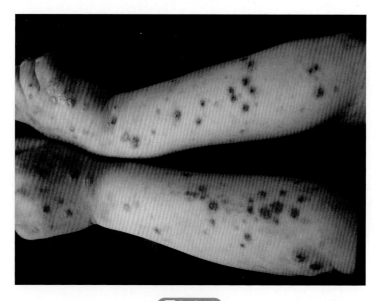

图9-3-4

双上肢伸侧黄豆大结节，因反复搔抓，表面可角化肥厚或为剥蚀面

3.5　成人急性单纯性痒疹（simple acute prurigo of adult）

又称暂时性或一过性痒疹，多见30岁以上的成年女性，好发于腰部和四肢伸侧。病程约2周至3个月，但有时会复发。

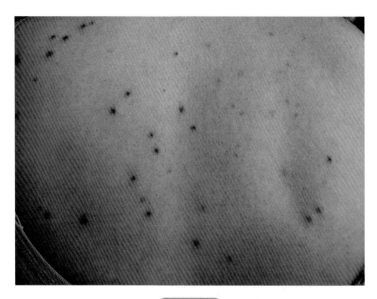

图 9-3-5

后背部散在分布圆顶红褐色斑丘疹，表面搔抓后结痂

3.6　妊娠痒疹（prurigo pregnancy）

孕妇在妊娠期间，尤其是妊娠早期，会出现全身或局部性皮肤瘙痒，程度有轻有重，严重时能令人坐卧不宁，难以忍受。

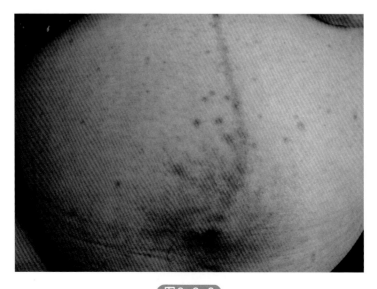

图 9-3-6

孕妇腹部散在水肿性斑丘疹，瘙痒剧烈

4.人工皮炎（dermatitis factitia）

是指为了达到个人的某种愿望，利用物理或化学手段，强行使自己的皮肤受到损伤。

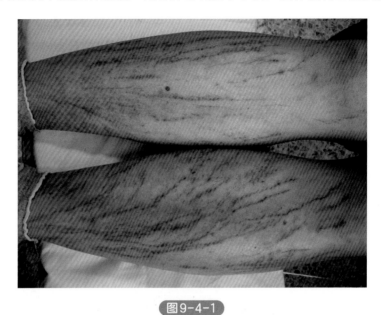

图9-4-1

双手拇指甲长期沿线挤压形成

5.皮肤行为症（cutaneous behavior disorders）

多因接受错误教育或受不良环境影响，致使性格异常，患者采用自身损伤皮肤的方法释放情绪紧张以达到快感。

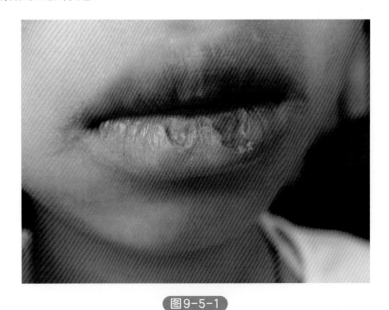

图9-5-1

下唇溃疡为自己牙咬所致

6. 舌舐皮炎（dick dermatitis）

属于广义的皮肤行为症。因本病目前常见，故单独列出。

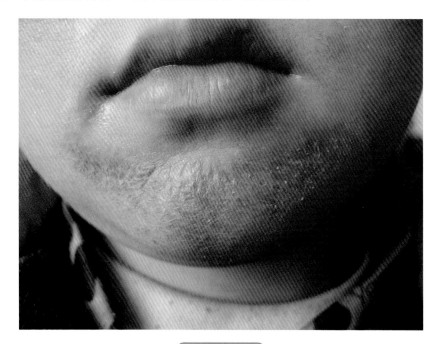

图9-6-1（a）

舌舐前口周干燥性红斑

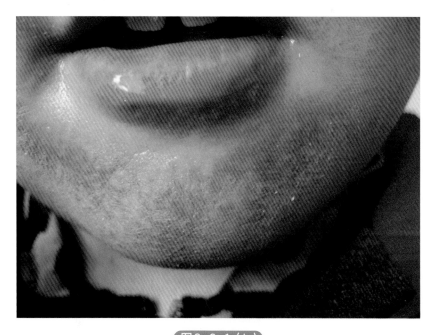

图9-6-1（b）

舌舐后红斑变得湿润

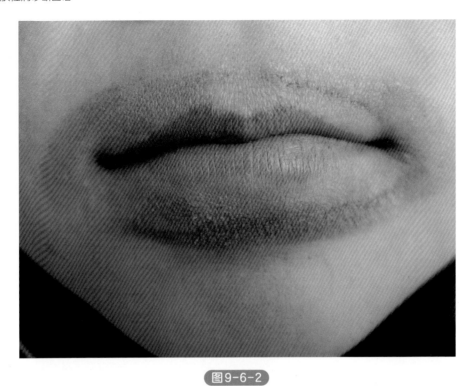

图9-6-2

口周干燥性红斑，皮肤纹理加深，表面细小脱屑

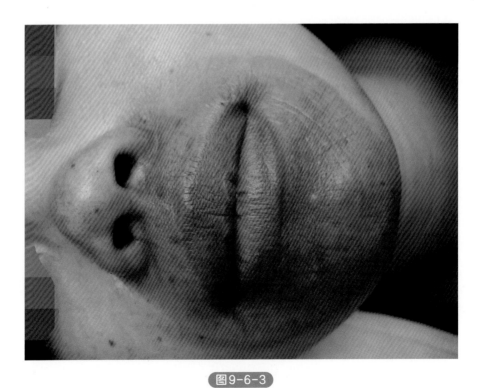

图9-6-3

舌舔皮炎并激素依赖性皮炎：用皮炎平、恩肤霜等十几支，3个月

7.皮肤垢着症（cutaneuous dirtadherent disease）

目前认为本病是一种罕见的精神性皮肤病，其发病与精神因素、头面外伤或长期未擦洗有关。

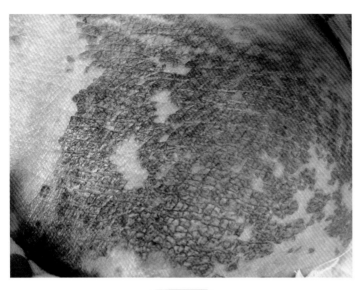

图9-7-1

患者1年没洗澡，皮肤表面被覆褐黑色污垢干涸堆积而成的痂，脱落处为指甲刮去，基底为正常皮肤

8.色素性痒疹（prurigo pigmentosa）

本病为瘙痒性炎症性皮肤病，遗留网状及斑状色素沉着的皮肤病。

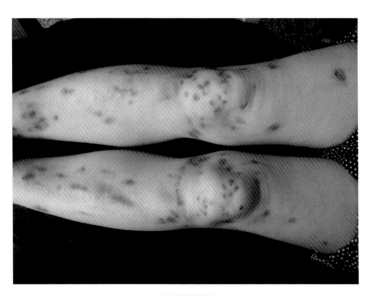

图9-8-1

双小腿伸侧斑状淡褐色色素沉着斑

第十章　红斑及红斑鳞屑性皮肤病

1. 多形红斑（erythema multiforme）

是一种以靶形或虹膜状红斑为典型损害的急性炎症性皮肤病。

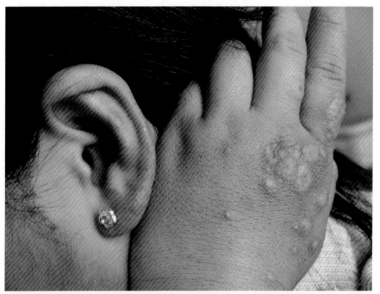

图10-1-1

耳部和手背的水肿性红斑，手背部有虹膜状损害

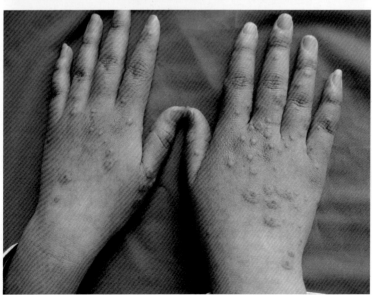

图10-1-2

手背部圆形或椭圆形水肿性红斑，部分为靶形损害

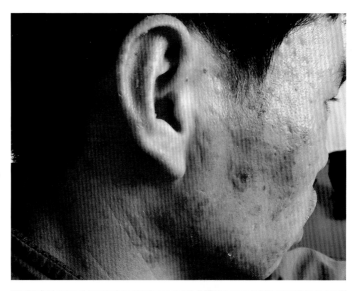

图10-1-3

面颈部密集圆形或椭圆形水肿红斑、丘疹，可见虹膜现象

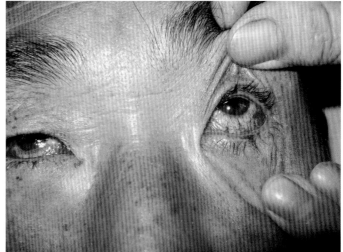

图10-1-4（a）

重症型多形红斑又称Stevens-Johnson综合征，全身症状严重，皮损泛发全身，累及多部位黏膜。该患者双眼眼结膜充血，睫毛粘连

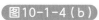

图10-1-4（b）

同一病人，阴囊部位鲜红色糜烂面，伴大量渗液

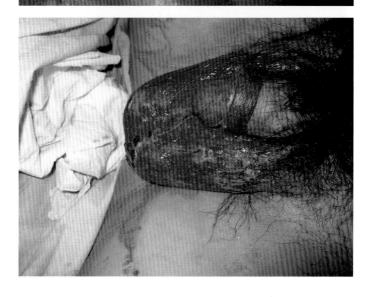

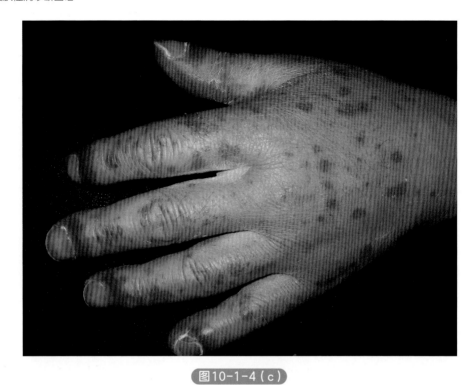

图10-1-4（c）

同一病人，手背及甲周红斑及靶形损害

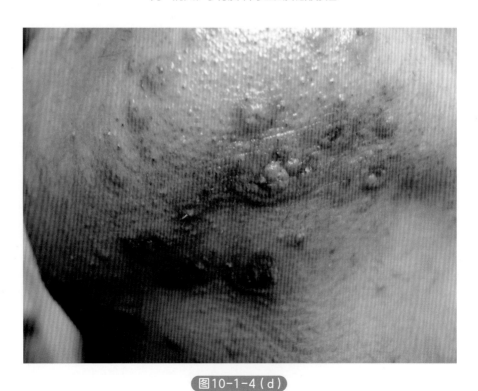

图10-1-4（d）

同一病人，近拍，下颌部虹膜状损害

2. 远心性环状红斑（erythema annulare centrifugum）

是一种环状、离心性扩大的红斑性皮肤病。

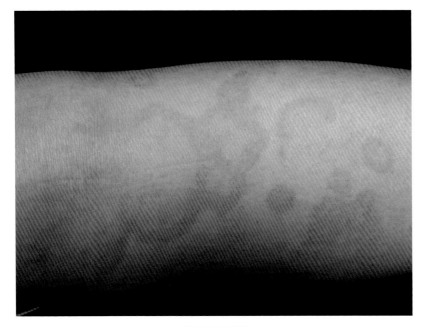

图10-2-1

初发为圆形水肿性红斑，逐渐向外扩大，中央消退，边缘相互连接呈环形或不规则形

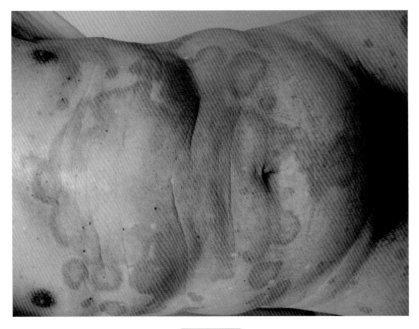

图10-2-2

腹部典型皮损

3.银屑病（psoriasis）

是一种以鳞屑性红斑为特征的慢性复发性炎症性皮肤病。

3.1 寻常型银屑病（Psoriasis Vulgaris）

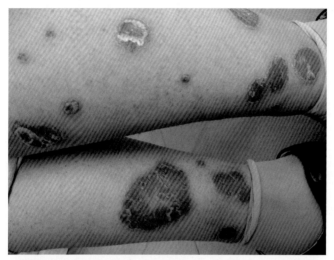

图10-3-1-1（a）

后背部米粒至蚕豆大小鲜红色斑丘疹，基底炎症浸润明显，表面被覆鳞屑。进行期，皮损炎症明显，周围有红晕，鳞屑较厚

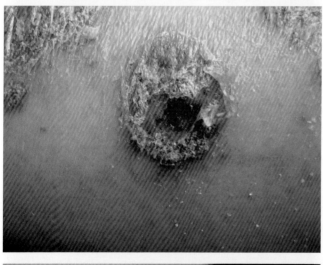

图10-3-1-1（b）

进行期，搔抓后可见薄膜现象和点状出血现象

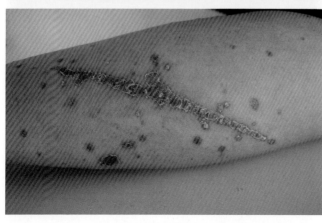

图10-3-1-1（c）

进行期，同形反应阳性

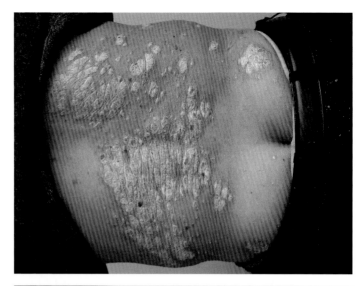

图10-3-1-2（a）

静止期，皮损炎症减轻，无新发损害

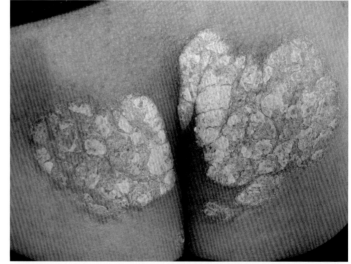

图10-3-1-2（b）

静止期，基底炎症减轻，无新发皮损，表面被覆较厚鳞屑

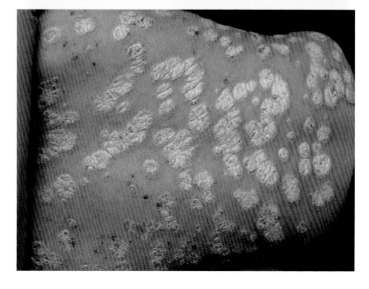

图10-3-1-2（c）

同一病人，后背部皮损

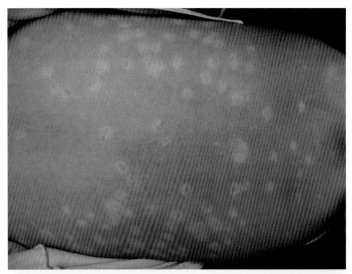

图10-3-1-3

退行期，皮损缩小变平，炎症基本消退，留色减斑

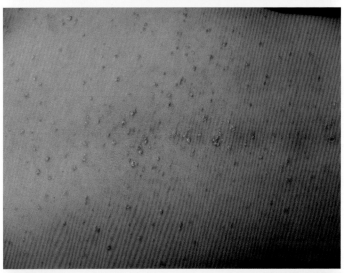

图10-3-1-4

急性点滴状银屑病：发病急，起病前常有咽喉部的链球菌感染病史。后背部密集分布粟粒至米粒大小鲜红色斑丘疹，部分表面被覆鳞屑

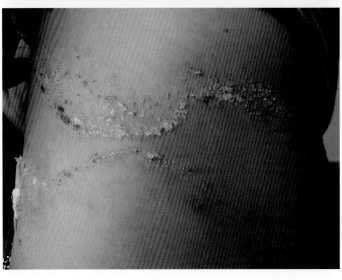

图10-3-1-5

寻常型银屑病皮损呈特殊的条带状分布

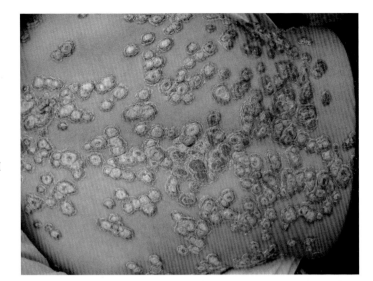

图10-3-1-6

蛎壳状银屑病：皮损表面鳞屑厚积呈蛎壳状

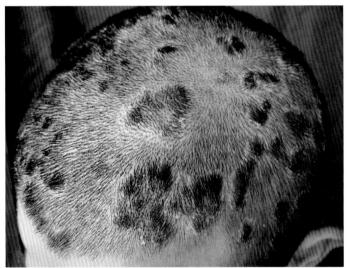

图10-3-1-7

头皮银屑病，表面鳞屑厚积，可见束状发

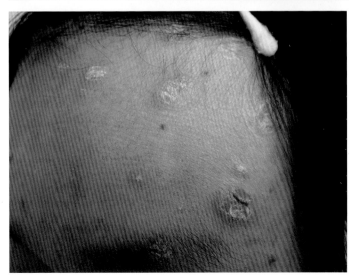

图10-3-1-8

面部绿豆至蚕豆大小浸润性红斑，表面可见银白色鳞屑，部分皮损呈脂溢性皮炎样改变

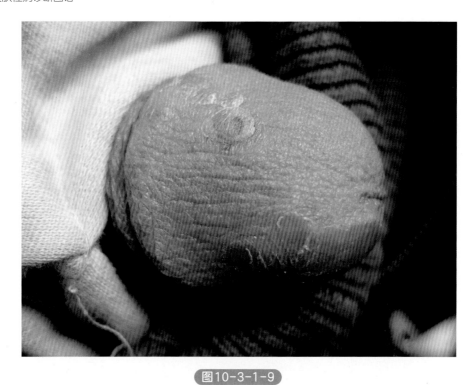

图10-3-1-9

龟头部位银屑病，边界清楚的光滑干燥红斑，表面被覆白色鳞屑

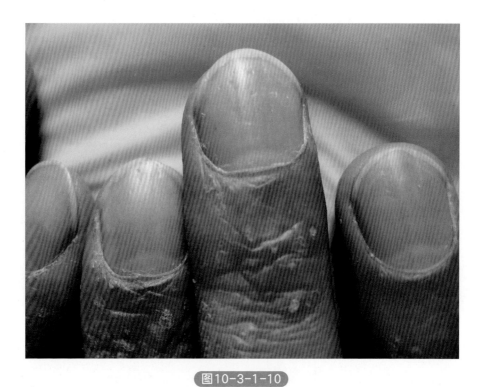

图10-3-1-10

银屑病甲：甲板表面针尖大小点状凹陷，为顶针甲改变

3.2 关节病型银屑病（Psoriasis Arthropathica）

约6.8%的银屑病患者可伴发关节症状。最常侵犯指趾末端小关节，也可侵犯大关节。

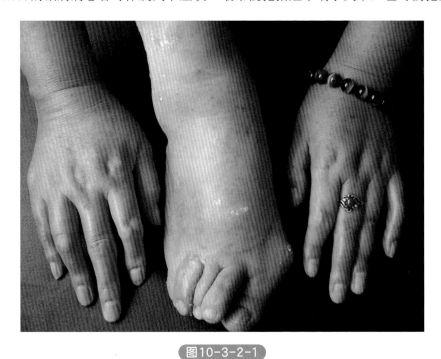

图10-3-2-1

指趾小关节屈曲挛缩变形，足背可见银屑病皮损

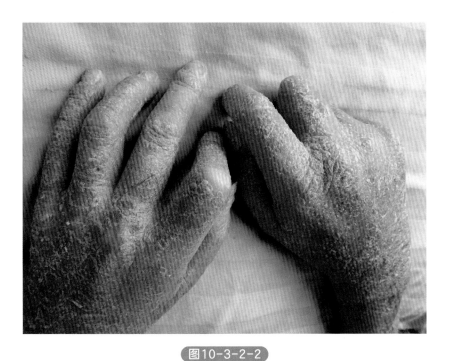

图10-3-2-2

手部关节屈曲变形，皮肤红斑鳞屑性损害

3.3 脓疱型银屑病（Psoriasis Pustulosa）

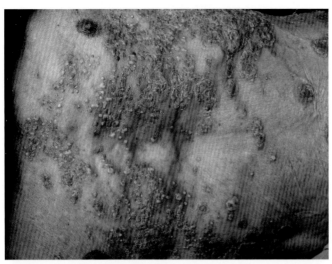

图10-3-3-1（a）

后背部原有银屑病皮损基础上或正常皮肤上密集针尖至粟粒大小黄白色浅表性脓疱

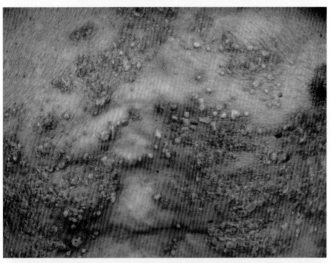

图10-3-3-1（b）

同一病人皮损近照，密集分布黄白色浅表性脓疱，基底可见原有银屑病皮损

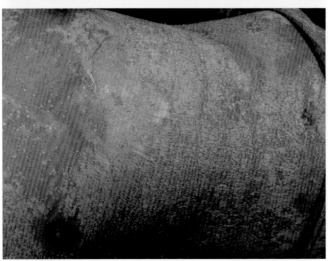

图10-3-3-2（a）

皮损泛发，红斑基础上密集或散在黄白色浅表性脓疱，前胸部融合成脓湖，疱壁擦破后基底为湿润潮红糜烂面

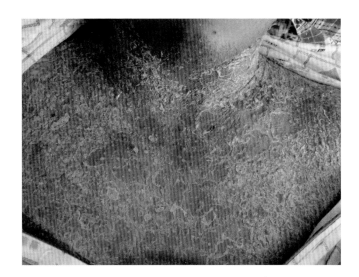

图10-3-3-2（b）

同一病人颈肩部皮损

3.4 红皮病型银屑病（Psoriatic Erythroderma）

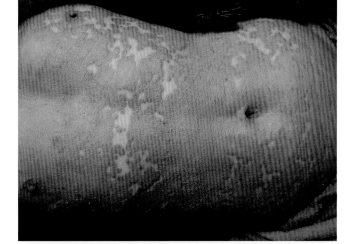

图10-3-4-1

胸腹部弥漫浸润性红斑，表面少许细碎鳞屑

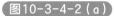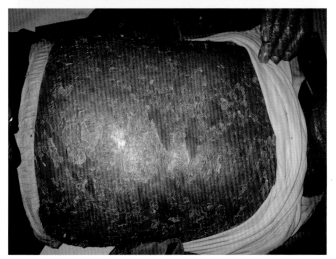

图10-3-4-2（a）

周身弥漫潮红浸润肿胀，表面被覆片状灰白色鳞屑

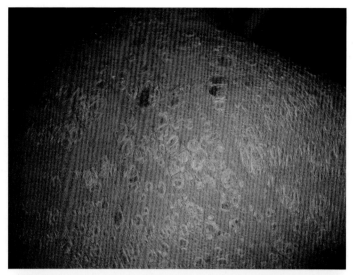

图10-3-4-2（b）

同一病人后背部皮损，浸润性红斑基础上可见银屑病样鳞屑被覆

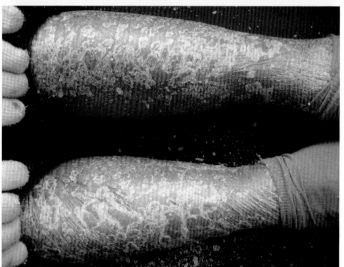

图10-3-4-3

双小腿部弥漫潮红浸润肿胀，其上大量灰白色细碎或落叶状脱屑

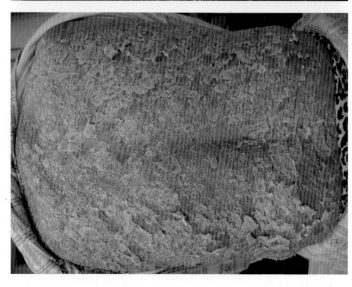

图10-3-4-4

后背部浸润性红斑基础上大量脱屑

4.白色糠疹（pityriasis alba）

是好发于儿童面部的浅表性鳞屑性色素减退斑。

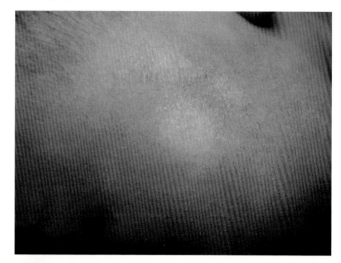

图10-4-1（a）

面部椭圆形色素减退斑，表面少许灰白色细碎脱屑

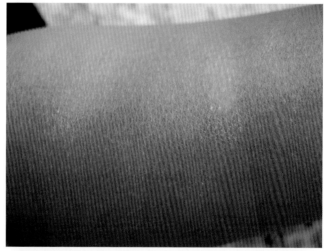

图10-4-1（b）

同一病人前臂部皮损

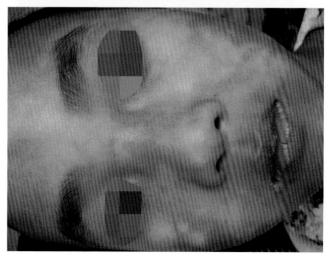

图10-4-2

面部多发色素减退斑，部分融合成片

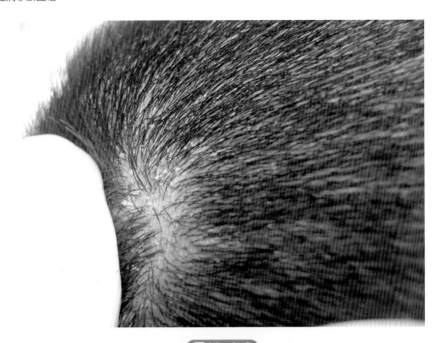

图10-4-3

头皮部色素减退斑，伴少许脱屑

5.玫瑰糠疹（pityriasis rosea）

为一种自限性炎症性皮肤病，典型皮损为表面被覆领圈状糠秕状鳞屑的玫瑰色斑疹。

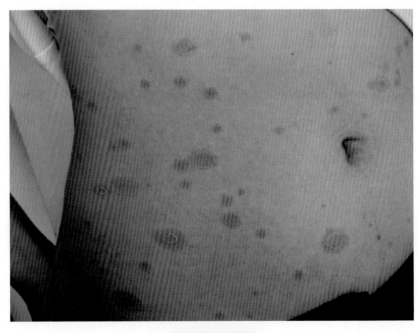

图10-5-1（a）

腰腹部椭圆形或圆形鳞屑性玫瑰色淡红斑，表面鳞屑细薄领圈状，皮损走向与皮纹一致

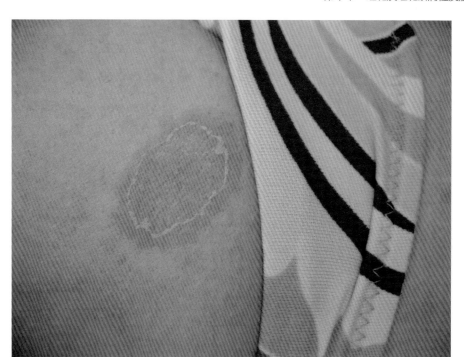

图10-5-1（b）

同一病人，母斑

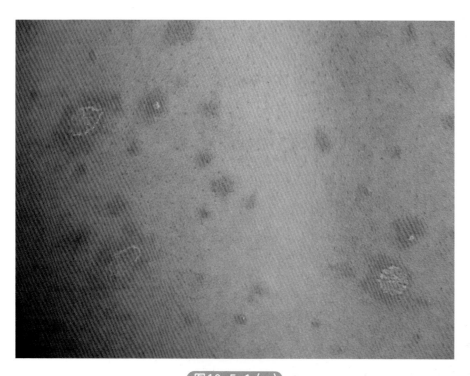

图10-5-1（c）

同一病人，背部损害

6. 扁平苔藓（lichen planus）

为一种慢性复发性炎症性皮肤病，典型皮损为多角形扁平紫红色丘疹，常累及黏膜。

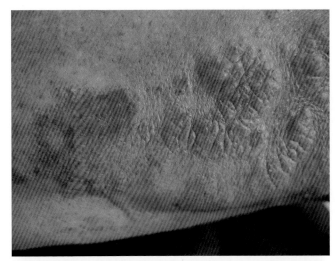

图10-6-1

紫红色扁平丘疹，表面光滑，可见白色网状纹理（Wickham纹）

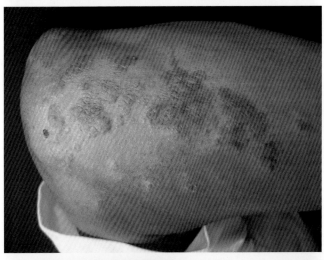

图10-6-2

肘关节伸侧浸润性紫红扁平丘疹、斑块，表面光滑有光泽

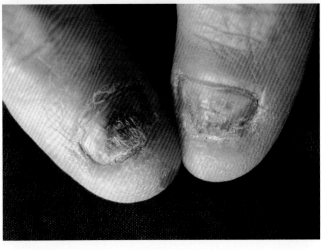

图10-6-3

扁平苔藓甲改变：甲板进行性萎缩，远端缺如，甲板表面纵沟、横嵴，凹凸不平，缺乏光泽

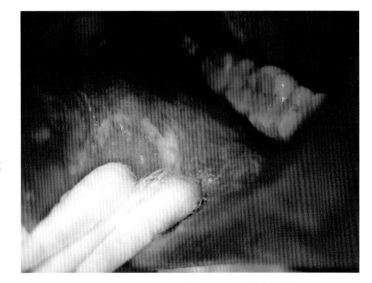

图10-6-4（a）

扁平苔藓颊黏膜改变：白色网状条纹

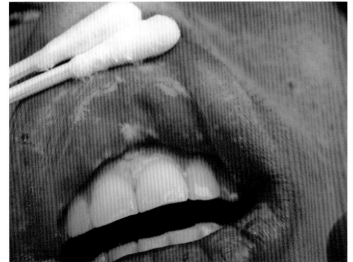

图10-6-4（b）

同一病人上唇内侧黏膜改变

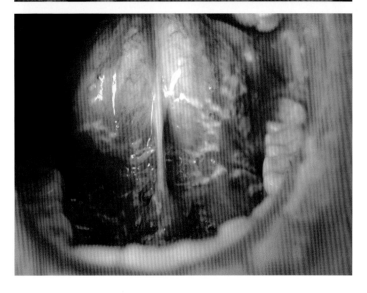

图10-6-4（c）

同一病人舌部黏膜改变

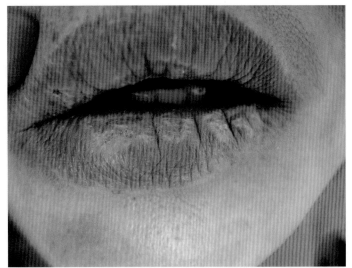

图10-6-4（d）

同一病人唇部干燥性斑疹，表面萎缩结痂

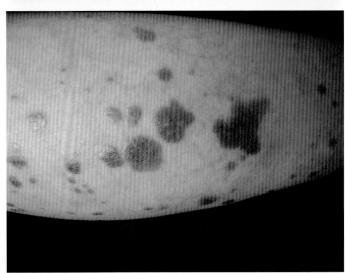

图10-6-5

红褐色斑疹，部分皮损表面轻度增生样改变

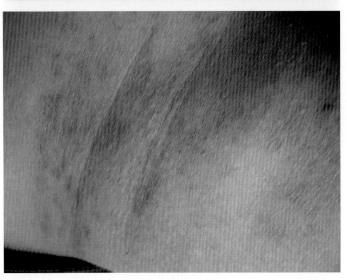

图10-6-6

色素性扁平苔藓：腹股沟、骶髂关节周围大小不等紫灰色斑疹

7.硬化性萎缩性苔藓（lichen sclerosus et atrophicus）

是一种好发于女性外阴部的慢性疾病，也可发生于其他部位。典型表现为淡白色或象牙白色的萎缩性硬化性斑片。

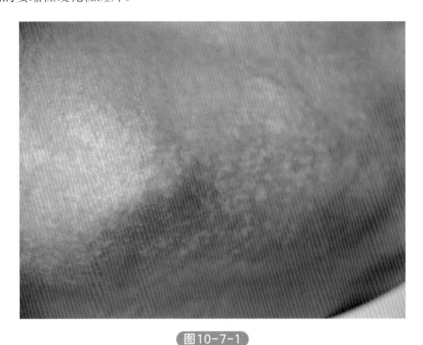

图10-7-1

肘关节周围密集米粒至绿豆大小瓷白色斑疹，表面轻度萎缩，有光泽

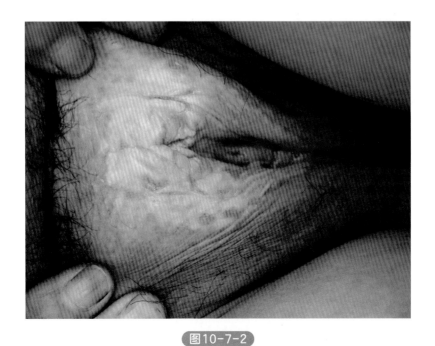

图10-7-2

阴阜、大小阴唇、阴蒂边界清楚的白色斑片，表面发亮萎缩，点状糜烂

8. 线状苔藓（lichen striatus）

是一种以线状排列的多角形丘疹为典型皮损的慢性炎症性皮肤病

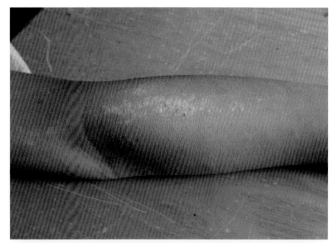

图10-8-1

上肢线状分布淡红色苔藓样丘疹、色减斑，表面少许鳞屑

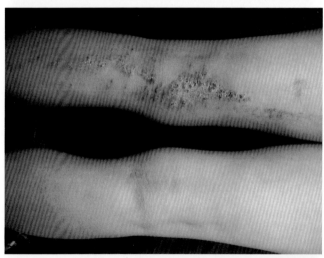

图10-8-2

下肢线状分布紫红色苔藓样丘疹，表面干燥结痂

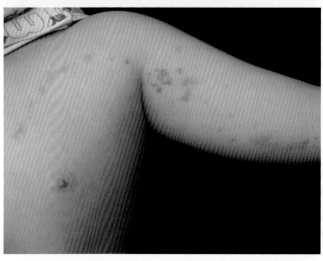

图10-8-3

侧胸、上肢线状分布红色斑丘疹

9.毛发红糠疹（pityriasis rubra pilaris）

　　是一种病因不明的慢性炎症性皮肤病。表现为毛囊性坚硬的尖形小丘疹，中央有黑色角栓，常密集成片，表面伴糠状鳞屑。

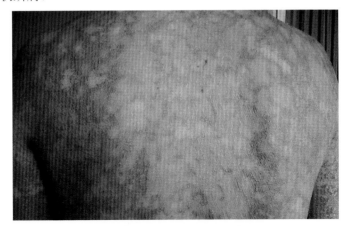

图10-9-1

后背部淡红色斑疹，表面少许细碎鳞屑，融合成片，边缘可见针头至粟粒大小毛囊性角化性丘疹，顶部尖锐，呈"鸡皮"样外观

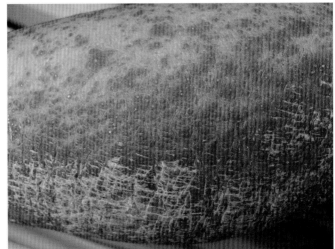

图10-9-2

小腿伸侧毛囊性角化性丘疹，表面被覆鳞屑，触之较硬

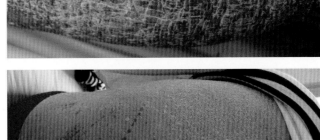
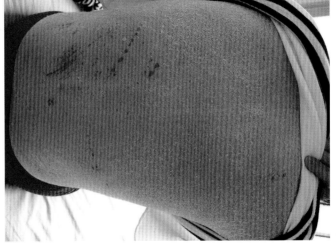

图10-9-3（a）

后背部红皮病样表现，皮肤弥漫潮红浸润，大量糠秕样脱屑

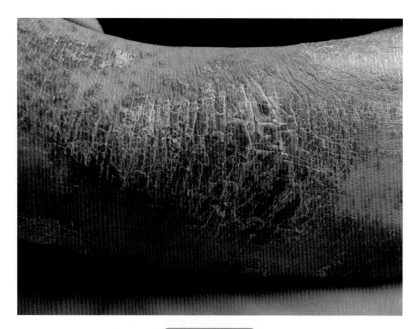

图10-9-3（b）

同一病人，关节部位近照，显示毛囊性角化性丘疹

10.光泽苔藓（lichen nitidus）

由多数微小的丘疹组成，具有特殊光泽，可群集发生，但不融合，无自觉症状，病程有自限性。

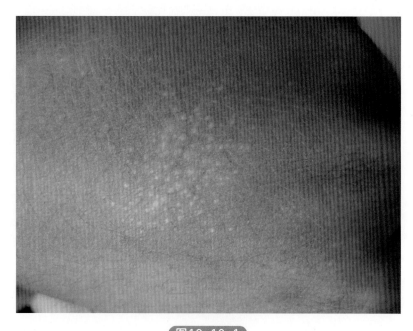

图10-10-1

针头至粟粒大小正常皮色、淡白色丘疹，表面带有光泽

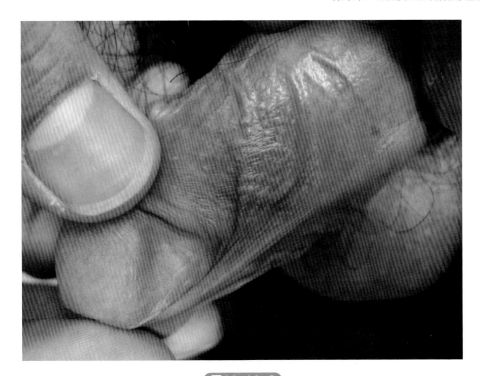

图10-10-2

阴茎部位带有光泽的小丘疹

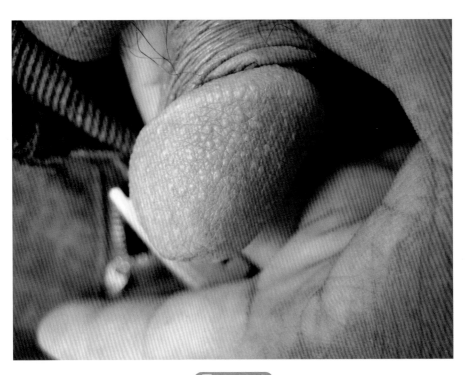

图10-10-3

发生于龟头的光泽苔藓

11.副银屑病（parapsoriasis）

是一组原因不明的红斑、丘疹、浸润、鳞屑性皮肤病。

11.1 急性痘疮样苔藓状糠疹（pityriasis lichenoides et varioliformis acute）

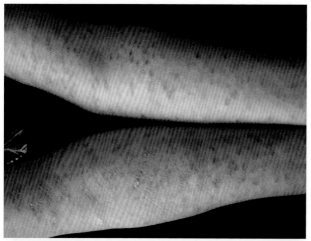

图10-11-1-1（a）

双上肢屈侧对称分布椭圆形或梭形红斑，中央坏死结痂或被覆不易剥除的鳞屑

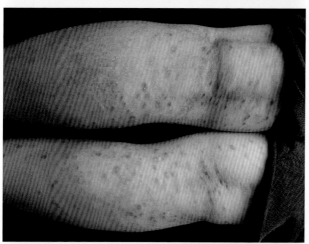

图10-11-1-1（b）

同一病人双小腿屈侧皮损

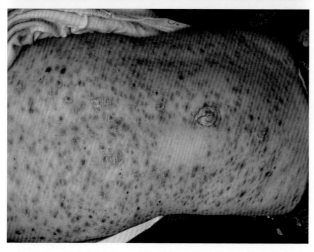

图10-11-1-2

躯干密集红斑、丘疹，部分坏死结痂

11.2 点滴状副银屑病（parapsoriasis guttata）

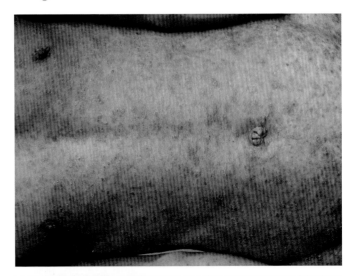

图10-11-2-1（a）

胸腹部淡红色、红褐色浸润性斑丘疹，表面被覆粘着性鳞屑，用力刮除后无点状出血现象

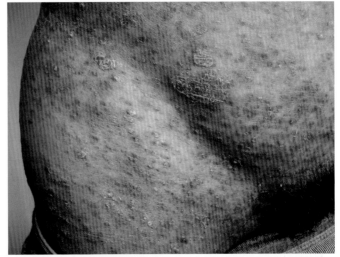

图10-11-2-1（b）

同一病人下腹部、髋部皮损近照

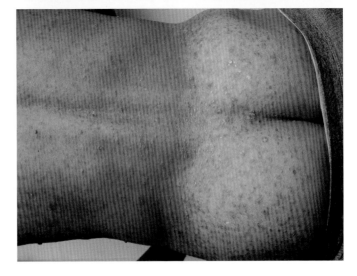

图10-11-2-1（c）

同一病人后背部皮损

11.3 斑块型副银屑病 (parapsoriasis en plaques)

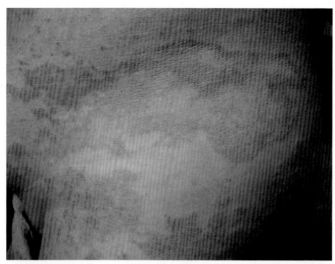

图10-11-3-1 (a)

骶髂关节及周围淡红色片状萎缩性斑片

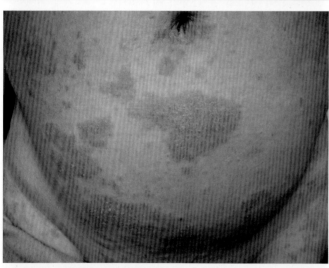

图10-11-3-1 (b)

同一病人, 腹部皮损, 表面有细碎鳞屑

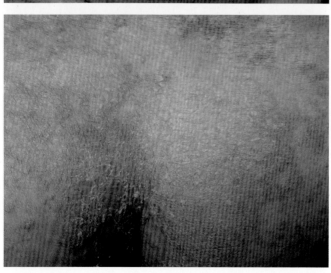

图10-11-3-1 (c)

同一病人, 骶尾部位淡红色萎缩性斑片, 表面被覆干燥细碎鳞屑

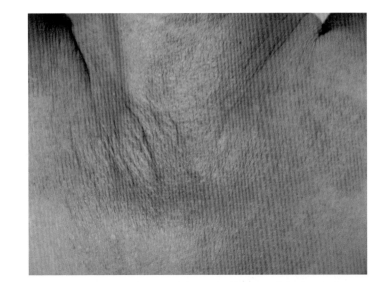

图10-11-3-1（d）

同一病人，颈部 V 形区皮损

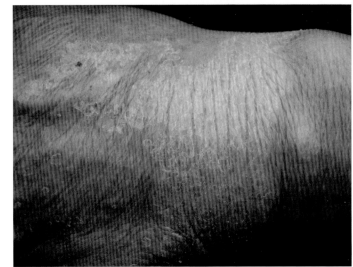

图10-11-3-2（a）

腕关节、手背浸润性斑块

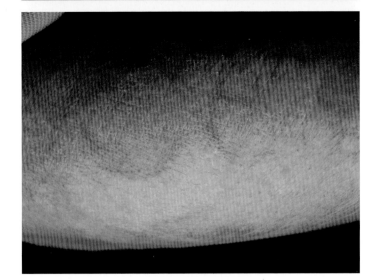

图10-11-3-2（b）

同一病人，前臂皮损

12. 红皮病（erythroderma）

又称剥脱性皮炎（exfoliative dermatitis）

是一种由多种原因引起的严重皮肤病，表现为全身皮肤弥漫潮红、肿胀，浸润肥厚，伴有大量脱屑。

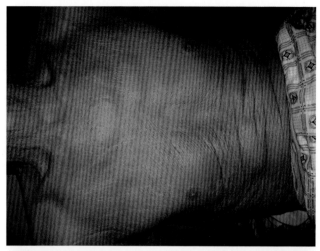

图10-12-1（a）

湿疹所致的红皮病，表现为周身弥漫潮红肿胀，浸润肥厚，大量脱屑

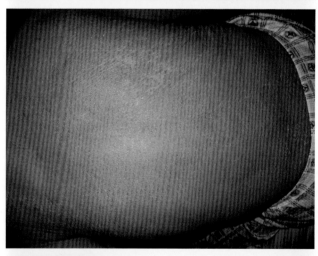

图10-12-1（b）

同一病人后背部皮损

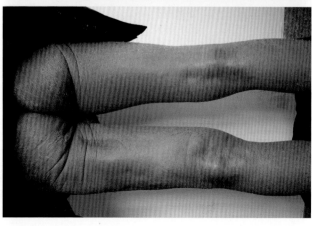

图10-12-2（a）

臀部、双下肢屈侧弥漫潮红浸润

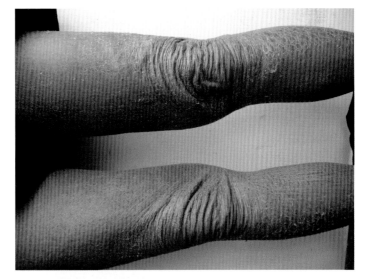

图10-12-2（b）

同一病人双下肢伸侧皮损

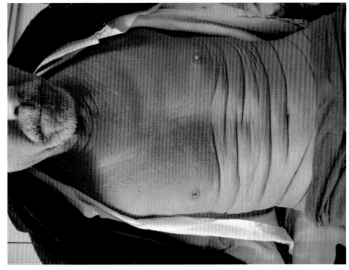

图10-12-3（a）

急性期皮损呈鲜红色

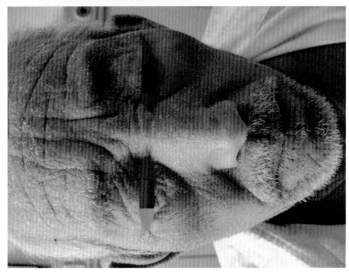

图10-12-3（b）

同一病人，面部皮损

13.连圈状糠秕疹（pityriasis circinata）

是一种少见的轻度角化性皮肤病。又称为正圆形后天性假性鱼鳞病。

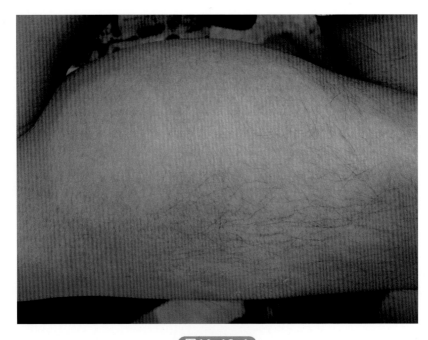

图10-13-1

卵圆形斑疹，边界清楚，表面细小皱纹

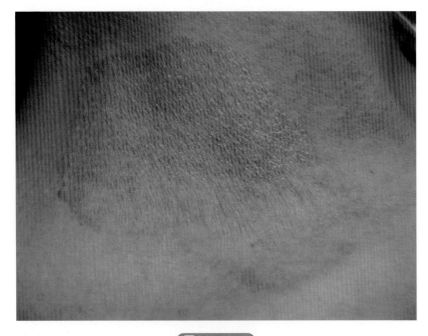

图10-13-2

颈侧类圆形斑疹，表面细小干燥鳞屑

14. 小棘苔藓（lichen spinulosus）

为一种病因不清的以毛囊棘状突出为特点的皮肤病。

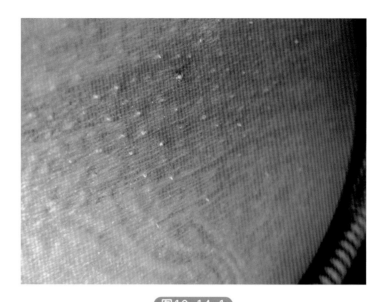

图10-14-1

毛囊性棘刺状突起

15. 变应性亚败血症性红斑（erythema subsepsis allergica）

是一种少见的综合征，以反复发热、一过性皮疹、关节疼痛为特征，有中性粒细胞增多、血沉增快和血培养阴性的特点。

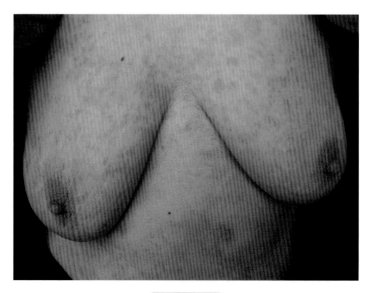

图10-15-1

前胸部风团样损害，伴有发热、关节疼痛，血常规示中性粒细胞增多，血沉增快

16.风湿性环状红斑（erythema annulare rheumaticum）

又称风湿性游走性红斑，发生于风湿热的患者，尤其是风湿性心脏病患儿。

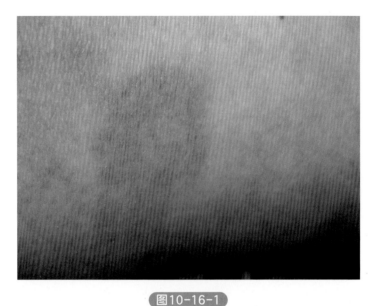

图10-16-1

风湿热患者，游走性红斑，反复发生

17.妊娠股臀部红斑（pigmentory femoro-gluteal erythema）

发生于妊娠中后期，与产前或产后自行消退，皮损局限于股臀部，形态单一，为大片状明显隆起的浸润性地图状红斑，无自觉症状。

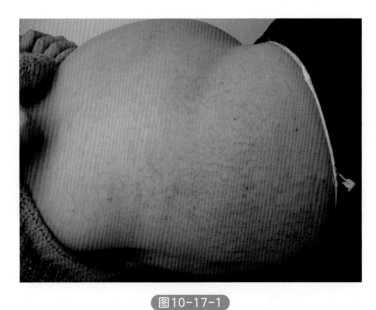

图10-17-1

妊娠中期发生的股臀部红斑，形态单一

第十一章　结缔组织病

1.红斑狼疮（lupus erythematosus，LE）

是一组好发于中青年女性，临床上有多种临床表现，可累及全身任何脏器的自身免疫性疾病。

1.1　盘状红斑狼疮（discoid lupus erythematosus，DLE）

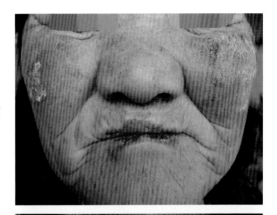

图11-1-1-1

双侧面颊、口唇紫红斑，表面毛细血管扩张并附有粘着性鳞屑，中央微凹萎缩，边缘炎症明显

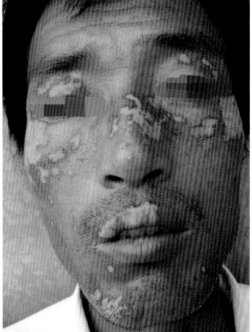

图11-1-1-2

盘状红斑狼疮皮损炎症消退后留色减斑，表面轻度萎缩，边缘色素加深

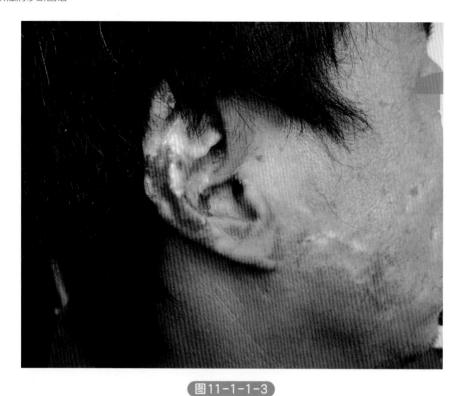

图11-1-1-3

耳部皮损色素减退和色素沉着，并覆有黏着性鳞屑，颊部皮肤萎缩

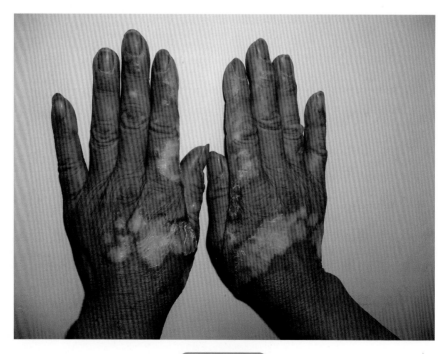

图11-1-1-4

手背大小不等的色素减退斑片，中央表面有萎缩、毛细血管扩张，边缘少许粘着性鳞屑

1.2 亚急性皮肤型红斑狼疮（Subacute Cutaneous Lupus Erythematosus，SCLE）

有两种特征性皮损环形红斑型和丘疹鳞屑型。

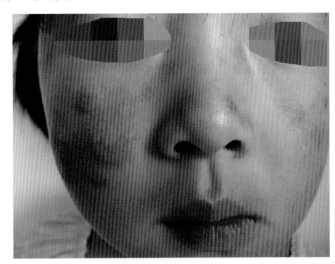

图11-1-2-1（a）

环形红斑型：面颊、鼻部圆形或环形水肿性红斑，边缘隆起，中央消退后留色沉或色减斑，可见少许毛细血管扩张

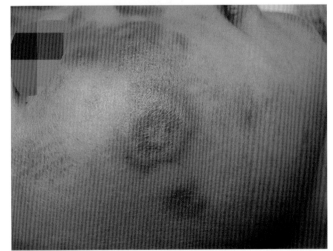

图11-1-2-1（b）

同一病人颊部皮损近照

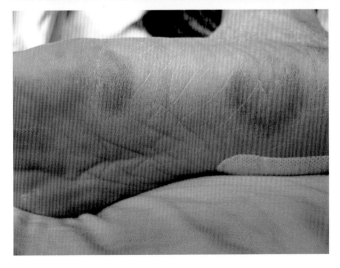

图11-1-2-2

环形红斑型：足底圆形或环形水肿性紫红斑

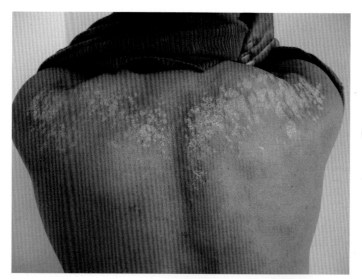

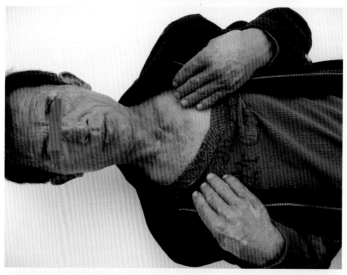

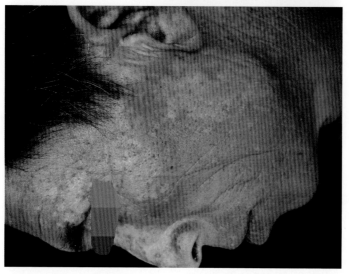

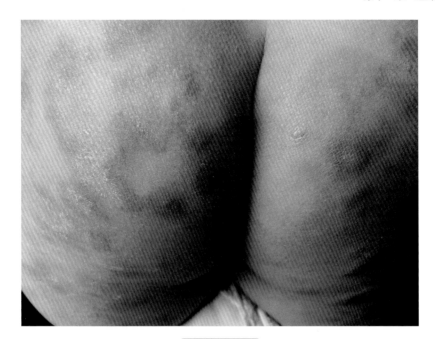

图11-1-2-5

臀部水肿性紫红斑，排列成环状

1.3 深在性红斑狼疮（lupus erythematous profundus）

又称狼疮性脂膜炎（lupus panniculitis）。

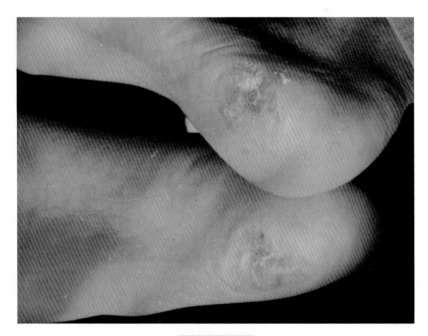

图11-1-3-1

双足根部盘状狼疮样损害，表现为盘状红斑，表面粘着性鳞屑，轻度萎缩，
但浸润深，深达脂肪层，可触及深在、实性的皮下结节

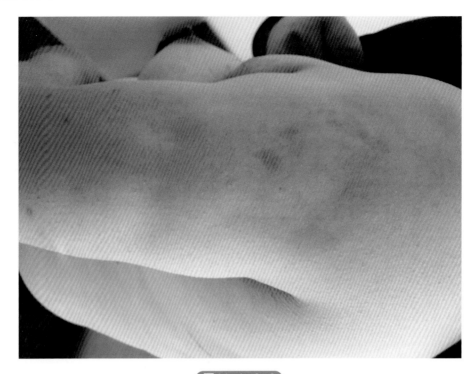

图11-1-3-2

上臂皮下结节，皮肤凹陷

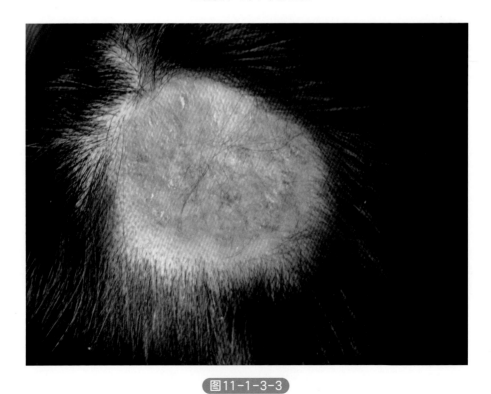

图11-1-3-3

头皮浸润性斑块，中央皮肤凹陷，其上毛发脱落

1.4 系统性红斑狼疮（systemic lupus erythematous，SLE）

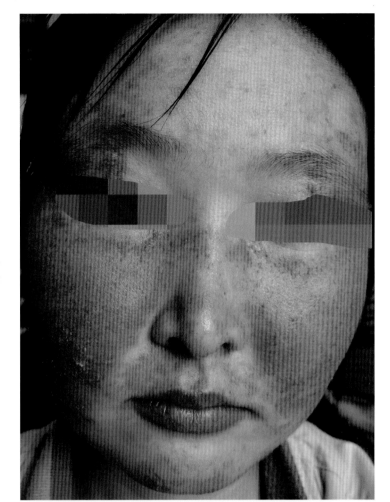

图11-1-4-1（a）

面部蝶形红斑：以鼻背为中心水肿性红斑，表面少许粘着性鳞屑

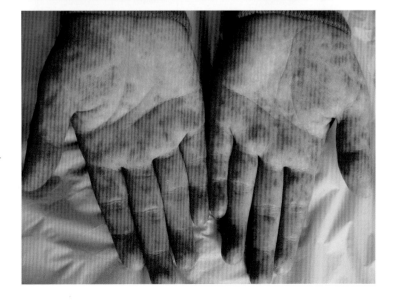

图11-1-4-1（b）

同一病人，手部毛细血管扩张性红斑，指尖可见瘀点、点状萎缩

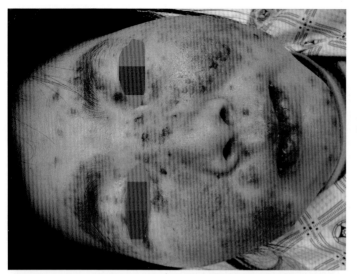

图11-1-4-2（a）

面部以鼻部为中心双侧眼睑、面颊、口唇、下颏水肿性红斑，其上糜烂、结痂

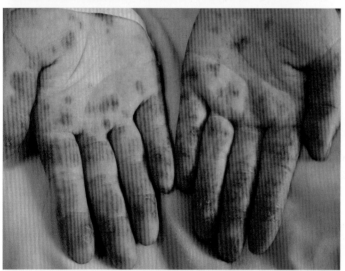

图11-1-4-2（b）

同一病人，手掌、手指掌侧毛细血管扩张性红斑，部分红斑表面被覆少许粘着性鳞屑，皮损中央可见瘀点、萎缩

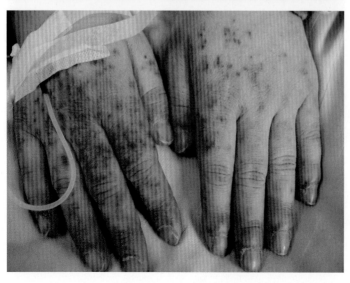

图11-1-4-2（c）

同一病人，手背部水肿性红斑、瘀点等血管炎样损害，可见甲周红斑

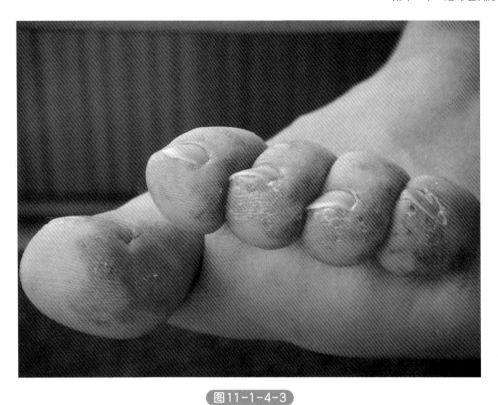

图11-1-4-3

系统性红斑狼疮足趾毛细血管扩张性红斑角化性损害，可见针尖大小瘀点和点状萎缩

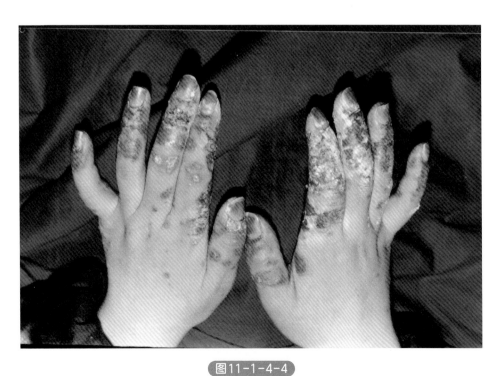

图11-1-4-4

双手红斑萎缩、坏死结痂性血管炎样损害

2.皮肌炎（dermatomyositis）

是一种主要累及皮肤和肌肉的炎症性结缔组织病。

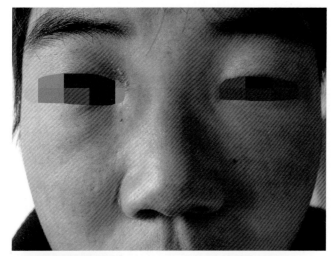

图11-2-1（a）

双上眼睑水肿性紫红斑

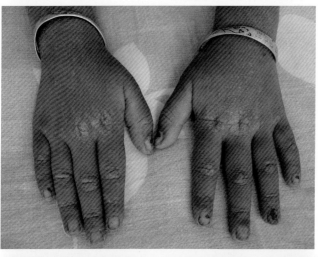

图11-2-1（b）

典型Gottron丘疹：掌指关节、指指关节伸侧扁平隆起丘疹

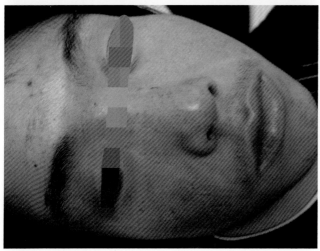

图11-2-2

双上眼睑及颊部紫红色水肿性斑片

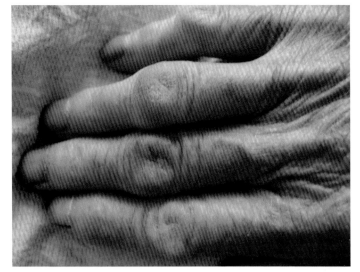

图11-2-3

手背部的Gottron丘疹

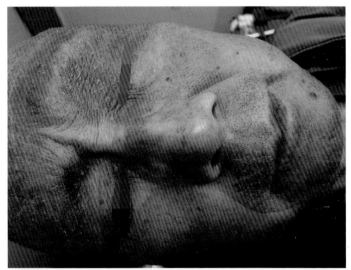

图11-2-4（a）

皮肌炎病人伴有小细胞肺癌，面部紫红班

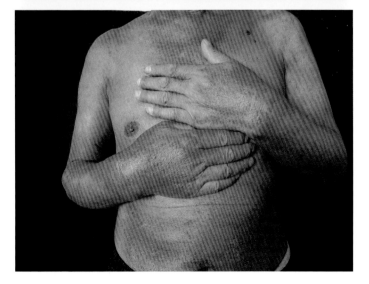

图11-2-4（b）

手背、上肢、胸腹部紫红班，呈皮肤异色症样改变

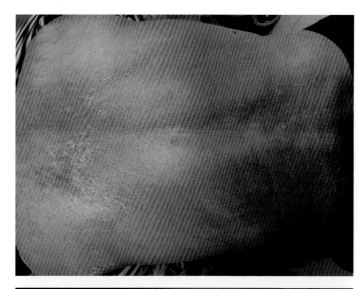

图11-2-4（c）

同一病人，后背部损害

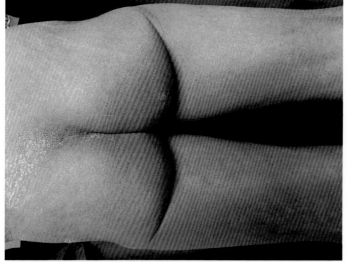

图11-2-4（d）

臀部、下肢损害

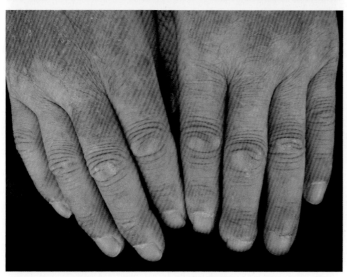

图11-2-4（e）

手背部的Gottron斑丘疹

3.硬皮病（scleroderma）

是一种以皮肤和内脏组织胶原纤维进行性硬化为特征的结缔组织病。分为局限性和系统性两型。

3.1 局限性硬皮病（localized scleroderma）

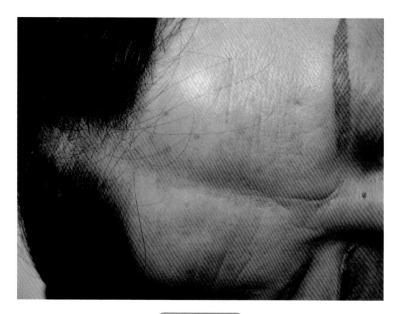

图11-3-1-1

前额、头皮带状损害，触之发硬，中央萎缩，固定于其下方组织

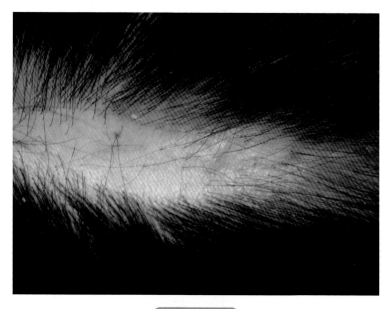

图11-3-1-2

头皮条带状红褐色脱发区，头皮发硬

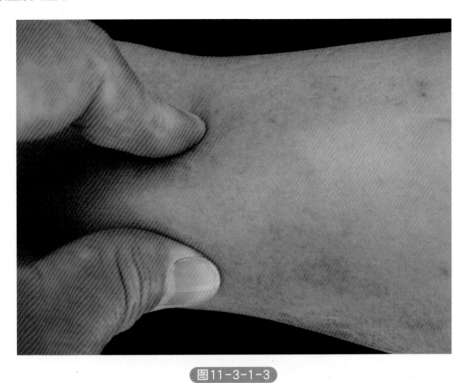

图11-3-1-3

下肢皮肤硬化，不易捏起

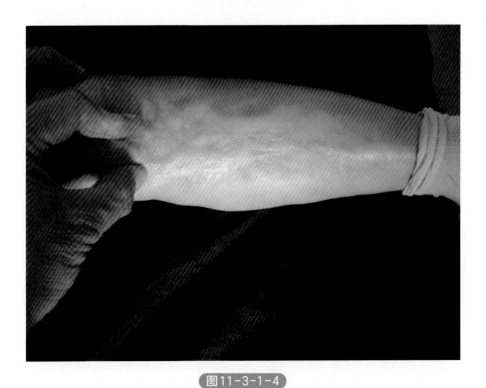

图11-3-1-4

皮肤硬化，不易捏起，表皮萎缩变薄发亮，皮下组织萎缩固着于其下方骨组织

3.2 系统性硬皮病（systemic scleroderma）

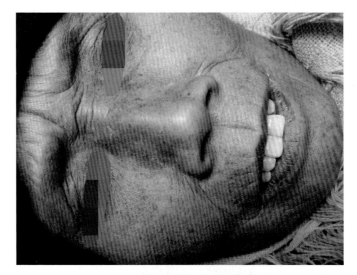

图11-3-2-1（a）

面部皮肤变硬，皱纹减少，呈假面具脸，口唇变薄，鼻尖变小，口周皮肤皱褶呈放射状沟纹，张口受限

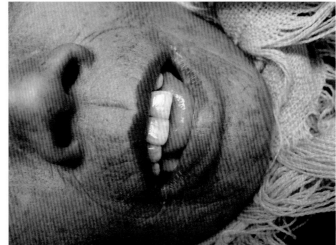

图11-3-2-1（b）

同一病人，口张不大，舌活动受限，伸不出口外

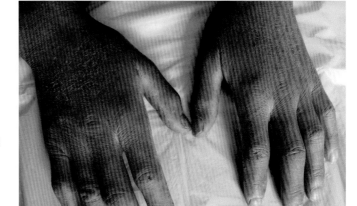

图11-3-2-1（c）

同一病人，手指硬化呈腊肠样，远端变尖，右手食指破溃不宜愈合

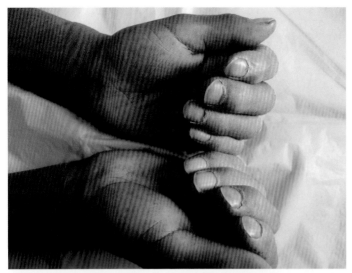

图11-3-2-1（d）

同一病人，手指硬化，不能握拳

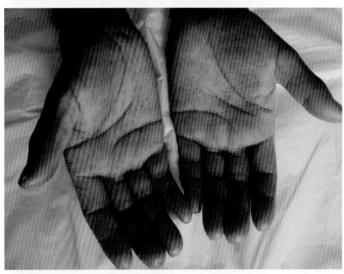

图11-3-2-1（e）

同一病人，手指硬化，不能伸直

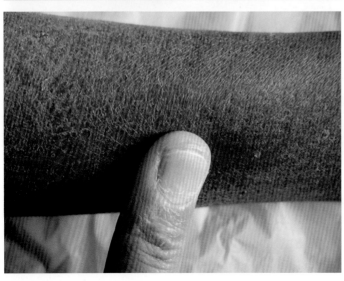

图11-3-2-1（f）

同一病人，前臂发生硬化，指压后不凹陷

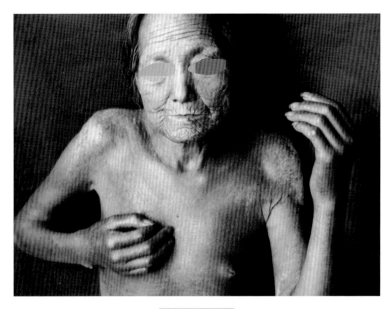

图 11-3-2-2

假面具脸，鼻尖似鹰嘴状，口唇变薄，口周皮肤皱褶呈放射状沟纹，张口受限，躯干、双上肢皮肤变硬、变紧，乳头似固定于胸壁，手指硬化呈腊肠样

3.3 CREST综合征

是肢端硬皮病的一种亚型，包括皮肤钙化（calcinosis cutis）、雷诺现象（Raynaud's phenomenon）、食管功能异常（esophageal dysmotility）、肢端硬化（sclerodactyly）、毛细血管扩张（telangiectasia），由于系统受累有限，病程缓慢，预后较好。

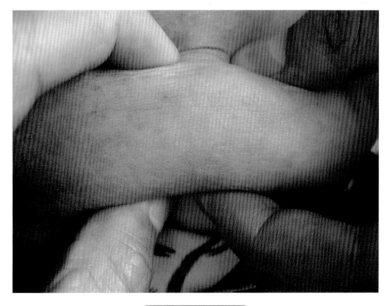

图 11-3-3-1（a）

皮肤钙化，可触及皮下硬性结节

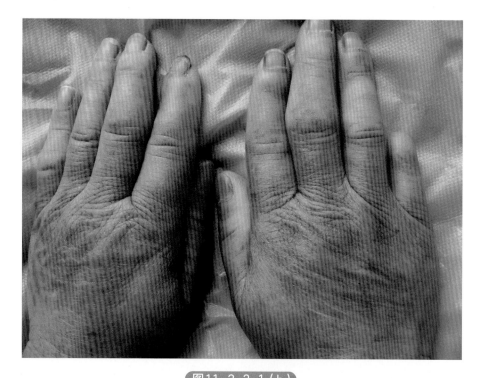

图11-3-3-1（b）

肢端硬化，皮肤发硬，皮纹消失或变浅

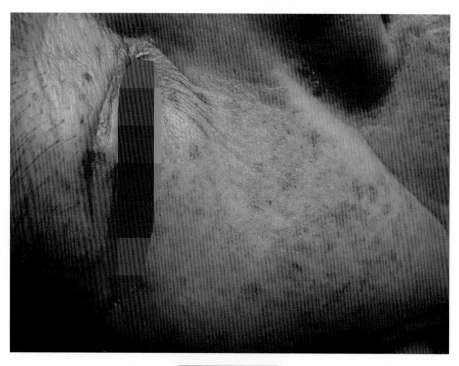

图11-3-3-1（c）

面部毛细血管扩张

4.嗜酸性粒细胞增多综合征（hypereosinophilic syndrome）

是一组病因不明，血及骨髓嗜酸性粒细胞持续增多、组织中嗜酸性粒细胞浸润为特征的一组疾病。

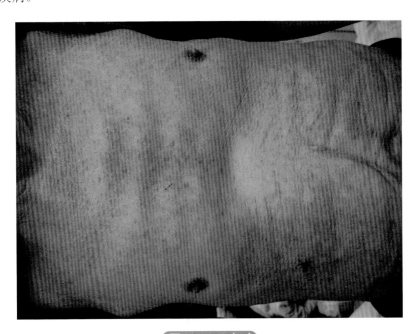

图11-4-1（a）

胸腹部广泛密集红斑、丘疹，皮肤干燥

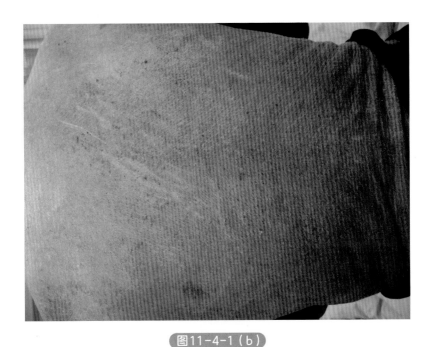

图11-4-1（b）

同一病人，后背部皮损，瘙痒剧烈

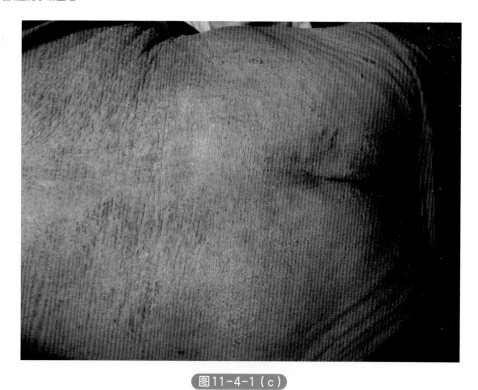

图11-4-1（c）

同一病人，腰臀部皮损，融合成片，呈苔藓样改变

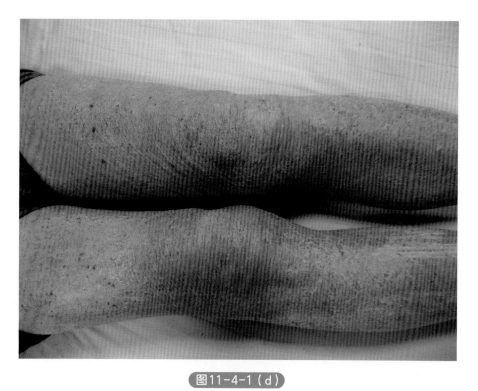

图11-4-1（d）

同一病人，下肢皮损

第十二章　大疱和无菌性脓疱性皮肤病

1. 天疱疮（pemphigus）

是一组累及皮肤黏膜的自身免疫性表皮内大疱病，皮损为壁薄、松弛性大疱，血清中存在针对桥粒成分的天疱疮抗体。

1.1　寻常型天疱疮（Pemphigus Vulgaris）

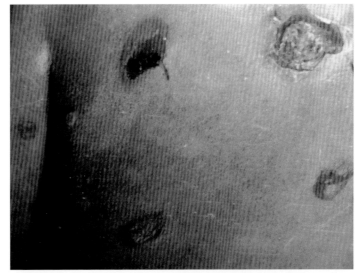

图12-1-1-1

红斑基础上松弛性水疱，壁薄，部分破溃形成糜烂面伴有结痂

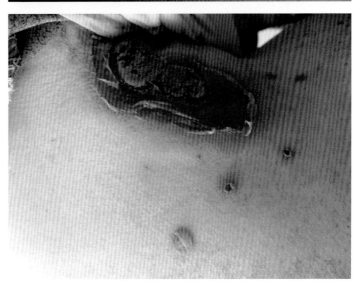

图12-1-1-2

红斑或正常皮肤基础上松弛性水疱、大疱，部分破溃表面结痂

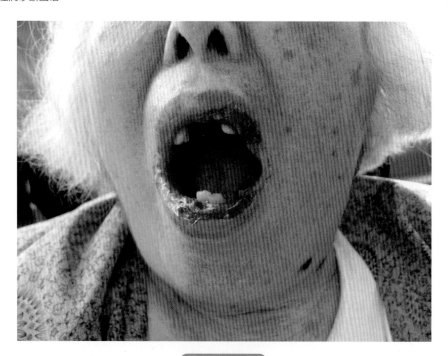

图12-1-1-3

口唇及口腔黏膜糜烂、结痂

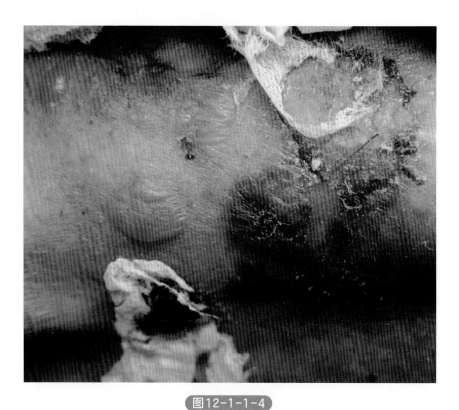

图12-1-1-4

后背部红斑、糜烂，薄壁松弛性水疱

1.2　增殖型天疱疮（pemphigus vegetans）

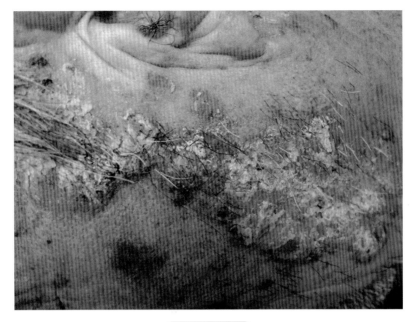

图12-1-2-1

耳前部位皮损，在原来糜烂面基础上出现增殖，边缘见已破溃的新生水疱，
使皮损面积扩大，陈旧的皮损表面有厚痂，较干燥

1.3　落叶型天疱疮（pemphigus foliaceus）

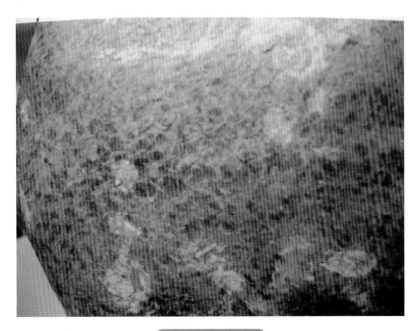

图12-1-3-1（a）

背部被覆疏松的剥脱表皮，如落叶状

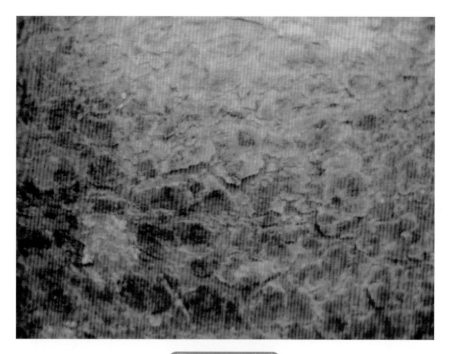

图12-1-3-1（b）

同一病人，皮损近照

1.4 红斑型天疱疮（Pemphigus Erythematosus）

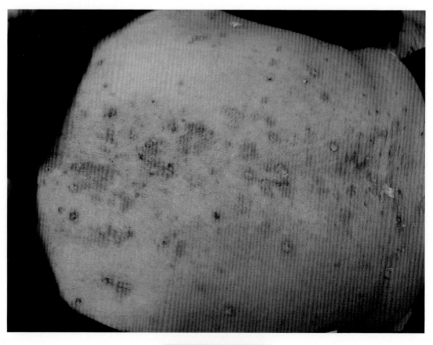

图12-1-4-1（a）

后背部红斑，表面被覆鳞屑，似盘状红斑狼疮或脂溢性皮炎样，后腰部可见浅表糜烂面

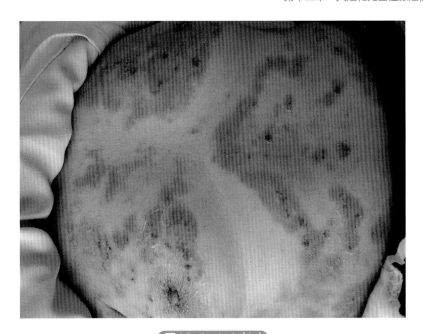

图12-1-4-1（b）

前胸部红斑，其上可见点状糜烂面

2.大疱性类天疱疮（bullous pemphigoid）

是一种好发于老年人的自身免疫性表皮下大疱病，主要特征为疱壁厚、紧张不易破的大疱，血清中存在针对基底膜带成分的自身抗体。

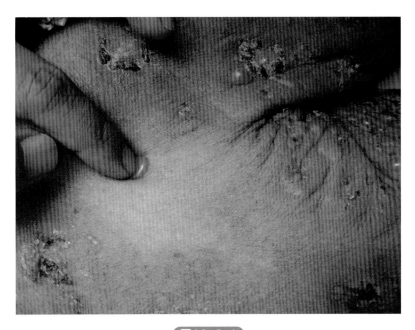

图12-2-1

正常皮肤或红斑基础上张力性水疱、大疱，指压尼氏征阴性，部分陈旧性水疱疱壁已松弛或破裂

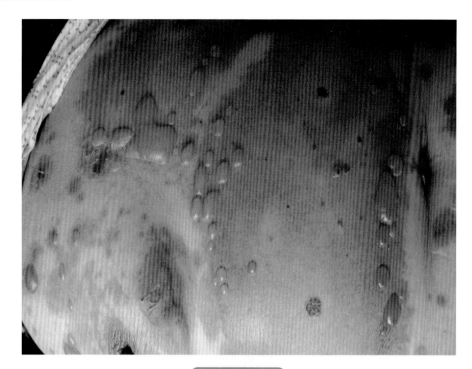

图12-2-2（a）

红斑基础上发生的大疱，疱壁紧张，不易破溃

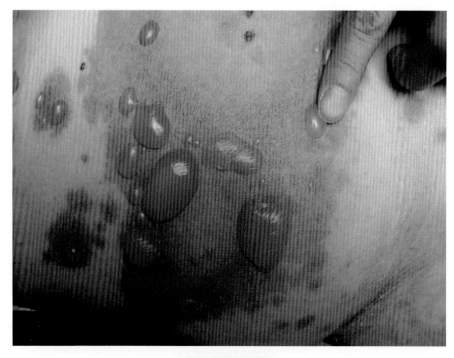

图12-2-2（b）

红斑基础上发生的大疱，当手指推压水疱一侧，疱液不沿推压方向移动，称尼氏征阴性

3.线状IgA大疱性皮病（linear igA bullous dermatosis）

该病的临床表现和组织病理改变类似疱疹样皮炎或大疱性类天疱疮，直接免疫荧光显示基底膜带有均质型线状IgA沉积。

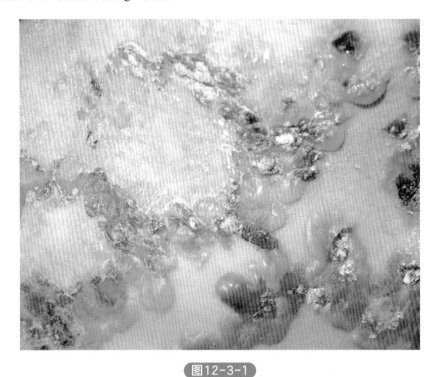

图12-3-1

外观正常的皮肤或红斑基础上张力性水疱，呈弧形串珠状排列

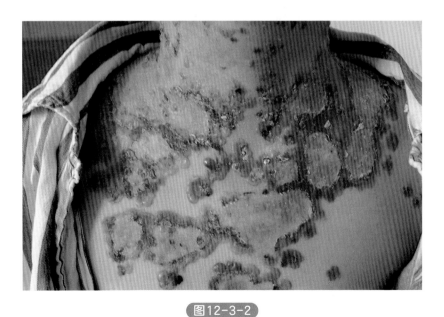

图12-3-2

水疱发生在红斑基础上，且分布于红斑的边缘呈环形或弧形

4.家族性良性慢性天疱疮（familial chronic benign pemphigus）

本病又称Hailey-Hailey病，是一种遗传性皮肤病，临床特点为在颈部、腋窝、腹股沟反复出现水疱、糜烂，无全身症状，慢性经过。

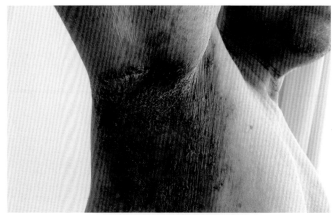

图12-4-1

腋窝红斑、糜烂

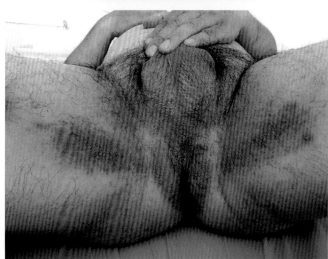

图12-4-2（a）

其哥哥腹股沟、会阴部及大腿根内侧红斑、角化性丘疹

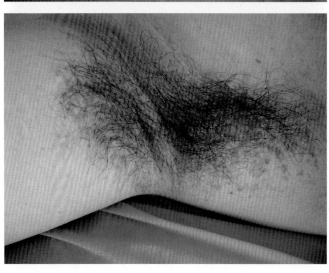

图12-4-2（b）

其哥哥腋窝皮损

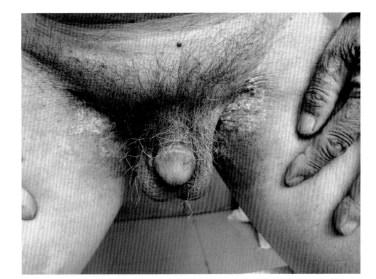

图12-4-3（a）

其舅舅腹股沟潮红、浸渍、糜烂

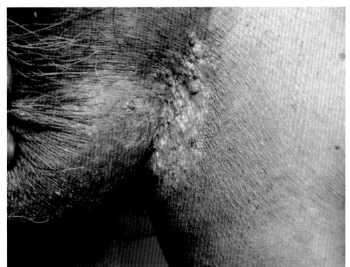

图12-4-3（b）

其舅舅腹股沟近照，可见角化性
丘疹

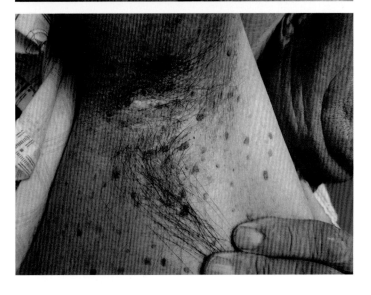

图12-4-3（c）

其舅舅腋窝皮损

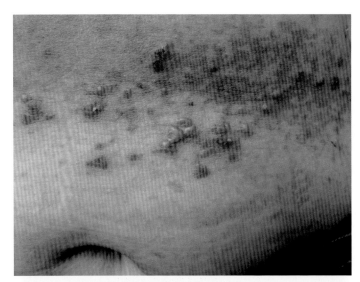

图12-4-4（a）
其妹妹腹部成群水疱、红斑、丘疹及色素沉着斑

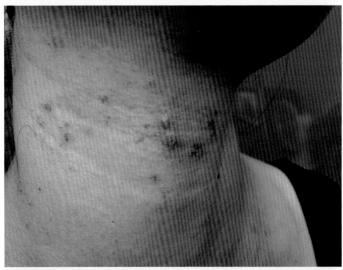

图12-4-4（b）
其妹妹颈部成群水疱、红斑及丘疹

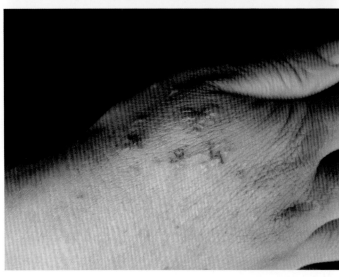

图12-4-4（c）
其妹妹手背成群水疱

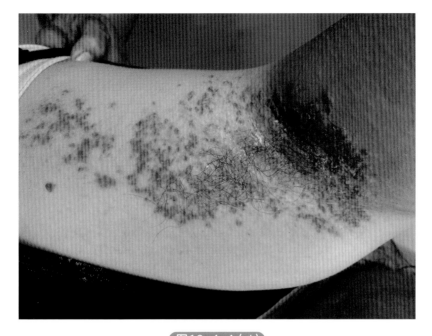

图12-4-4（d）

其妹妹腋窝皮损

5.连续性肢端皮炎（acrodermatitis continua）

是一种慢性、复发性、无菌性脓疱性皮肤病，好发于指趾，常在外伤后诱发。

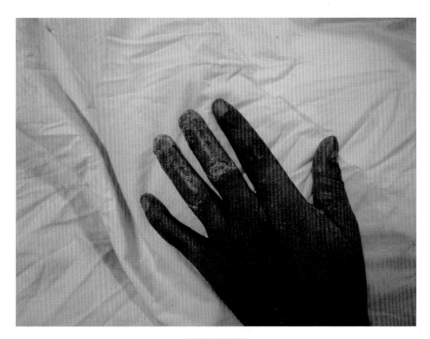

图12-5-1

左手中指及无名指背侧脓疱干涸后光泽性红斑，伴有甲沟炎，有外伤史

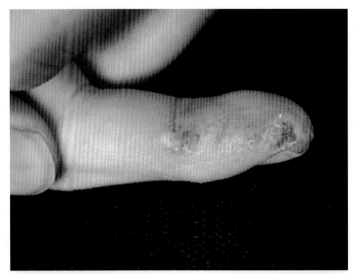

图12-5-2

外伤后发生指端脓疱，干涸后脱屑

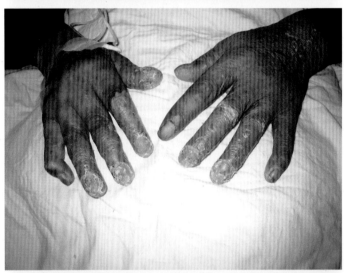

图12-5-3（a）

泛发型连续性肢端皮炎：手部皮损

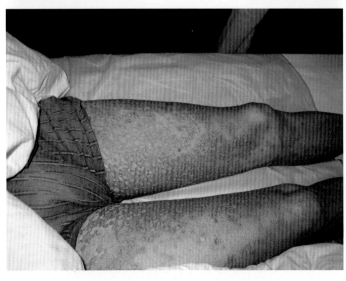

图12-5-3（b）

同一病人，双下肢红斑基础上密集浅表性脓疱

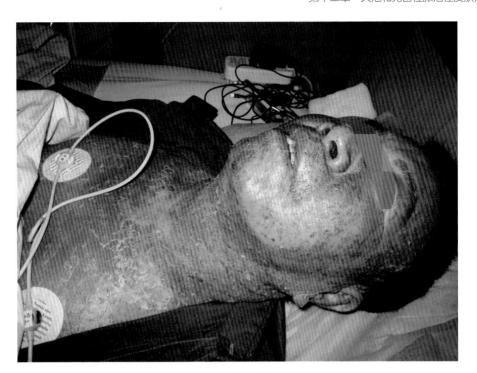

图12-5-3（c）

同一病人，面颈部、胸部红斑基础上脓疱、鳞屑，呈红皮病样改变

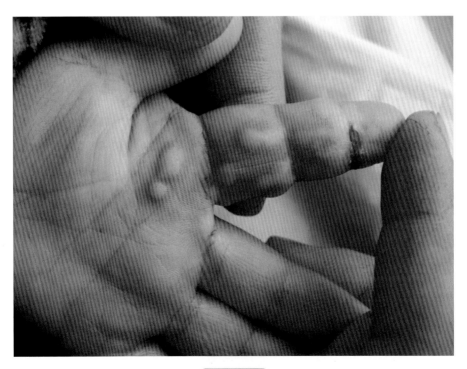

图12-5-4

外伤后诱发指屈侧及侧缘无菌性脓疱

6.掌跖脓疱病（palmplantar pustulosis）

本病是一种慢性反复性疾病，局限于掌跖，在红斑基础上周期性发生深在性无菌性小脓疱，伴有角化和鳞屑。

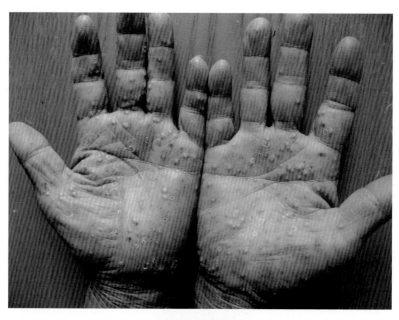

图12-6-1（a）

双侧手掌、手指掌侧红斑基础上粟粒至米粒大小脓疱，部分脓疱破裂或吸收表面为领圈状脱屑

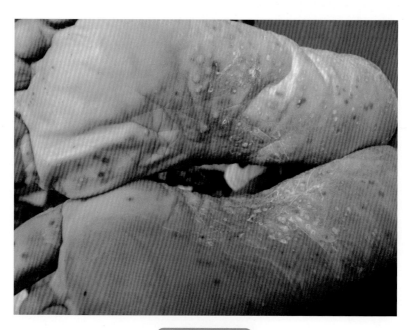

图12-6-1（b）

同一病人双足跖部皮损

7.嗜酸性脓疱性毛囊炎（eosinophilic pustular folliculitis）

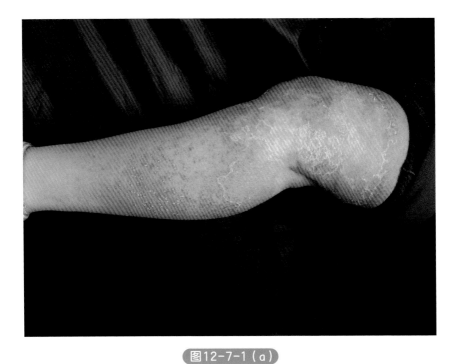

图12-7-1（a）

自右膝关节发生毛囊性丘疹、脓疱，干涸后脱屑，反复发生，并向周围发展

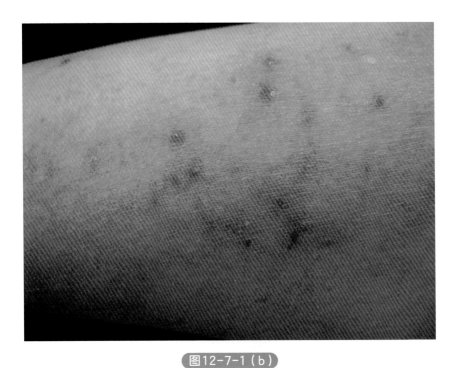

图12-7-1（b）

同一病人，上肢毛囊性丘疹、丘脓疱疹

第十三章　血管性皮肤病

1.过敏性紫癜（anaphylactoid purpura）

是一种过敏性毛细血管和细小血管炎，其特征为非血小板减少性紫癜，可伴有关节疼痛、腹痛和肾脏的改变。

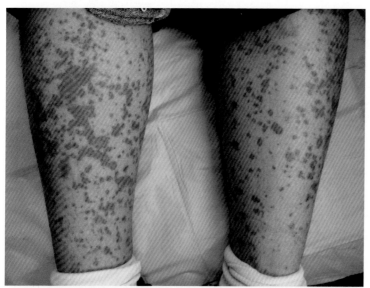

图13-1-1

双小腿伸侧对称分布大小不等紫红色瘀点、瘀斑，压之不退色

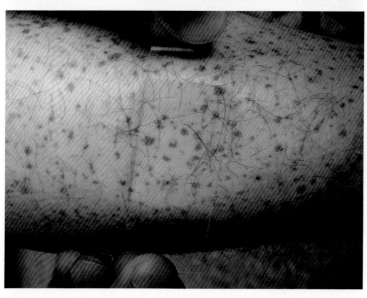

图13-1-2

玻片压诊阳性

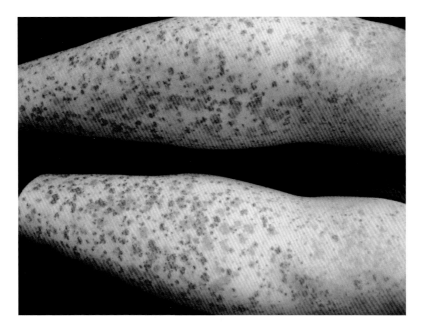

图13-1-3

双小腿伸侧对称分布大小不等，新旧不一的紫红色瘀点、瘀斑，其间可见淡褐色、
铁锈色色沉，新发瘀点、瘀斑为可触性，略高于皮面

2.变应性皮肤血管炎（allergic cutaneous vasculitis）

是一种主要累及真皮浅层小血管及毛细血管的过敏性、炎症性皮肤病。

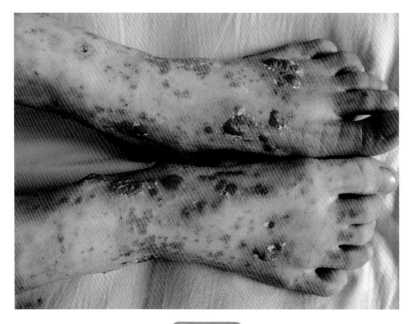

图13-2-1

双足背对称分布瘀点、瘀斑、血疱、坏死、结痂性损害

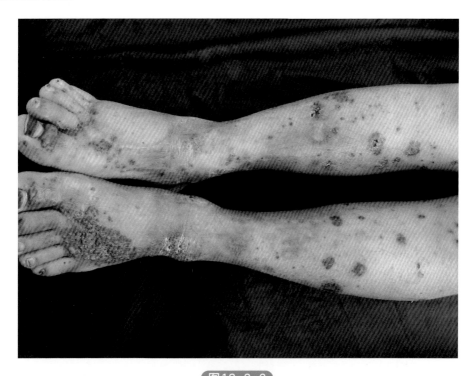

图13-2-2

小腿伸侧大小不等瘀点、瘀斑、血疱

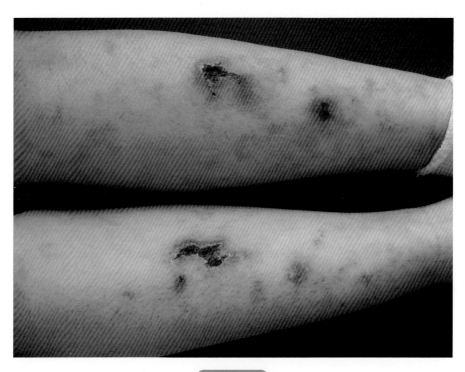

图13-2-3

双小腿伸侧对称分布水肿性红斑、瘀斑，中央坏死，表面被覆血痂

3.结节性红斑（erythema nodosum）

是发生于真皮深层中小血管的炎症性皮肤病。

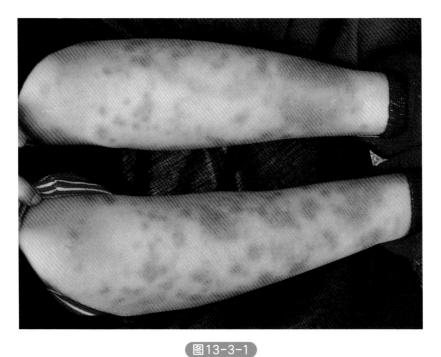

图13-3-1

双小腿伸侧大小不等紫红色疼痛性结节

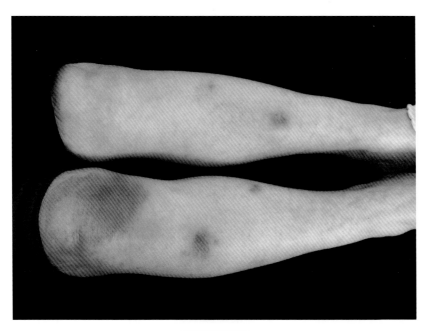

图13-3-2

双小腿伸侧对称发生大小不等紫红色疼痛性结节，陈旧皮损吸收后留色沉

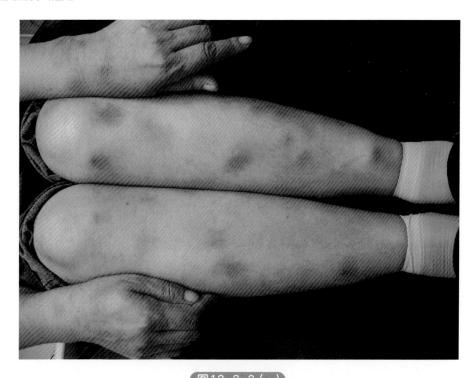

图13-3-3（a）

患者四肢散在大小不等紫红色疼痛性结节，边缘不清

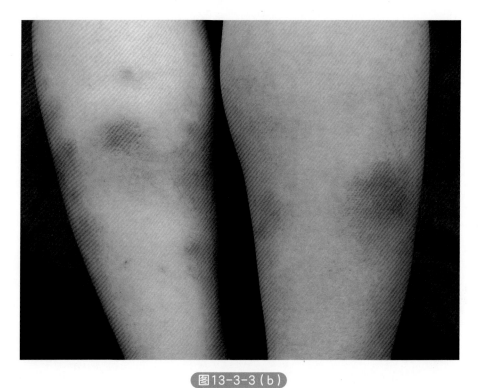

图13-3-3（b）

同一患者屈侧皮疹

4.色素性紫癜性皮肤病（pigmentary purpuric dermatosis）

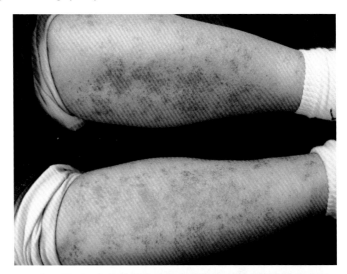

图13-4-1

进行性色素性紫癜样皮病：双小腿伸侧密集针尖大小铁锈色胡椒面样瘀点

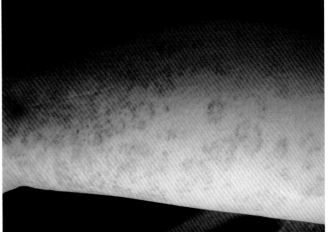

图13-4-2

毛细血管扩张性环状紫癜：胫前环形斑疹，边缘毛细血管扩张，针尖大小紫红色瘀点，中央黄褐色色沉斑

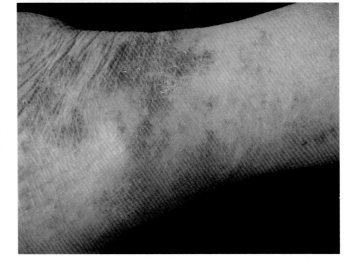

图13-4-3

色素性紫癜性苔藓样皮炎：边界不清的斑片，边缘针尖大小铁锈色瘀点，轻度苔藓化

5.白塞病（bechet disease）

  是一种以血管炎为病理基础的多系统疾病，口腔、眼、生殖器、皮肤为本病的好发部位。

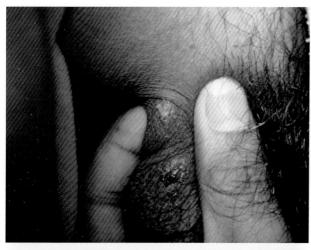

图13-5-1（a）

生殖器溃疡、结痂

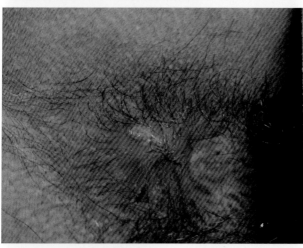

图13-5-1（b）

肛周溃疡，周围红晕

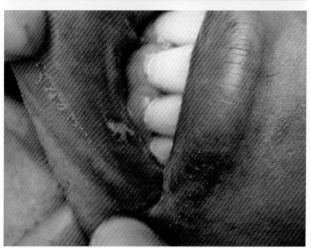

图13-5-1（c）

同一病人口腔溃疡，中央为坏死基底，边缘红晕

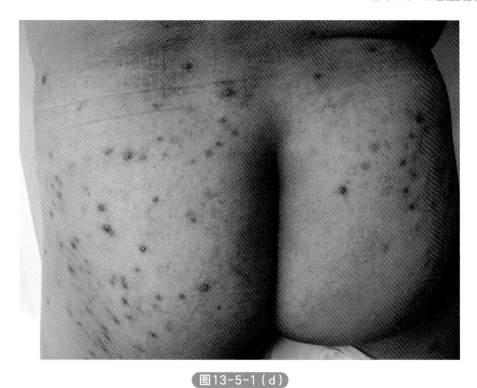

图13-5-1（d）

同一病人臀部毛囊炎样损害，顶端脓头小，基底浸润明显

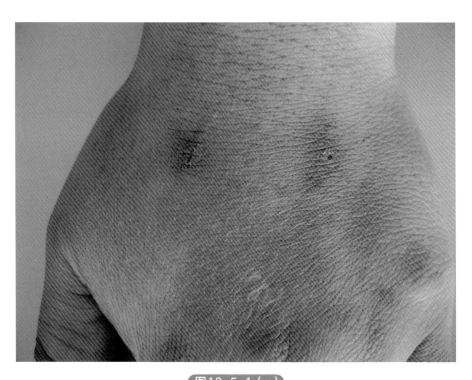

图13-5-1（e）

同一病人针刺反应阳性

6. 白色萎缩（atrophie blanche）

　　是一种以小腿和踝部紫癜、坏死、象牙白色萎缩斑、上有毛细血管扩张和周围伴有色素增加为特征的疾病。

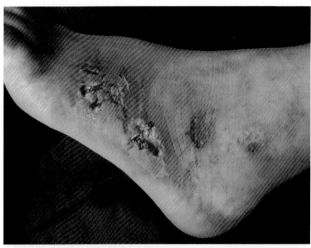

图13-6-1

足背侧缘星状、树枝状坏死溃疡，中心为灰黄色、灰白色坏死基底，边缘红肿，外踝关节处陈旧皮损为象牙白色萎缩斑

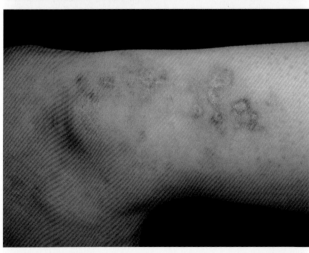

图13-6-2

白色萎缩溃疡愈合后留象牙白色萎缩斑，边缘可见色素加深和毛细血管扩张

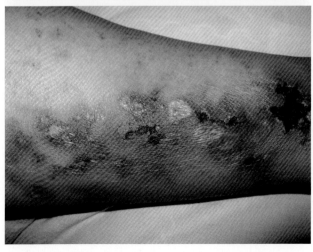

图13-6-3

紫红色斑基础上发生的星状坏死溃破、结痂，陈旧皮损消退后留浅色萎缩斑

7.网状青斑（livedo reticularis）

是一种动脉痉挛性疾病，主要是真皮内垂直小动脉发生痉挛，致使毛细血管及小静脉扩张，血流缓慢，血管内缺氧，皮肤出现青紫色网状或树枝状斑纹。

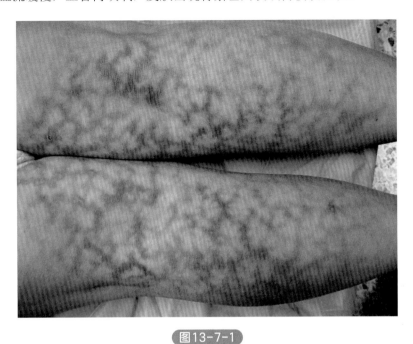

图13-7-1

下肢屈侧皮肤对称性网状青紫色斑纹，斑纹间皮肤正常或苍白，呈大理石样

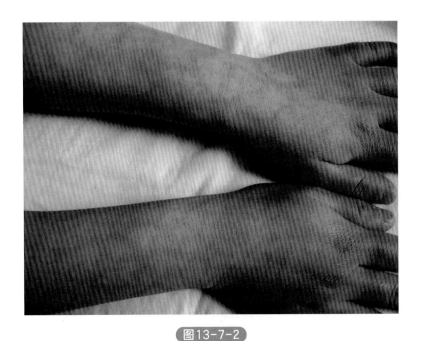

图13-7-2

双上肢、手背紫红色网状斑纹，遇冷后加重

8.急性发热性嗜中性皮病（acute febrile neutrophilic dermatosis）

又称Sweet病。以四肢、颈面部、突然出现疼痛性红色结节或斑块伴发热为临床特征，组织病理表现为真皮大量中性粒细胞浸润。

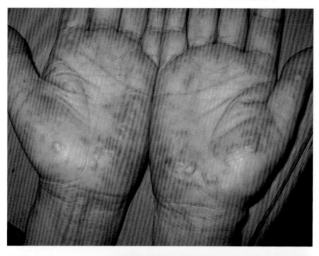

图13-8-1

双侧手掌对称分布浸润性斑块、红斑，部分表面呈粗颗粒状似"水疱"样

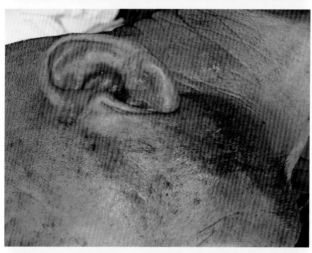

图13-8-2（a）

面颈部紫红色浸润性斑块，边缘呈粗颗粒状，为假水疱样

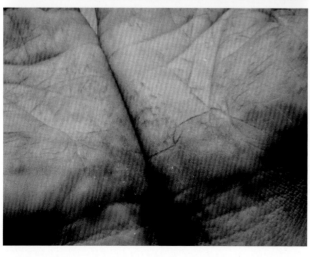

图13-8-2（b）

同一病人手部皮损

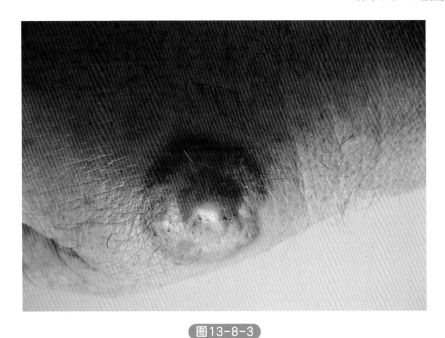

图13-8-3

部分浸润性斑块中央可发生水疱

9.闭塞型动脉硬化症（arteriosclerosis obliterans）

是一种进行性动脉变性疾病，周围动脉管壁粥样硬化，引起管腔狭窄或闭塞，最终导致局部供血不足的各种临床症状和体征。

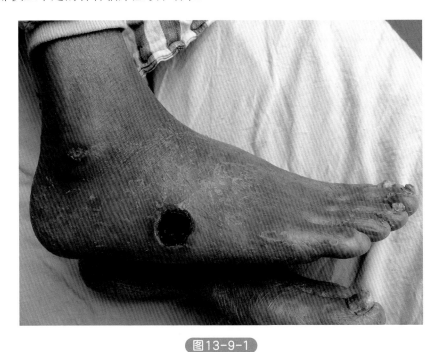

图13-9-1

右足外侧缘圆形溃疡，表面被覆褐色焦痂，剧烈疼痛

10.血管内压增高的紫癜（purpura due to raised intravascular pressure）

由血管内压增高引起。

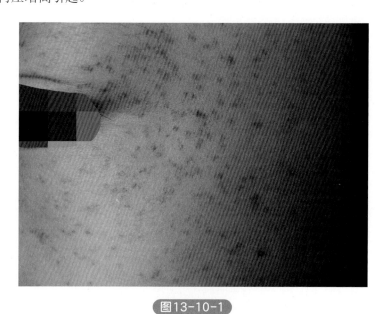

图13-10-1

哭闹后眼周发生针尖大小紫红色瘀点

11.结节性血管炎（nodular vasculitis）

本病是否是一独立的疾病尚有不同看法，有人认为结节性血管炎仅是硬红斑的早期表现。

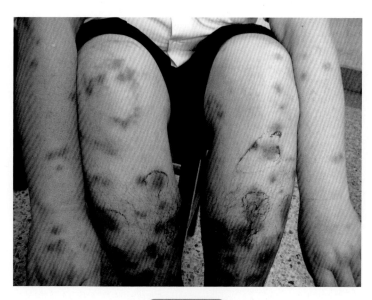

图13-11-1

青年女性，四肢伸侧发生浸润性紫红斑，表面皮温增高，触痛，皮温增高

12.荨麻疹性血管炎（urticarial vasculitis）

　　是一种免疫复合物疾病，特点为风团样皮损，但持续时间长，伴有低补体血症、关节炎及腹部不适等，病理提示白细胞碎裂性血管炎。

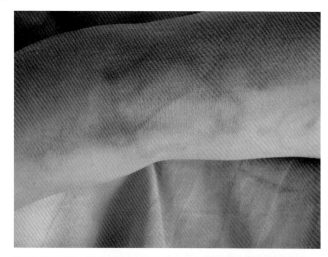

图13-12-1

风团样水肿性红斑，但持续时间长，皮损边缘可见出血性损害

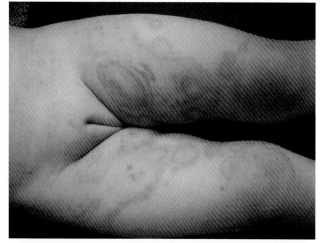

图13-12-2

周身广泛风团样红斑，圆形或环形，红斑消退后见瘀斑

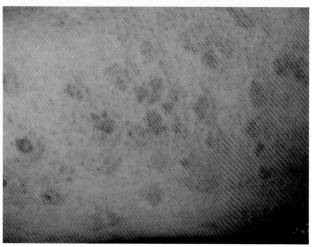

图13-12-3

水肿性红斑，中央可见密集针尖大小出血点，伴有关节疼痛，实验室检查示血沉快，C_3降低，病理示白细胞碎裂性血管炎

13. 坏疽性脓皮病（pyoderma gangrenosum）

本病是一种少见的非感染性嗜中性皮病。

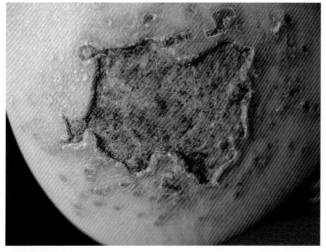

图13-13-1

臀部疼痛性溃疡，边缘皮肤水肿，呈紫红色，边界清楚，周围散在紫红色丘疹，个别表面结痂

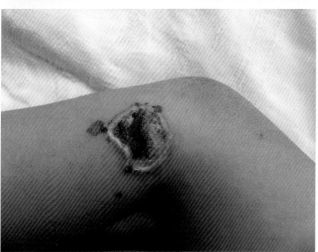

图13-13-2

下肢溃疡，边缘红肿

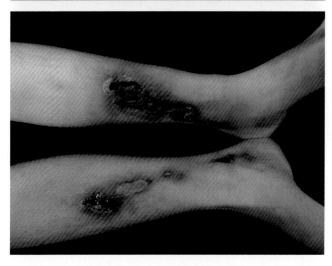

图13-13-3

双下肢出现多处溃疡，边缘暗紫红色，境界清楚，部分结痂

14.毛细血管扩张症（telangiectasis）

　　指皮肤或黏膜表面的毛细血管、细动脉和细静脉呈持续性细丝状、星状或蛛网状扩张，形成红色或紫色斑状、点状、线状或星状损害。

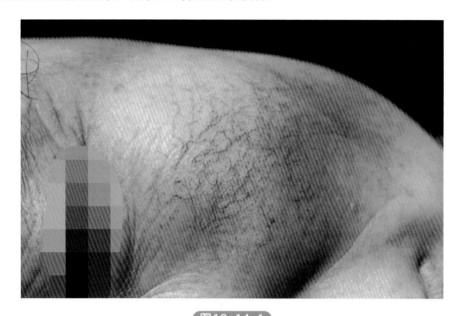

图13-14-1

面颊部树枝状毛细血管扩张

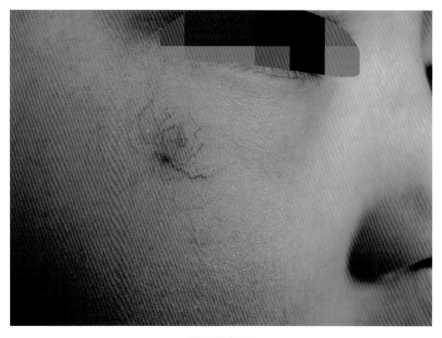

图13-14-2

蜘蛛状毛细血管扩张症：中央为粟粒大小鲜红色丘疹，略高出皮面，周围树枝状毛细血管扩张

15.红斑性肢痛症（erythromelalgia）

　　是一种由微热和运动促发的阵发性肢端皮肤血管扩张、潮红、局部温度升高，伴有灼热和疼痛感为特征的少见病。

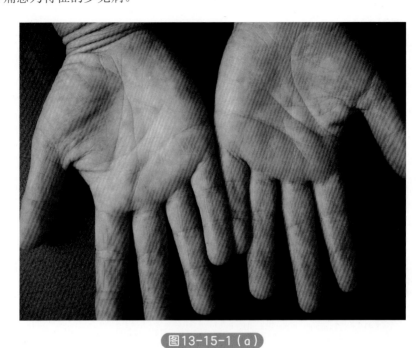

图13-15-1（a）

局部温度升高后发生手部水肿性斑丘疹，伴有刺痒感

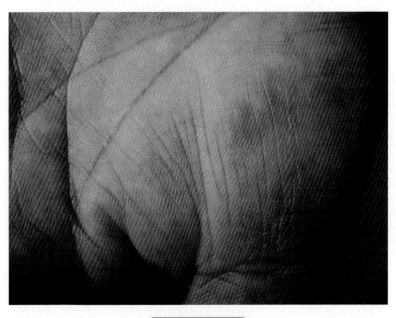

图13-15-1（b）

皮损近照

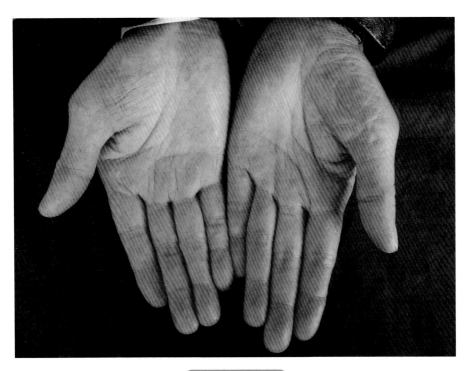

图13-15-2（a）

局部温度升高后发生手部水肿性斑丘疹，伴有刺痒感

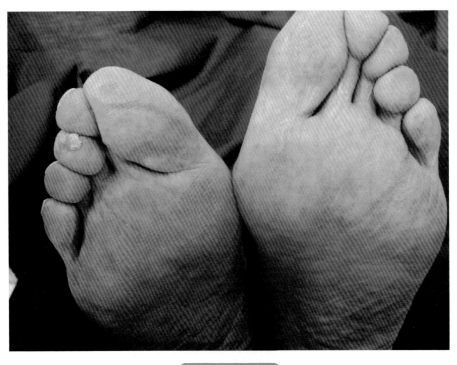

图13-15-2（b）

同一病人，足部皮损

16.肢端青紫症（acrocyaosis）

遇冷后于手足部位发生的持续性青紫色，温暖后缓解。

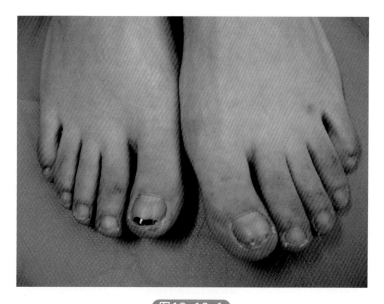

图13-16-1

遇冷后足趾紫红色，触之皮肤湿冷

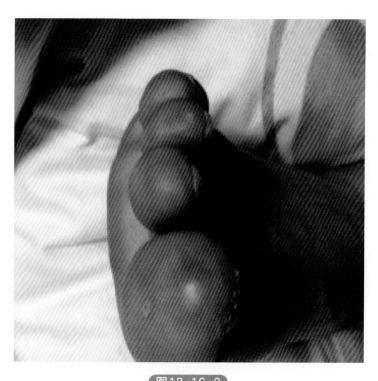

图13-16-2

遇冷后足趾末端紫红色

17. 小腿静脉性溃疡（venous ulceration of the leg）

是由于静脉压持续增高及其对微血管系统继发作用的结果。

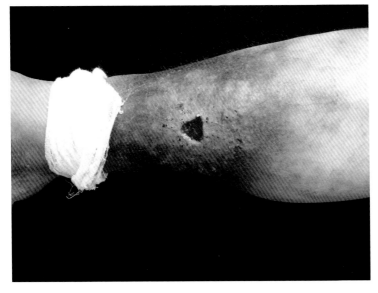

图13-17-1

小腿静脉迂曲扩张，中下1/3皮肤发黑、发红，中央溃疡

18. 老年性紫癜（purpura senilis）

发生于老年人皮肤和皮下组织的一种紫癜。

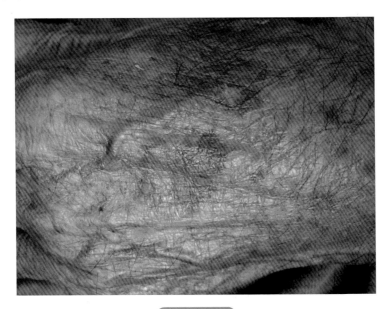

图13-18-1

手背形状不规的紫红色瘀斑

19.爆发性紫癜（purpura fulminans）

又称坏疽性紫癜，是一种罕见的急性、严重、常致死的皮肤大面积瘀斑，并发展为出血性皮肤坏死，可伴有皮肤血管闭塞的疾病。

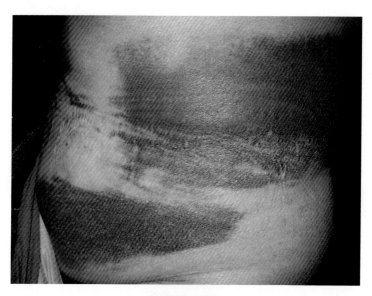

图13-19-1

病史5天，突然发生大面积皮肤出血，进展较快，血小板正常，尿蛋白（＋）

20.精神性紫癜（psychogenic purpura）

是一组疾病，共同特征为存在紫癜、青肿和情绪障碍。

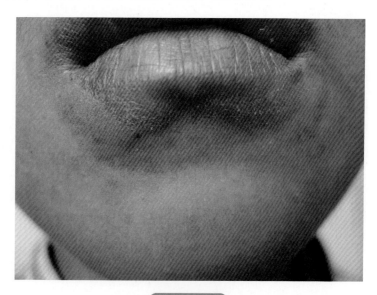

图13-20-1

用力啄吸嘴唇引起的出血性损害

21. 外伤性紫癜（traumatic purpura）

外力或外伤引起的出血性损害。

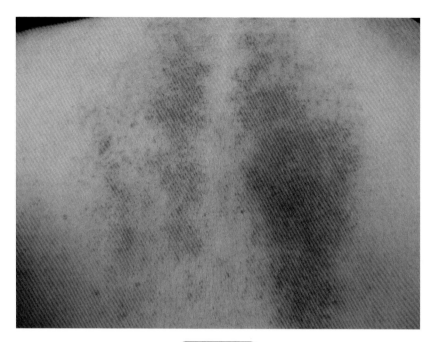

图13-21-1

刮痧引起

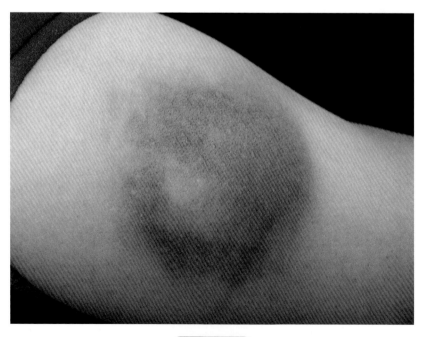

图13-21-2

外伤致皮肤出血性损害

22. 湿疹样紫癜（eczematide like purura）

是以发病迅速、分布广泛地进行性色素性紫癜性皮病样皮损，伴有剧烈瘙痒为特征的疾病。

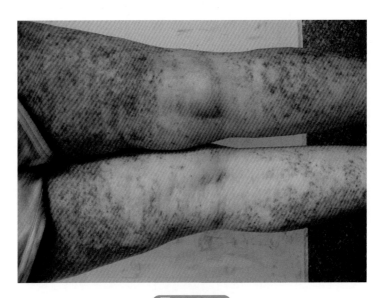

图13-22-1

双下肢广泛发生密集丘疹及针尖大小瘀点，剧烈瘙痒

23. 静脉湖（venous lake）

为慢性日光损伤所致的显著静脉扩张。

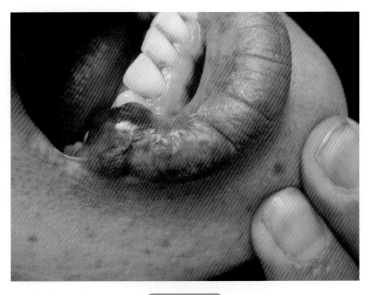

图13-23-1

唇部柔软突起的紫蓝色疱状损害

第十四章　非感染性肉芽肿

1.结节病（sarcoidosis）

是一种病因未明的可累及多系统的无干酪样坏死的上皮样细胞肉芽肿性疾病。

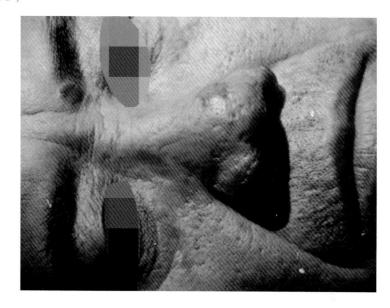

图14-1-1

面部黄豆至扁豆大小棕红色浸润性斑丘疹，眉部皮损中央略萎缩

2.环状肉芽肿（granuloma annulare）

本病是以环状丘疹或结节性损害为特征的慢性皮肤病。

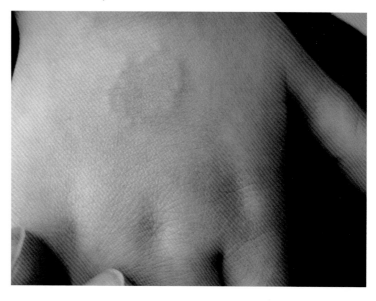

图14-2-1

手背环状损害，边缘由正常皮色小的光滑硬质丘疹组成

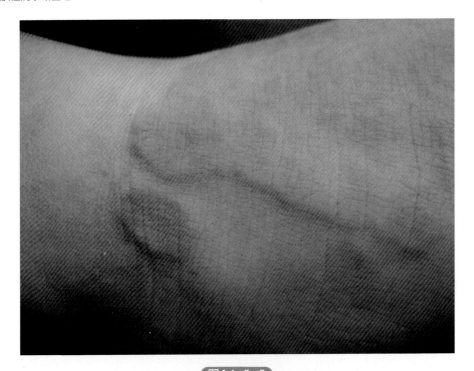

图14-2-2

足背密集小的光滑丘疹，相互融合成环状

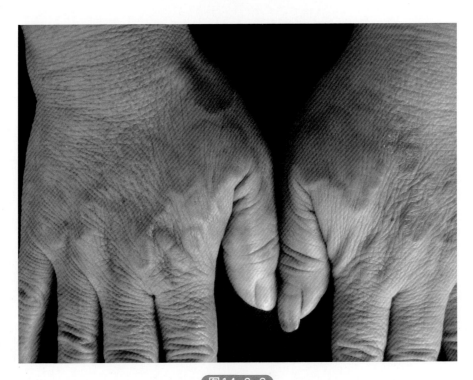

图14-2-3

双手背见小而光滑的丘疹、斑块，部分相互融合或密集排列成环状

3.异物反应（foreign body reaction）

是指机体对内在或外在异物表现出的一种特殊的炎症性组织反应。

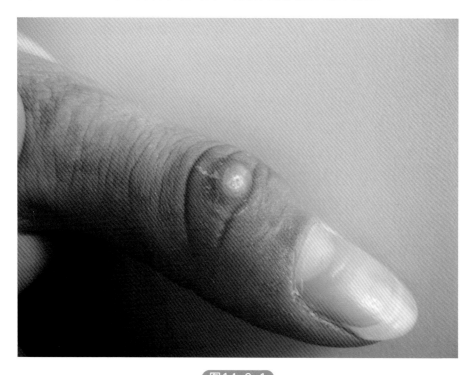

图14-3-1

刺入异物3月，逐渐增大，压迫微痛

第十五章　皮肤附属器疾病

1. 痤疮（acne）

是一种累及毛囊、皮脂腺的慢性炎症性皮肤病，好发于皮脂溢出部位，可表现为黑头粉刺、白头粉刺、炎性丘疹、脓疱、结节、囊肿及瘢痕等皮损。

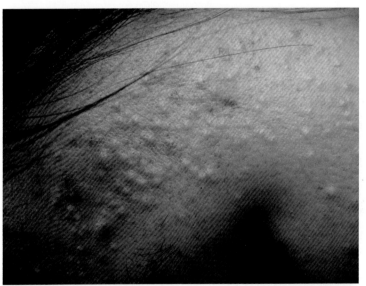

图15-1-1

颞部白头粉刺、黑头粉刺

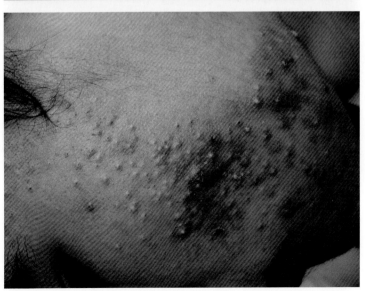

图15-1-2

面部除黑头、白头粉刺外，尚可见炎性丘疹、丘脓疱疹

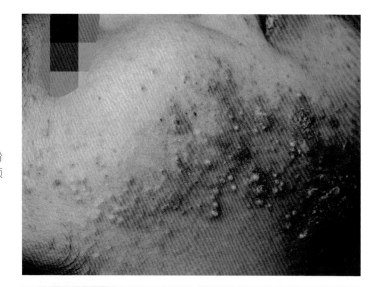

图15-1-3

面颊、下颌密集黑头、白头粉刺、炎性丘疹、丘脓疱疹，下颌处可见炎性囊肿，压之有波动感

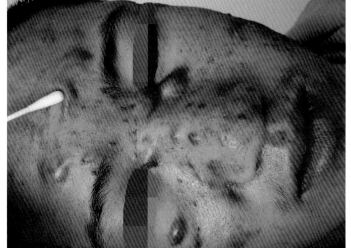

图15-1-4（a）

面部大小不一囊肿，挤压有弹性或有波动感，散在黑头粉刺、炎性丘疹及萎缩性瘢痕

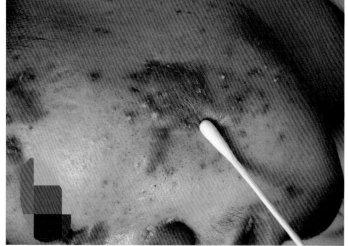

图15-1-4（b）

同一病人，面颊部囊肿性损害

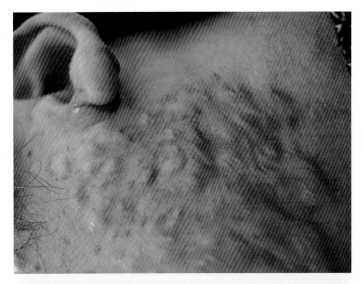

图15-1-5

痤疮皮损消退后留增生性瘢痕

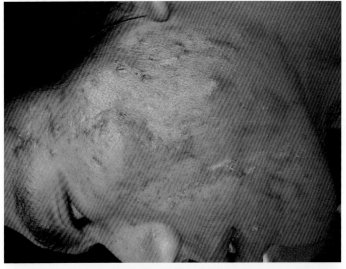

图15-1-6（a）

面部粉刺、炎性丘疹、囊肿、瘢痕

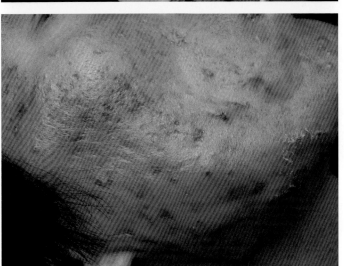

图15-1-6（b）

同一病人，右侧面部皮损

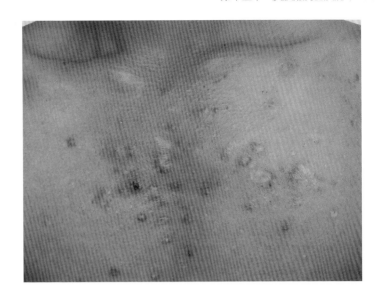

图15-1-6（c）

同一病人，前胸部增生性瘢痕

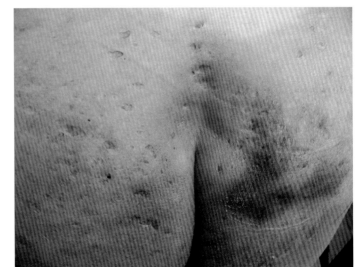

图15-1-7

臀部萎缩性瘢痕，尚可见黑头粉刺

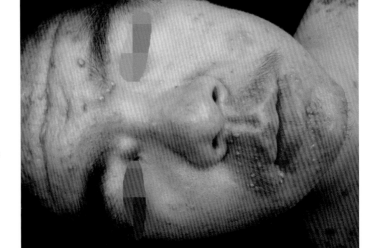

图15-1-8（a）

面部密集炎性丘疹、丘脓疱疹、囊肿，伴有低热，关节疼痛

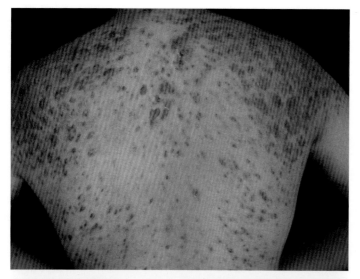

图15-1-8（b）

同一病人，后背部增生性瘢痕

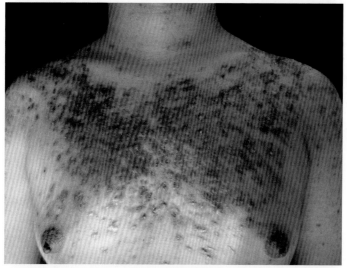

图15-1-8（c）

同一病人，前胸部增生性瘢痕，其间散在丘脓疱疹

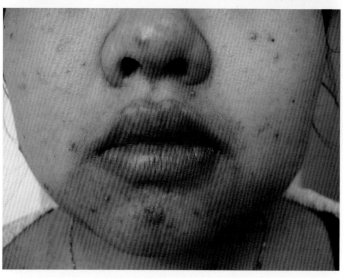

图15-1-9

每遇经前发生面部散在丘疹、丘脓疱疹

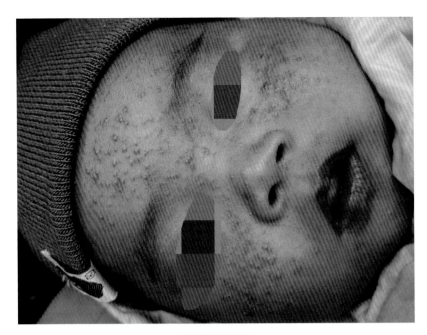

图15-1-10

新生儿痤疮：面部密集粉刺、丘疹、丘脓疱疹

2.脂溢性皮炎（seborrheic dermatitis）

发生于头面部、胸背部等皮脂溢出部位的一种慢性炎症性皮肤病。

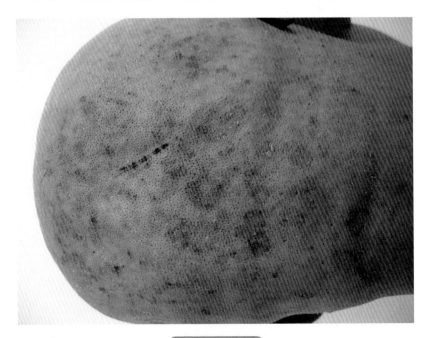

图15-2-1（a）

头皮弥漫红斑，表面被覆少许灰白色细碎鳞屑，散在抓痕

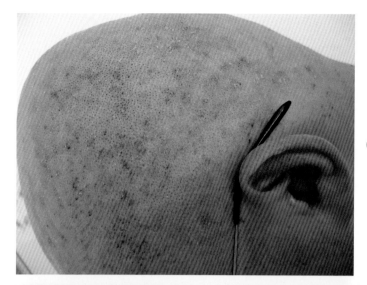

图15-2-1（b）

同一病人，头皮侧位皮损

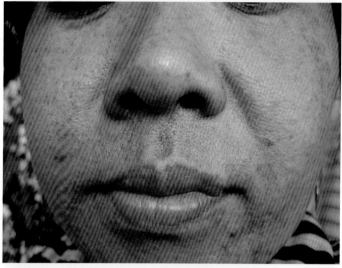

图15-2-2

面部油腻，毛孔粗大，面中部、面颊红斑，散在毛囊性炎性丘疹

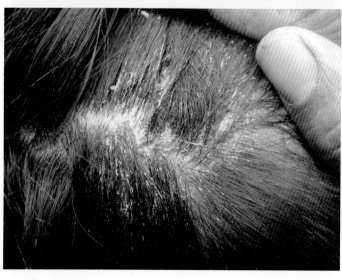

图15-2-3

脂溢性湿疹：头皮部位红斑、糜烂、渗出、结痂、脱屑

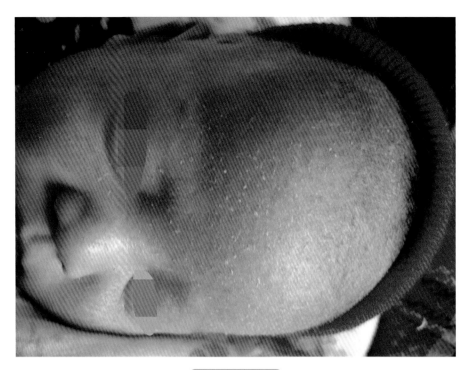

图15-2-4（a）

婴儿脂溢性皮炎（infantile seborrheic dermatitis）：额部、眉毛部位弥漫被覆油腻性灰白细碎薄层鳞屑

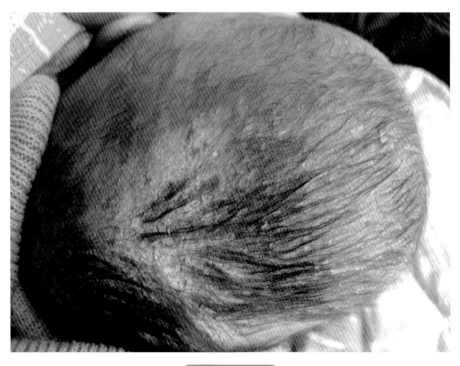

图15-2-4（b）

同一患儿，头皮被覆厚薄不等的灰黄色或黄褐色痂屑

3.石棉状糠疹（pityriasis amiantacea）

发生于头皮的一种慢性疾病，主要表现为毛发鞘、糠状鳞屑及毛囊口嵴状隆起。

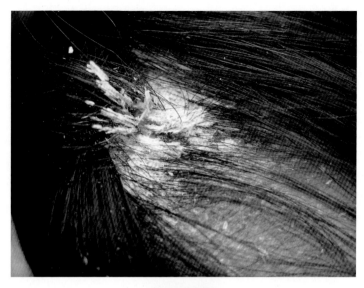

图15-3-1

毛发鞘：毛发近端包绕以白色鞘状物，酷似石棉结晶

4.酒渣鼻（rosacea）

是一种发生于颜面中部，以皮肤潮红、毛细血管扩张及丘疹、脓疱为表现的慢性皮肤病。

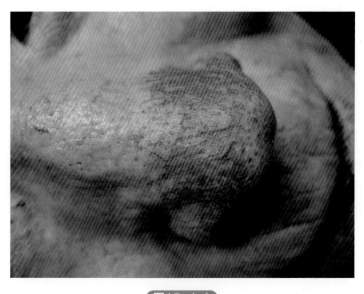

图15-4-1

红斑期：鼻部树枝状分布的毛细血扩张

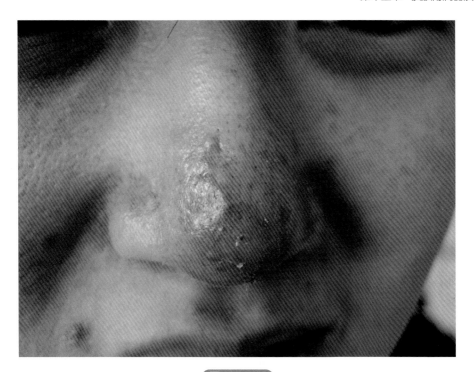

图15-4-2

丘疹脓疱期：红斑基础上发生丘疹、丘脓疱疹

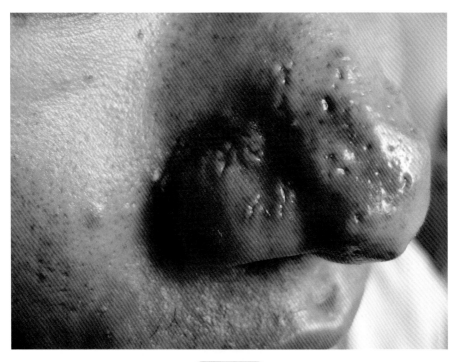

图15-4-3

鼻赘期：鼻部大小不等紫红色鼻赘，毛囊口显著扩张，皮脂分泌旺盛

5.成簇性眼眶周粉刺（grouped periorbital comedones）

好发于下眼睑外侧和颧骨表面，表现为成簇的大粉刺。

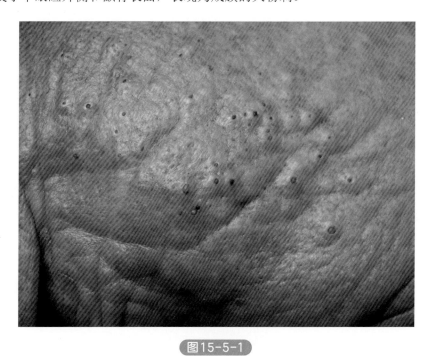

图15-5-1

左侧颧部、颊部成簇性黑头粉刺

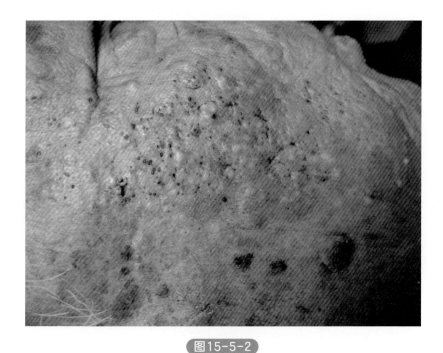

图15-5-2

下眼睑外侧和颧骨表面成簇的黑头大粉刺

6.黑头粉刺（comedones）

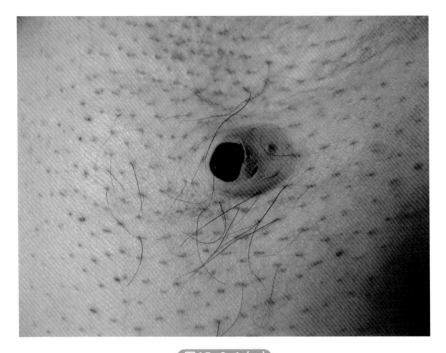

图15-6-1（a）

毛囊口黑色角栓

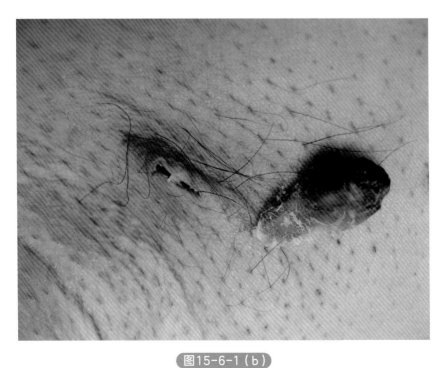

图15-6-1（b）

用力压迫可以挤出，基底为扩张的毛囊口

7.老年性皮脂腺增生（senile sebaceous hyperplasia）

是老年皮肤内正常皮脂腺良性增大所致。

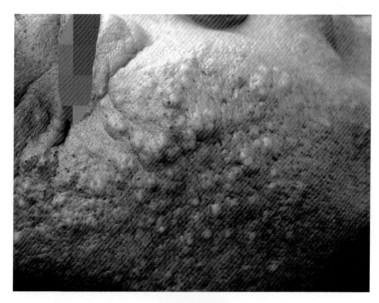

图15-7-1

老年性皮脂腺增生合并成簇性眼眶周粉刺

8.多汗症（hyperhidrosis）

是指在正常生活环境和条件下患者局部或全身皮肤异常多汗，系小汗腺分泌过多所致。

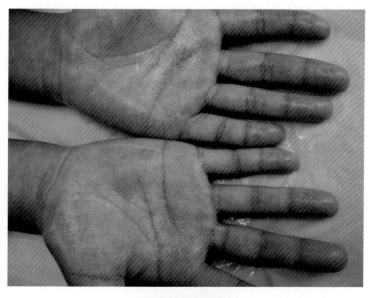

图15-8-1（a）

手掌表面大量汗液

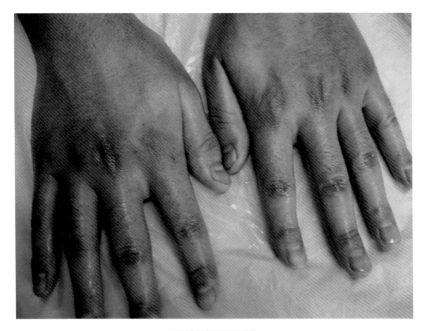

图15-8-1（b）

同一病人，手背及手指背侧皮肤表面大量汗液

9. 血汗症（haematohidrosis）

为血液或血液色素混在汗液内由汗液排出形成特殊的汗液。

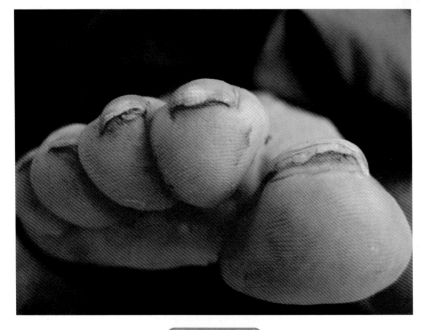

图15-9-1（a）

右甲游离缘下、甲表面及趾腹见血色汗液

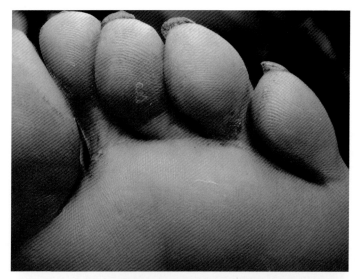

图15-9-1（b）

趾间红染

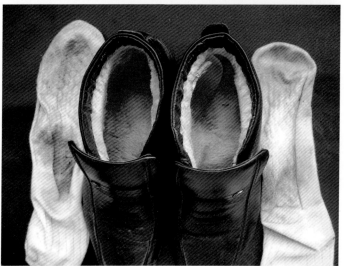

图15-9-1（c）

鞋垫、袜子被血汗染成红色

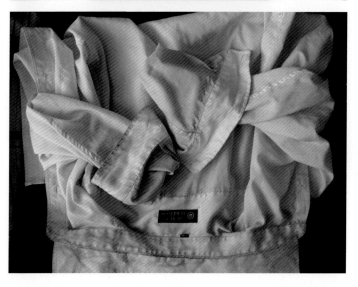

图15-9-1（d）

衬衣1周没洗，衣领、袖子变为红色

10.鼻红粒病（granulosis rubra nasi）

发生于儿童鼻部的少见遗传性皮肤病。为局限性红斑及粒状小丘疹，伴有局部多汗。

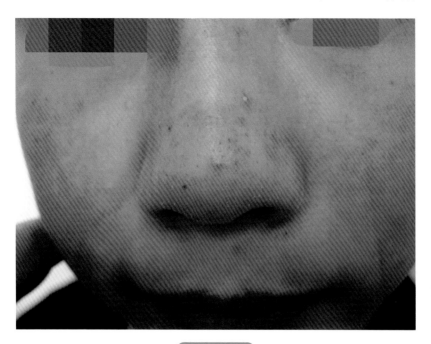

图15-10-1

鼻头红斑、丘疹、丘脓疱疹

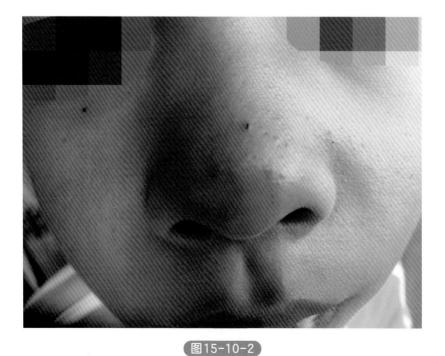

图15-10-2

鼻头部位红色丘疹，散在分布

11. 斑秃（alopecia areata）

是一种突然发生的局限性斑片状脱发。

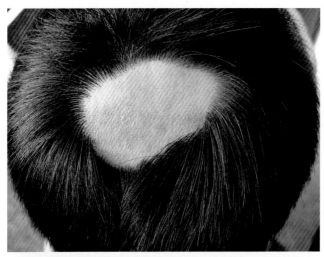

图15-11-1

头皮片状脱发，边界清楚，头皮光滑，无炎症、鳞屑、瘢痕、萎缩等损害

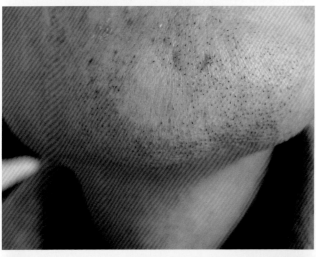

图15-11-2

胡须圆形片状脱发，皮肤光滑，无炎症、鳞屑、瘢痕、萎缩

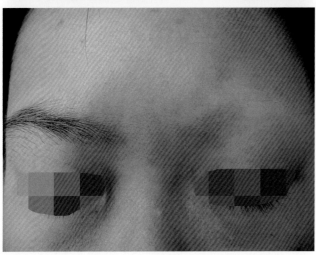

图15-11-3

眉毛部位斑秃，表面皮肤光滑

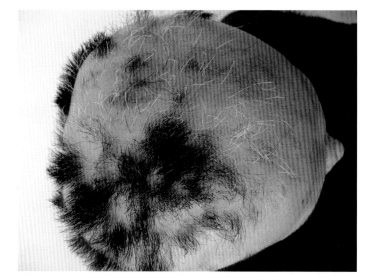

图15-11-4（a）

头皮大片状脱发，累及范围较广

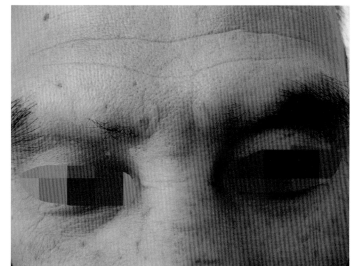

图15-11-4（b）

眉部皮损

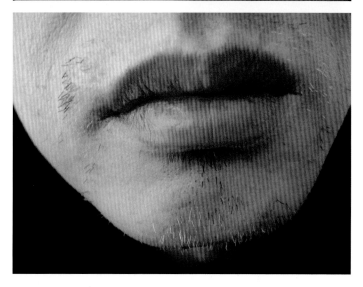

图15-11-4（c）

同一病人，胡须部位皮损

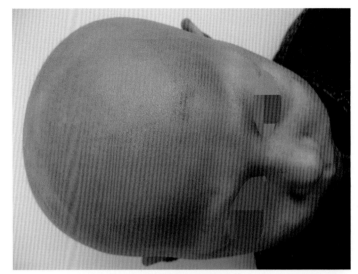

图15-11-5（a）

普秃：全身毛发均脱落，患者头皮毛发全部脱落

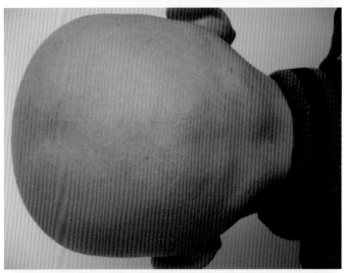

图15-11-5（b）

同一患者，头皮后部损害

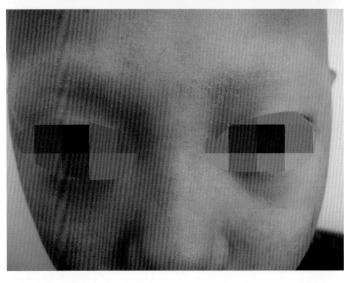

图15-11-5（c）

同一患者，眉毛脱落

12. 假性斑秃（pseudopelade）

又称萎缩性脱发，为一种原因不明的较少见皮肤病，头皮出现秃发区而像斑秃，但患处皮肤萎缩不能再长头发。

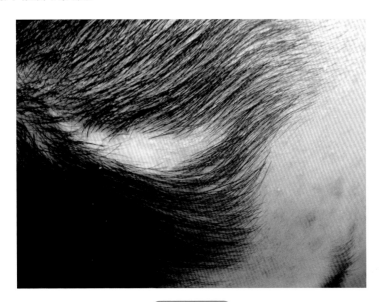

图15-12-1

头皮条索状脱发区，表皮萎缩发亮

13. 雄性激素源性脱发（androgenetic alopecia）

为头皮毛发从粗长毛渐变为毳毛的渐进过程，表现为头发密度减少。

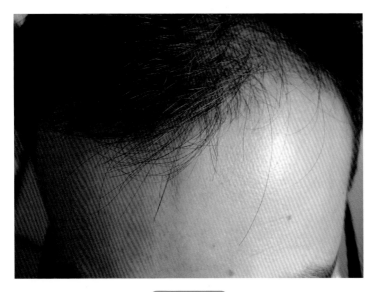

图15-13-1

发际后移，前额及两侧头发脱落，头皮光滑

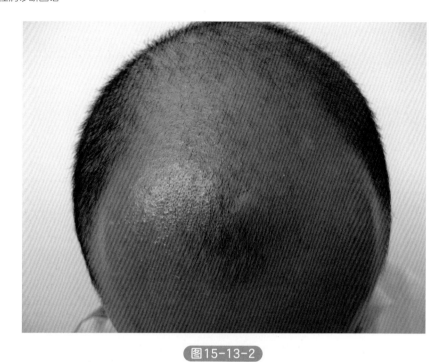

图15-13-2

前额及头顶部毛发稀疏，变细变软

14. 多毛症（hypertrichosis）

毛发增多。

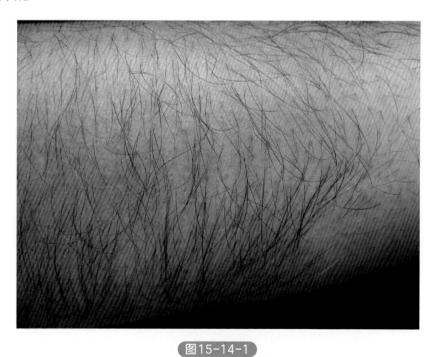

图15-14-1

先天性局部毛增多症：前臂毛发增多

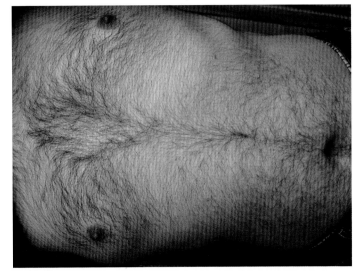

图15-14-2（a）

先天性毛增多症：前胸、腹部体毛增多、增粗

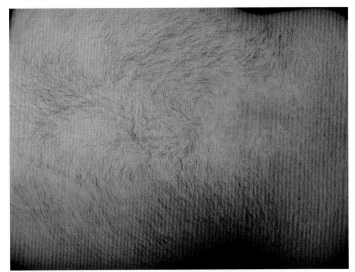

图15-14-2（b）

同一病人，后背部、腰骶部毛发

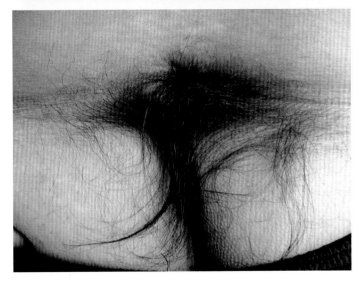

图15-14-3

骶尾部多毛，自幼发生

15.医源性毛增多症（iatrogenic hypertrichosis）

长期应用某种药物引起的多毛。

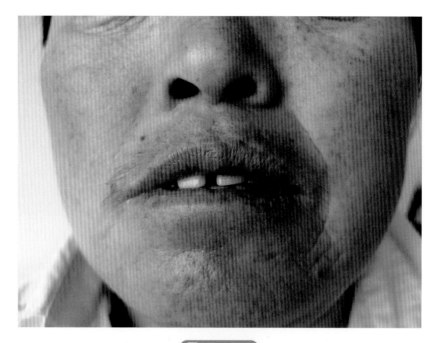

图15-15-1

外用糖皮质激素软膏引起

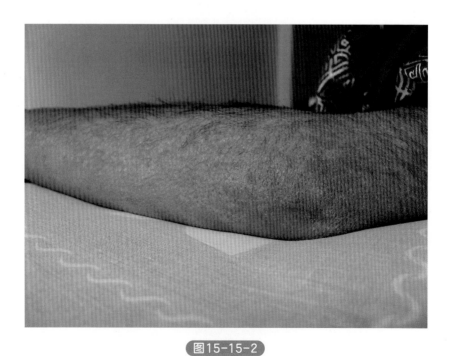

图15-15-2

上肢长期应用糖皮质激素药膏引起

16.羊毛状发（woolly hair）

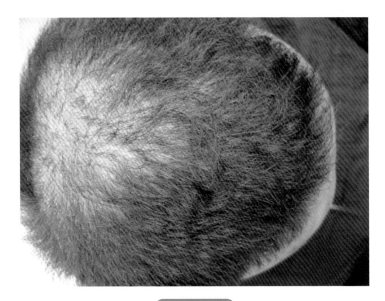

图15-16-1

头发松软，螺旋状卷曲

17.毛发颜色改变

17.1 白发（poliosis）

是由于毛囊中黑素缺乏，一组邻近的毛发受累。

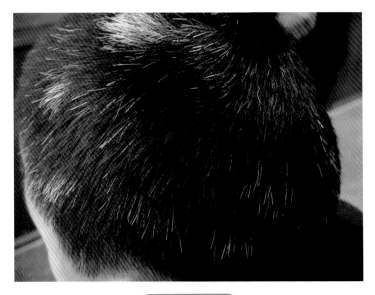

图15-17-1-1

头发发白

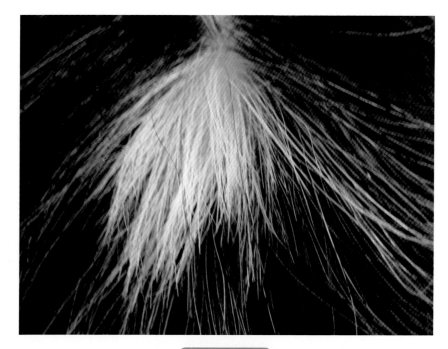

图15-17-1-2

头发发白

17.2 灰发（canities）

是毛发全部或部分变灰白，可分为先天性或后天性。

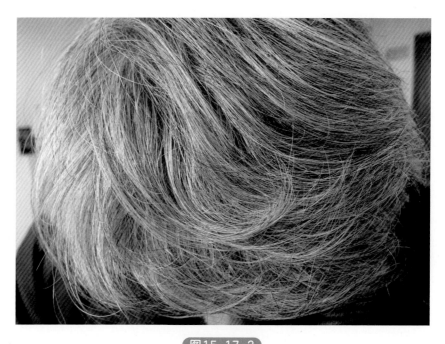

图15-17-2

病人头发完全变成灰白色

18.发缠结及鸟窝状发（tangling and bird's nest hair）

头发缠在一起不易梳开。

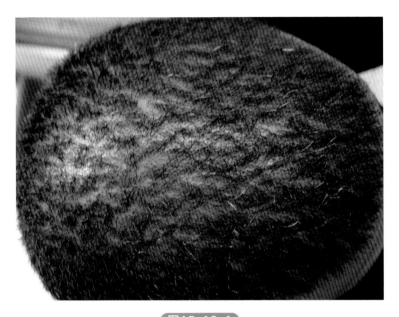

图15-18-1

发根处头发缠绕在一起

19.逆剥（hang nails）

俗称倒刺，是从甲皱襞的近端或侧缘开裂而翘起的小块长三角形表皮。

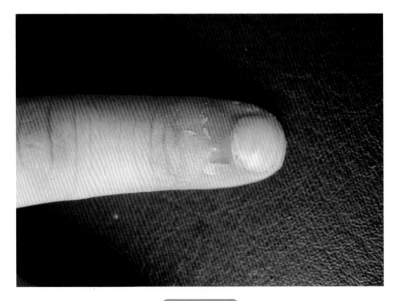

图15-19-1

甲皱襞的近端、侧缘翘起的小块长三角形表皮

20.反甲（koilonychia）

甲板呈匙状。

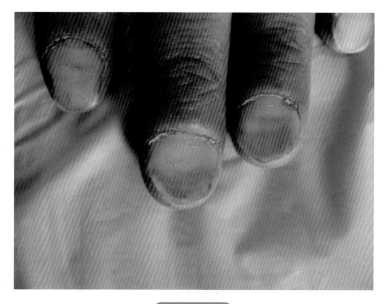

图15-20-1

甲板有凹面，呈匙状弯曲

21.白甲（white nails）

甲板发白。

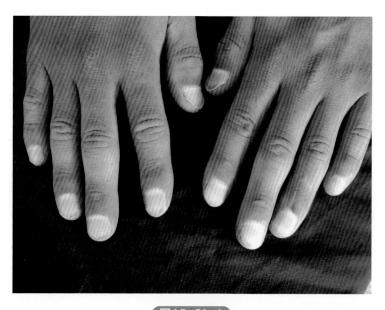

图15-21-1

全白甲：十指指甲甲板均发白，自出生时即发生，为常染色体显性遗传

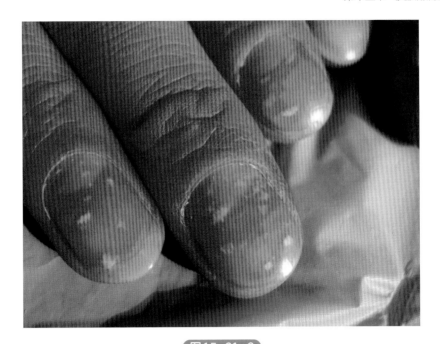

图15-21-2

甲板上有点状白斑

22. 对半甲（half and half nail）

指趾甲板近端为白色，远端有褐色带。

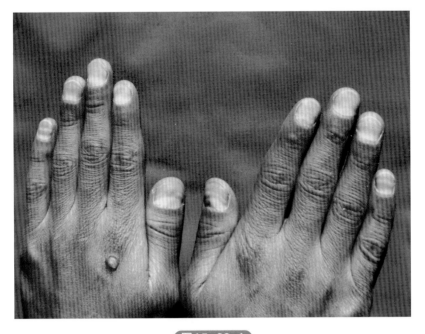

图15-22-1

对半甲，有家族史

23. 甲营养不良（nail dystrophy）

甲受损，甲板变薄，出现纵嵴，失去光泽，变为松脆，游离缘发生裂隙。

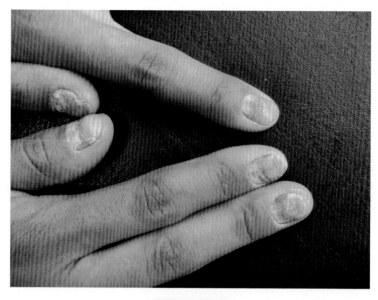

图15-23-1

甲板表面凹凸不平，部分失去关泽，出现纵嵴、横沟

24. 甲胬肉（pterygium unguis）

甲上皮不正常地向前生长，覆盖萎缩或缺如的甲板。

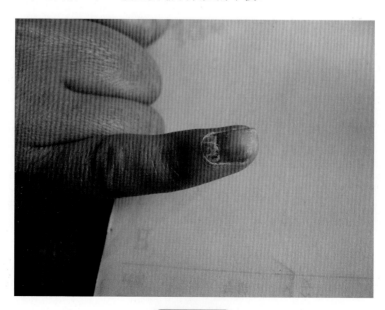

图15-24-1

甲上皮向前过度生长，覆盖远端甲板

25.钩甲（onychogryphosis）

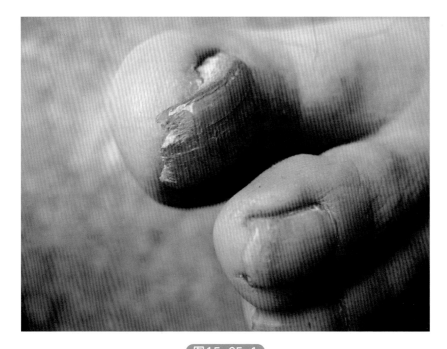

图15-25-1

甲板肥厚，过长而弯曲，呈鸟爪状

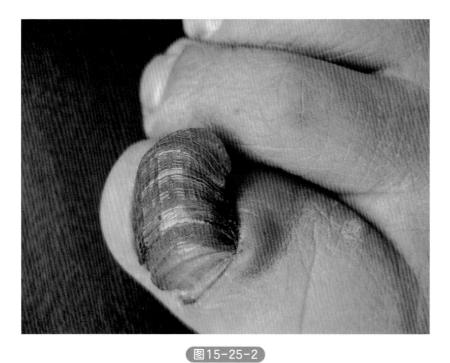

图15-25-2

趾甲板增厚，灰黄色，呈钩状

26. 黄甲（yellow nails）

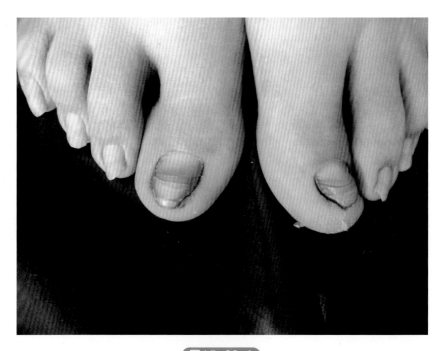

图15-26-1

甲板增厚，变黄

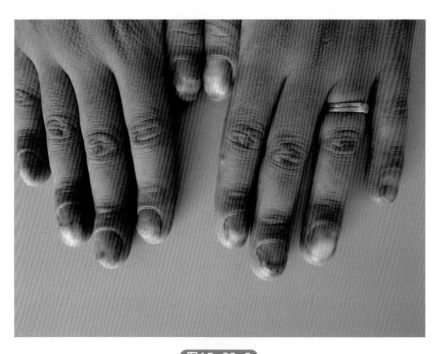

图15-26-2

甲板增厚，变黄

27. 甲沟炎（paronychia）

甲周组织发炎。

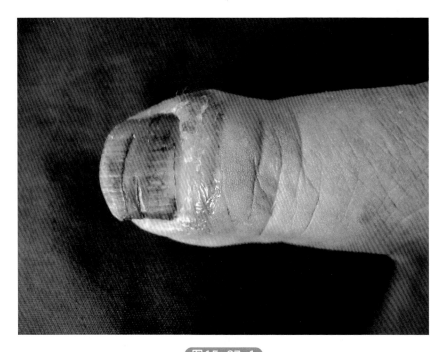

图15-27-1

甲周及甲沟潮红、脱屑

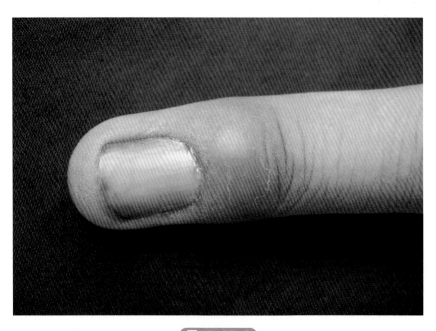

图15-27-2

甲周红肿

28. 甲凹点（nail pitting）

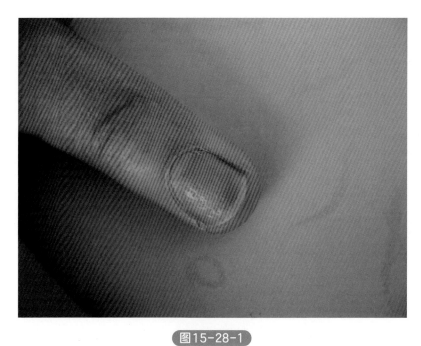

图15-28-1

甲板有点状凹陷

29. 甲下出血（subungual hemorrhage）

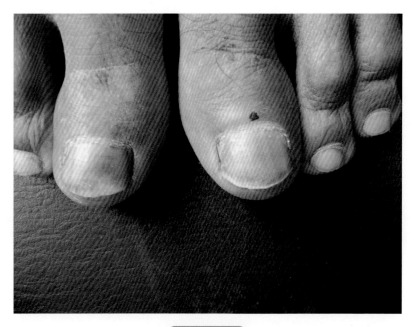

图15-29-1

甲下见暗紫红色斑片，境界清晰，该患者有双足挤压病史，复查血常规、凝血功能未见明显异常

30. 嵌甲（ingrowing nail）

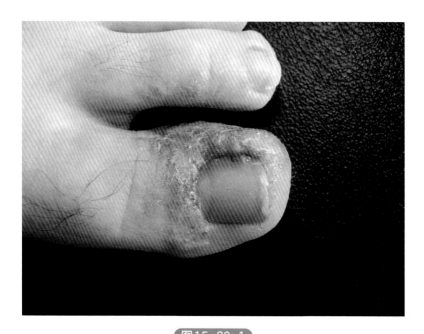

图15-30-1

趾甲嵌入甲沟，常导致周围软组织感染而引起持续性疼痛

31. 杵状甲（hippocratic nail）

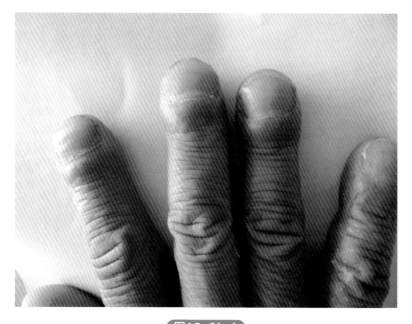

图15-31-1

患者手指末端肥大，呈鼓槌状，甲板也明显增大，弯曲似球状面

第十六章　先天性、遗传性皮肤病

1. 鱼鳞病（ichthyosis）

是一组以皮肤干燥伴有片层鱼鳞状粘着性鳞屑为特征的角化异常性遗传性皮肤病。

1.1 寻常型鱼鳞病（ichthyosis vulgaris）

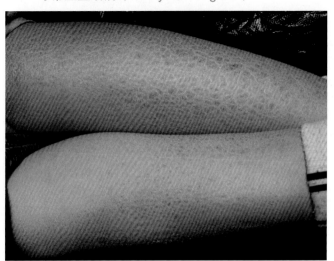

图16-1-1-1

双下肢对称分布的褐色多角形鳞屑，中央固着，边缘游离

1.2 先天性非大疱性鱼鳞病样红皮病（nonbullous congenital ichthyosiform erythroderma）

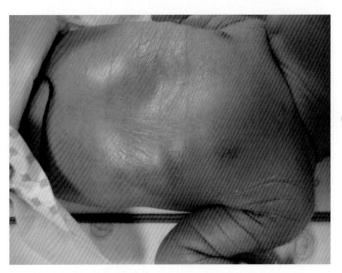

图16-1-2-1

出生时全身皮肤紧张、潮红，附有细碎鳞屑

1.3 板层状鱼鳞病（lamellar ichthyosis）

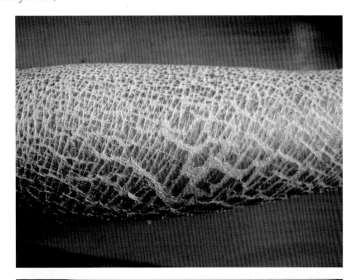

图16-1-3-1

下肢四方形黄棕色板层状鳞屑

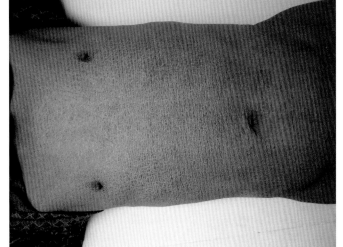

图16-1-3-2（a）

胸腹部皮肤干燥，表面被覆四方形
黄棕色板层状鳞屑

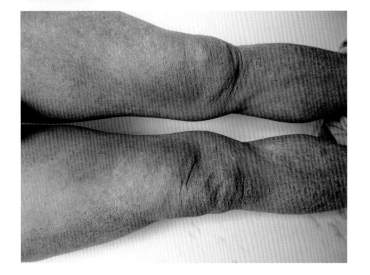

图16-1-3-2（b）

同一病人，双下肢伸侧皮损

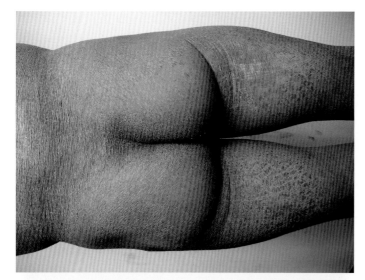

图16-1-3-2（c）

同一病人，腰臀部、双下肢屈侧皮损

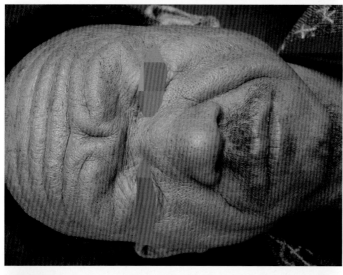

图16-1-3-2（d）

同一病人，面部潮红、浸润，双下眼睑略外翻

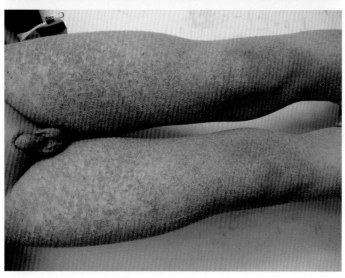

图16-1-3-3（a）

板层状鱼鳞病，双下肢伸侧皮损表面被覆四方形黄棕色板层状鳞屑

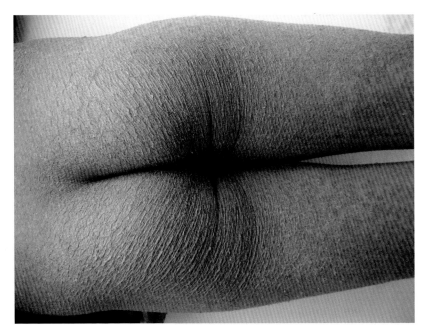

图16-1-3-3（b）

同一病人，腰臀部、双下肢屈侧皮损

2.毛周角化病（keratosis pilaris）

又称毛发苔藓（lichen pilaris）。是一种常染色体显性遗传性皮肤病。

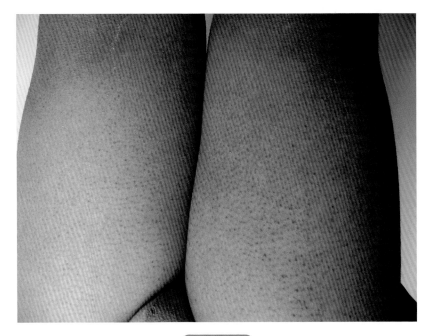

图16-2-1

大腿伸侧与毛孔一致的角化性丘疹，触之有粗糙感

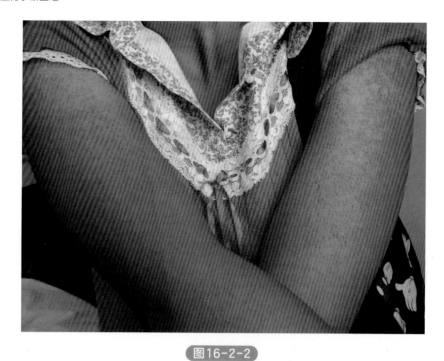

图16-2-2

双上肢密集针尖至粟粒大小坚硬丘疹，与毛孔一致

3. 大疱性表皮松解症（epidermolysis bullosa）

是一组以皮肤黏膜起大疱为特点的遗传性皮肤病。

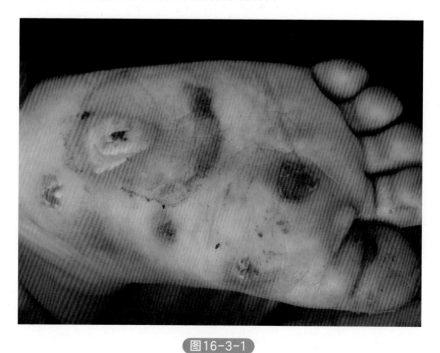

图16-3-1

足底摩擦部位发生水疱、大疱

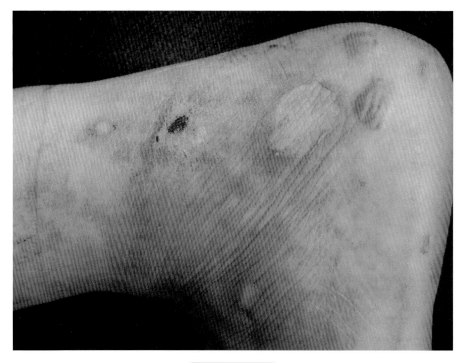

图16-3-2（a）

其母足跟部水疱

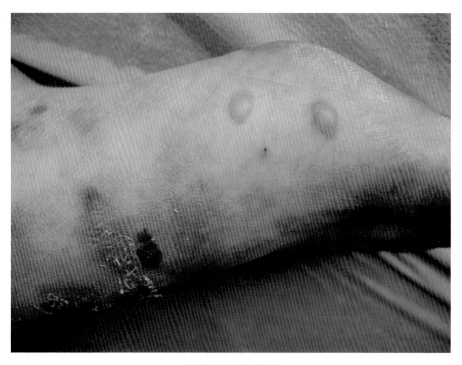

图16-3-2（b）

其母足部侧缘水疱

4.神经纤维瘤病（neurofibromatosis）

为常染色体显性遗传，由畸变显性基因引起的神经外胚叶异常。

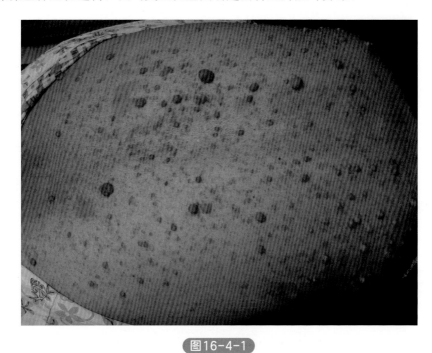

图16-4-1

后背部广泛大小不等正常皮色或淡红色软的肿物

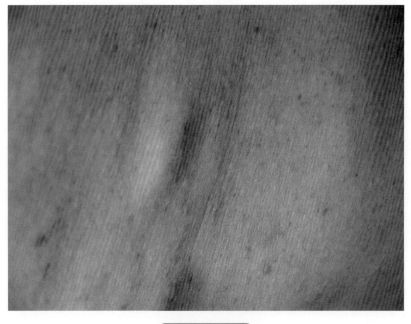

图16-4-2（a）

鲛鱼皮斑：背部增厚并稍隆起的软斑块

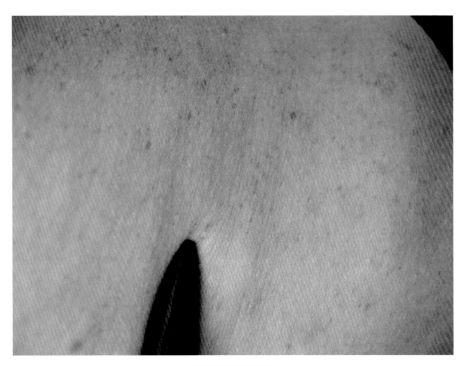

图16-4-2（b）

按压皮损示质地软

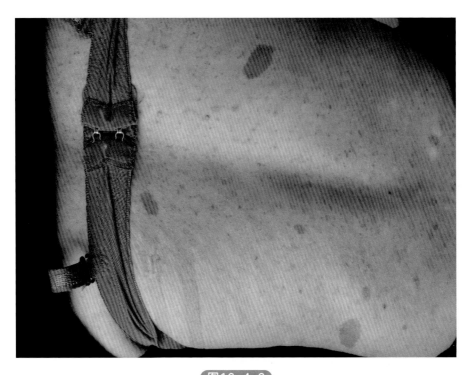

图16-4-3

后背部咖啡斑

5.色素失禁症（incontinentia pigmenti）

　　为常染色体显性遗传，有家族史，因为是一种伴性基因，异常基因存在于X染色体上，女性患儿因存在于另一染色体上的正常基因可将其掩盖，症状表现往往不甚严重，男性仅有一个X染色体，因而病变表现严重，多半胎儿期即死亡。

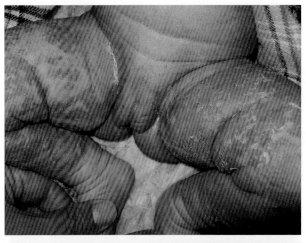

图16-5-1（a）

女婴，双下肢成行排列的红斑、水疱、色沉、脱屑

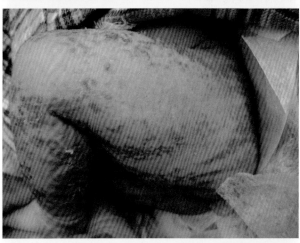

图16-5-1（b）

同一患儿，下肢外侧线状色沉

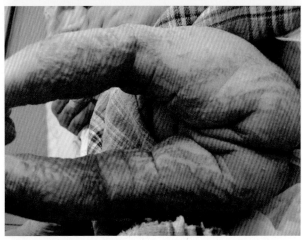

图16-5-1（c）

同一患儿，双下肢后侧、臀部皮损

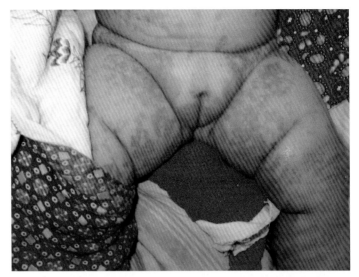

图16-5-2

腹部、会阴部、双下肢涡轮状、线状褐色色素沉着

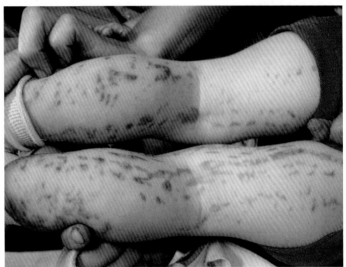

图16-5-3（a）

双下肢线状排列色沉

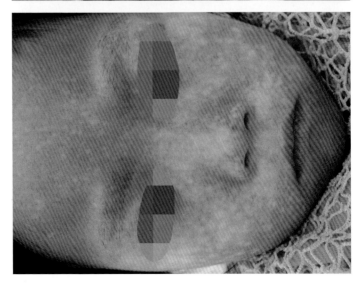

图16-5-3（b）

同一病人，面部皮损

6.结节性硬化症（tuberous sclerosis）

是由单一的常染色体显性基因遗传所引起的复合性发育不良。

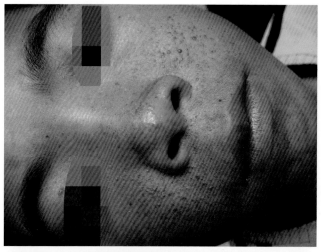

图16-6-1（a）

皮脂腺腺瘤：面部米粒至豆粒大小红色或黄红色毛细血管扩张性丘疹，质地较硬

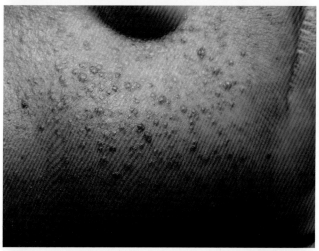

图16-6-1（b）

面部发生的密集红色丘疹近照

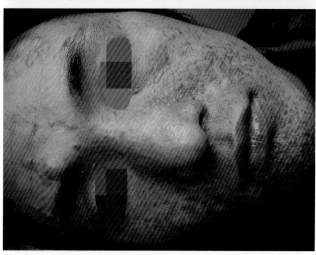

图16-6-2（a）

面部密集皮脂腺腺瘤

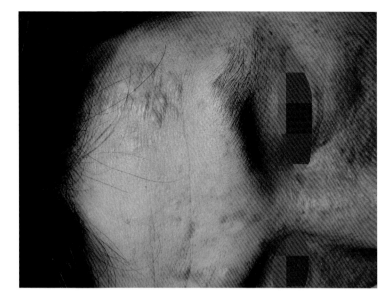

图16-6-2（b）

前额鲛鱼皮斑

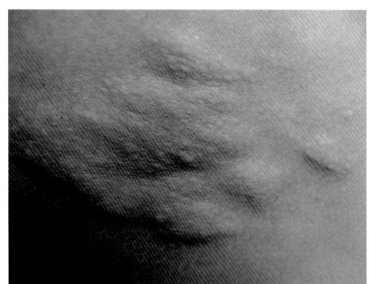

图16-6-3

背部鲛鱼皮斑，质软斑块

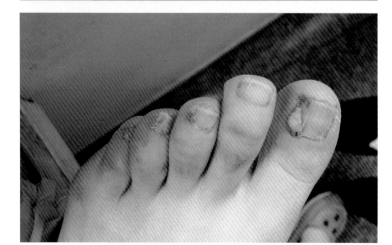

图16-6-4

甲周纤维瘤

7.着色性干皮病（xeroderma pigmentosa）

为常染色体隐性遗传，本病特征为主要发生于曝光部位的色素性改变、萎缩、角化及癌变。

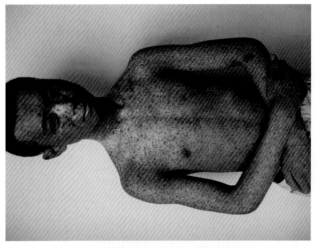

图16-7-1（a）

周身弥漫雀斑样色素斑点，中间混有白色萎缩斑和毛细血管扩张

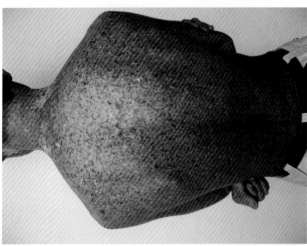

图16-7-1（b）

同一病人，后背部损害

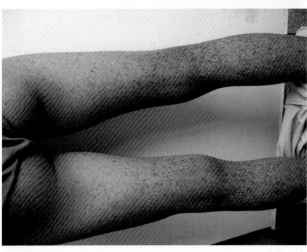

图16-7-1（c）

同一病人臀部、双下肢后侧皮损

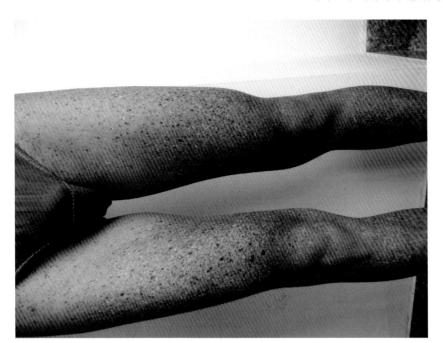

图16-7-1（d）

同一病人，双下肢前侧皮损

8. 副耳（accessory auricles）

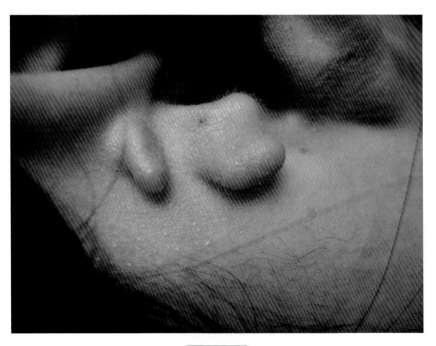

图16-8-1

耳屏前小结节

9. 皮肤再生不良（aplasia cutis）

又称先天性皮肤缺陷（Congenital Skin Defect）。是指一个或几个区域内表皮、真皮及有时甚至是皮下的先天性缺损。

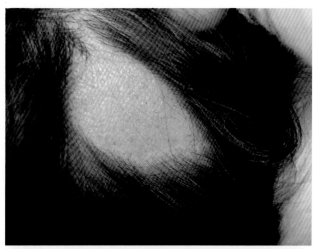

图16-9-1

头皮长形皮肤缺损，自幼发生，表面光滑，边界清楚，略低于周围皮肤

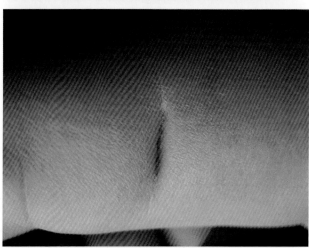

图16-9-2

肢体的环状缩窄

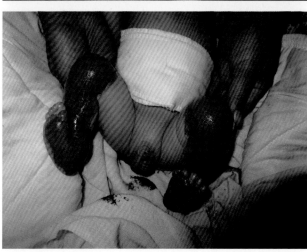

图16-9-3

患儿出生后发现双下肢皮肤缺损，边界清楚，皮损处略低于周围皮肤

10. 无汗性外胚叶发育不良（anhidrotic ectodermal dysplasia）

又称Christ-Sieman-Touraine综合征，其特征为部分或完全无汗腺和头发，牙齿少或全无。

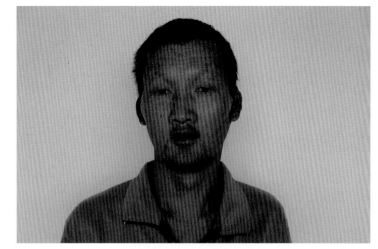

图16-10-1（a）

主要表现为无汗或少汗，颧骨高且宽，眉毛稀少，外2/3缺如，嘴唇厚，上唇尤为突出

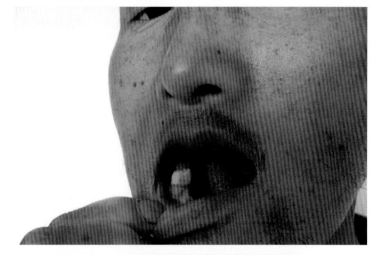

图16-10-1（b）

部分牙齿缺如

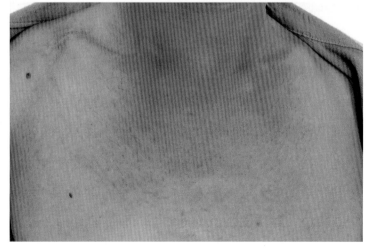

图16-10-1（c）

胸部毛发稀少

11. 人类尾巴 (human tails)

发育缺陷所致，表现为腰骶部一束毛。

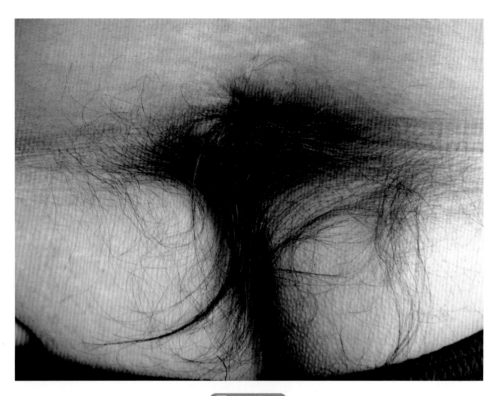

图 16-11-1

腰骶部一束毛发

第十七章 色素性皮肤病

1. 白癜风（vitiligo）

是一种常见的色素脱失性皮肤黏膜疾病。

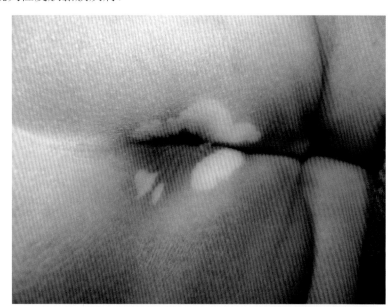

图17-1-1

肛门周围的色素脱失斑，边界清楚

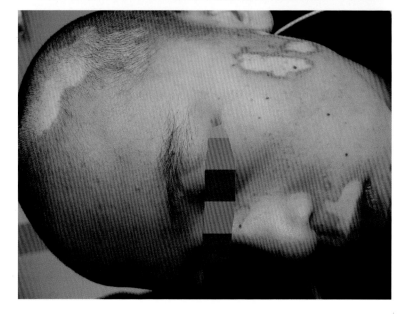

图17-1-2

面部、头皮多发色素脱失斑，边缘色素加深

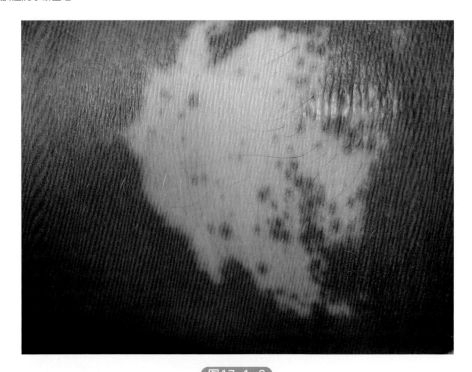

图 17-1-3

上肢伸侧色素脱失斑，中央散在色素岛

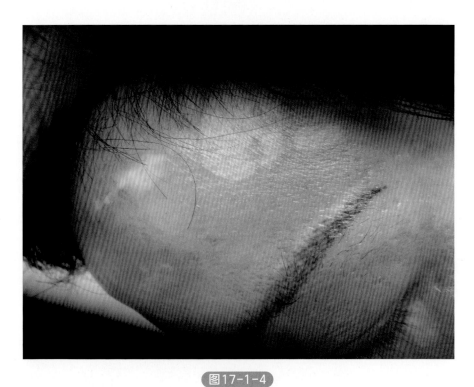

图 17-1-4

患者多处色素减退斑，境界清楚，搔抓、文眉后出现同形反应

2.离心性后天性白斑（leukoderma acquisitum centrifugum）

又称晕痣。可能是白癜风的特殊类型。

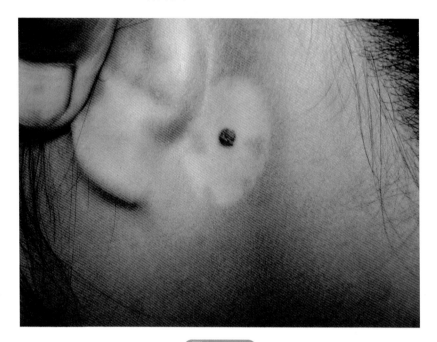

图17-2-1

耳后围绕色素痣的圆形局限性色素脱失斑

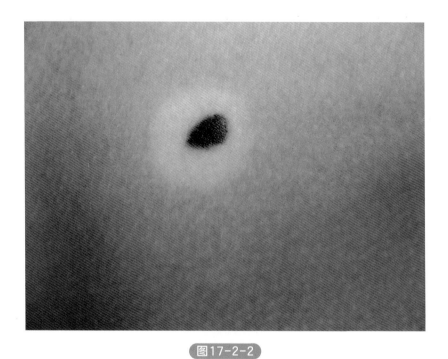

图17-2-2

色素痣的周围圆形色素脱失斑

3.贫血痣（nevus anemicus）

又称先天性色素减退斑，由于该处血管组织发育缺陷，对儿茶酚胺的反应性增强，血管处于收缩状态，为功能性异常。

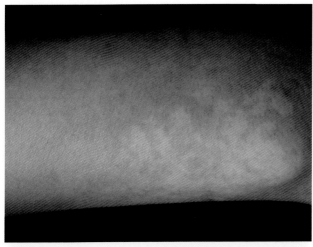

图17-3-1（a）

不规则色素减退斑，周围皮肤充血

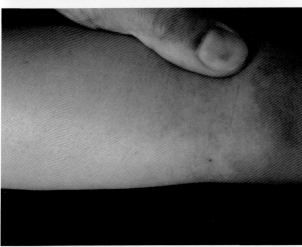

图17-3-1（b）

手指绷紧后，色素减退斑消失，与周围皮肤无明显分界

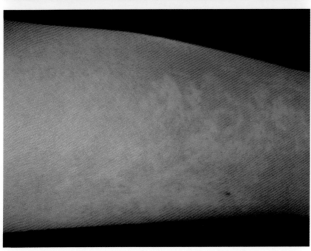

图17-3-1（c）

手指拍打后，周围皮肤充血加重，白斑本身不发红

4. 无色素痣（achromic nevus）

出生时或生后不久即有的局限性浅色斑，往往沿神经节段分布，境界模糊，周围无色素沉着带，一般单发，持续终身。

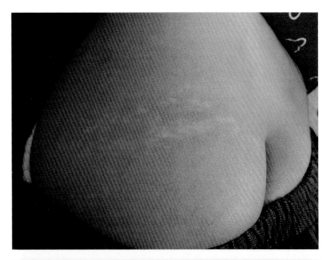

图17-4-1

沿神经节段分布的局限性浅色斑，边缘无色素加深带

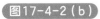

图17-4-2（a）

局限性浅色斑

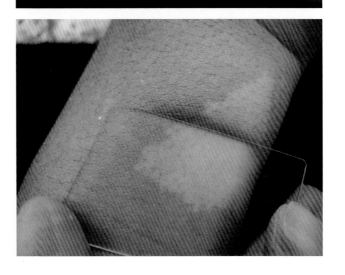

图17-4-2（b）

同一病人，玻片压诊后，浅色斑依然存在

5. 老年性白斑（senile leukoderma）

随着年龄的增长，皮肤中的多巴阳性的黑素细胞数目减少而引起。

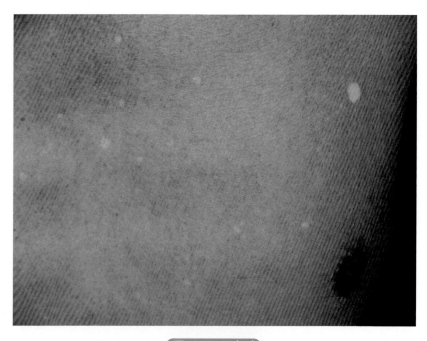

图17-5-1（a）

前胸米粒至绿豆大小的圆形或椭圆形白点，表面稍微凹陷

图17-5-1（b）

同一病人后背部皮损

6.黄褐斑（melasma）

是多见于中青年女性面部的色素沉着性皮肤病。

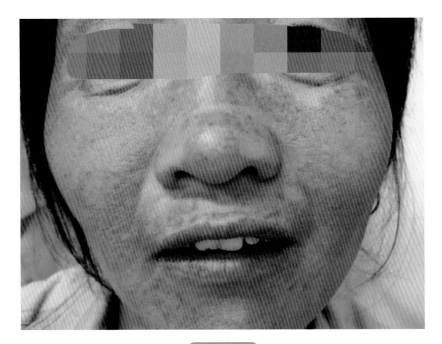

图17-6-1

面部褐色色素沉着斑，形状不规则

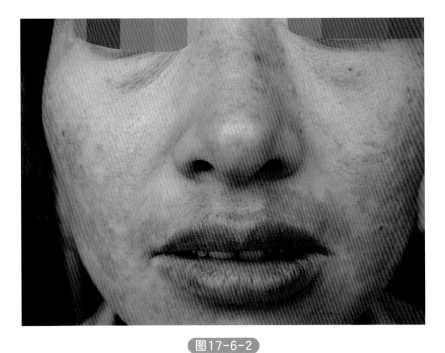

图17-6-2

面部不规则淡褐色色沉斑，双侧对称

7.雀斑（freckle）

是常见于日晒部位皮肤上的黄褐色色素斑点。

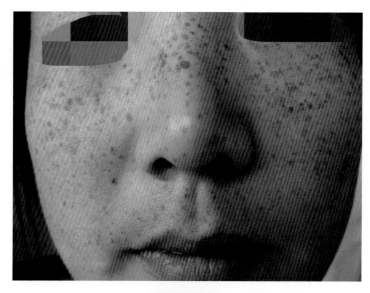

图17-7-1

面部粟粒至米粒大小淡褐色、黄褐色斑点

8.Riehl黑变病（riehl melanosis）

是一种多发生于面部的灰褐色色素沉着病。

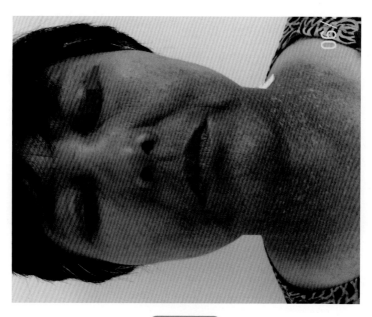

图17-8-1

面颈部灰褐色网状色素沉着

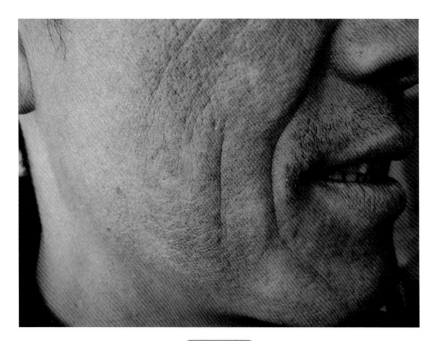

图17-8-2

面部灰紫色网状色素沉着

9. 眼上腭部褐青色痣（nevus-fusco-ceruleus ophthalmo-maxillaris）

可波及到巩膜及同侧面部三叉神经分布区域的灰蓝色斑状损害。

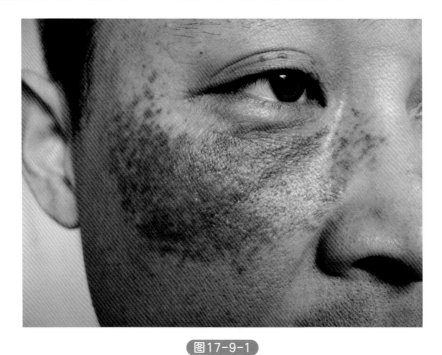

图17-9-1

三叉神经第二支分布区域褐青色斑

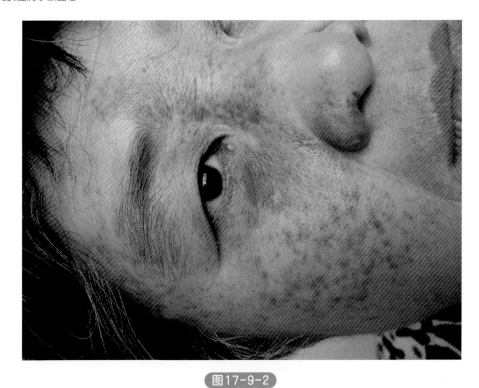

图17-9-2

上下眼睑、颧部、颞部三叉神经区域褐青色、青灰色色沉斑

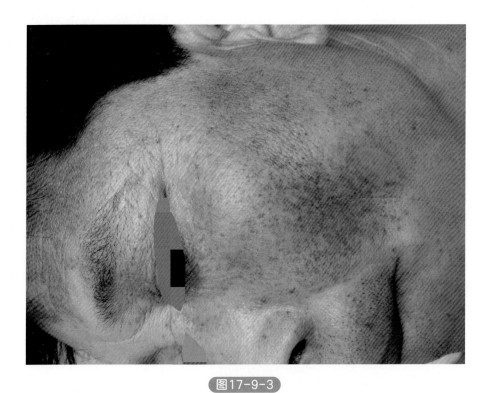

图17-9-3

前额、上下眼睑、颧部及颞部褐青色色沉斑

10.蒙古斑（mongolian spot）

为良性蓝色斑状损害，通常位于腰骶部，出生时即有，几年后自然消退。

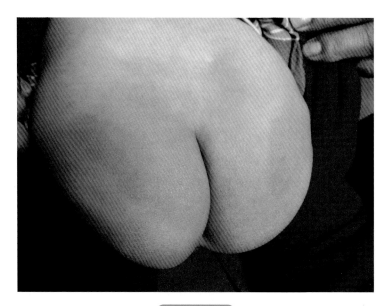

图17-10-1

臀部灰蓝色斑片，自幼发生

11.咖啡斑（cafe-au-lait spots）

为边缘规则的色素沉着斑，有时和多发性神经纤维瘤合并存在。

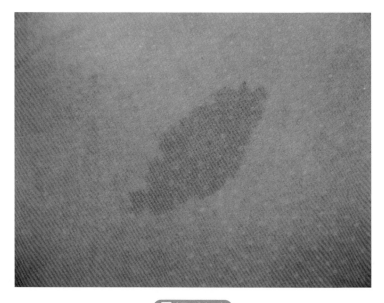

图17-11-1

淡褐色色素沉着斑

12.面颈部毛囊性红斑黑变病（erythromelanosis follicularis faciei et colli）

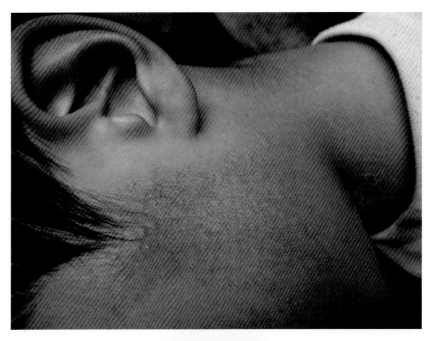

图17-12-1（a）

左耳前、颊部及下颌部位对称发生的红褐色色素沉着斑，其间散在毛囊性丘疹

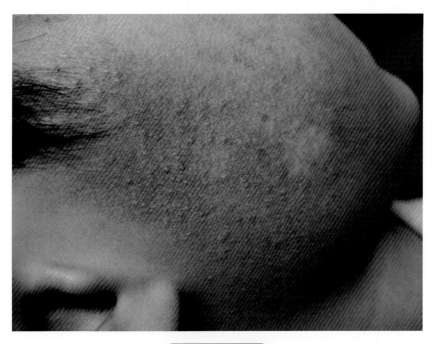

图17-12-1（b）

同一病人，右耳前、颊部及下颌部皮损

13. 文身（tattoos）

用各种颜色颜料刺入皮肤，绘成不同人物、字画的形象，永久存在而不消失。

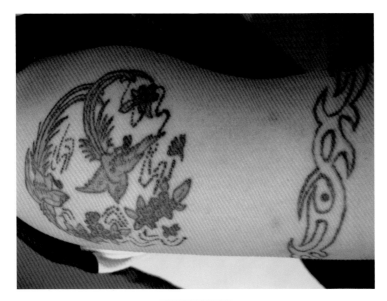

图17-13-1

上肢文身

14. 遗传性对称性色素异常症（dyschromatosis symmetrica hereditaris）

又称对称性肢端色素沉着，为少见的显性遗传性皮肤病。

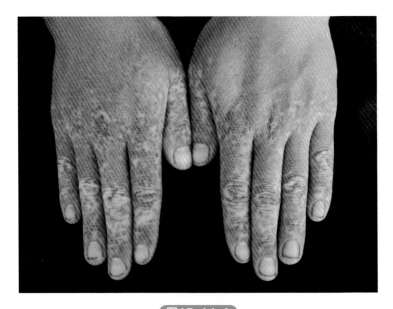

图17-14-1

双侧手背对称性色素脱失斑，其间有小岛状色素增加的褐色斑，边缘色素增加，呈网状

15.意外粉粒沉着（accidental tattoos）

由于意外事故，致使某些有色粉粒进入皮肤，形成播散性色素沉积。

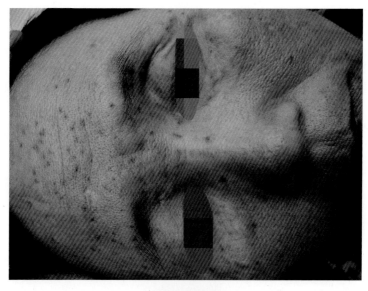

图17-15-1

由鞭炮爆炸所致播散性色素沉积，右眼失明

16.斑痣（nevus spilus）

本病又称斑点状黑子。与日光暴露无关，可发生于任何年龄，无特定的好发部位，皮肤黏膜均可发生。

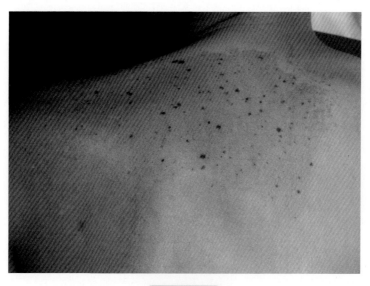

图17-16-1

咖啡斑的基础上针头至米粒大小扁平或稍隆起的棕黑色色素沉着

17. 黑子（lentigo）

又称雀斑样痣。

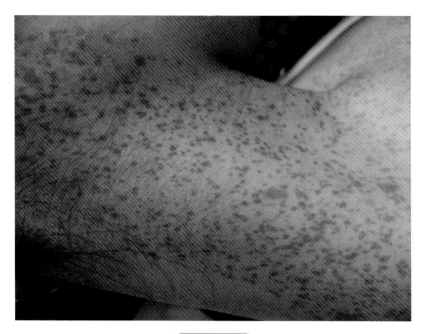

图17-17-1

颈部大小不一褐色斑点

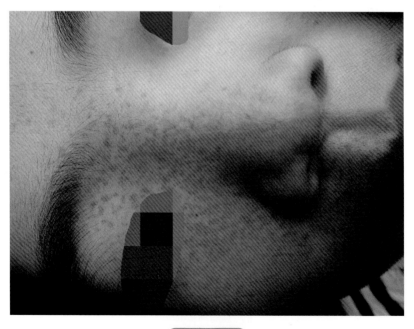

图17-17-2

右面颊褐色斑点，形态均匀，大小不一

18. 色痣（pigmented nevus）

属于黑素细胞系统的良性肿瘤。

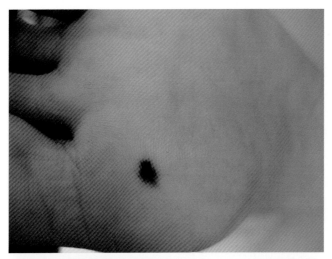

图17-18-1

交界痣：足底褐色斑片，不高起皮肤，表面光滑无毛

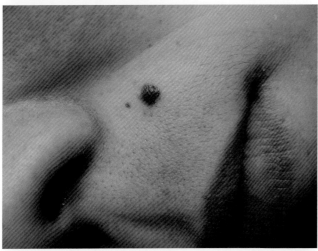

图17-18-2

混合痣：褐黑色斑疹，表面略高起周围皮肤

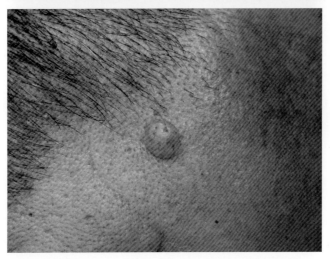

图17-18-3

皮内痣：面部约绿豆大小半球形淡褐色结节

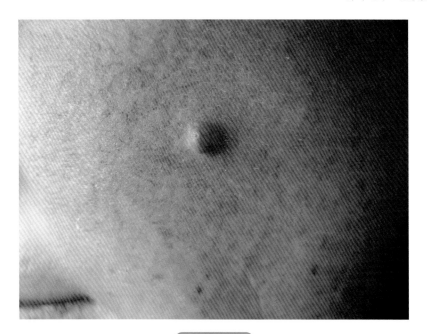

图17-18-4

皮内痣：面部约绿豆大小半球形浅褐色结节，表面光滑

19.结合膜痣（conjunctival nevi）

又称睑分裂痣。临床表现和组织学变化与发生在皮肤上的色痣一样，系发生在上下眼睑的先天性小痣，睁眼时该痣分为上下各半。

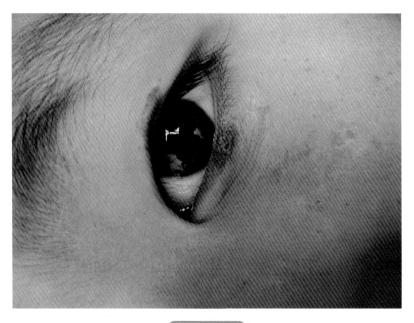

图17-19-1

上下眼睑对应部位发生褐色斑片

20. 色素性毛表皮痣（pigmented hairy epidermal nevus）

又称Becker痣。

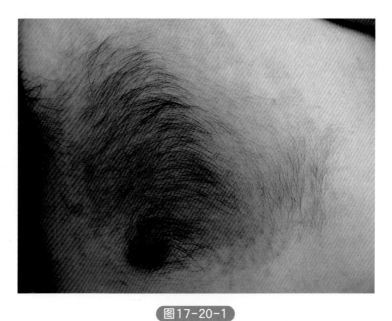

图17-20-1

淡褐色斑状损害，表面可见增粗毛发

21. 甲母痣（nevus of the nail matrix）

指发生于甲基质的交界痣。

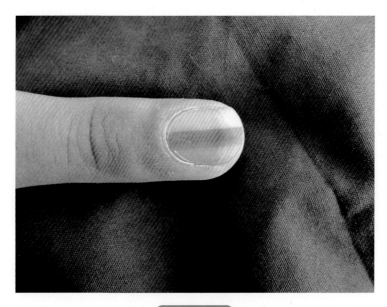

图17-21-1

甲板表面约1.5mm淡褐色色素沉着

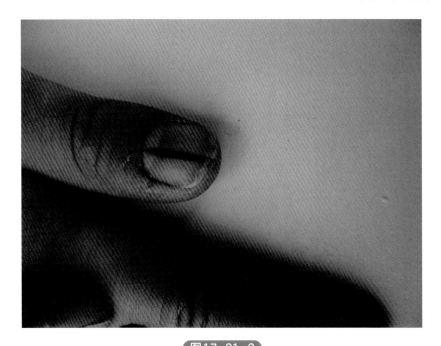

图17-21-2

甲板表面约0.5mm黑褐色色素沉着

22.蓝痣（blue nevus）

指真皮中黑素细胞局限性增生所形成的良性肿瘤。

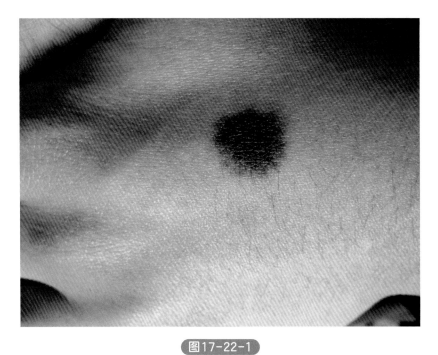

图17-22-1

手背蓝黑色斑疹

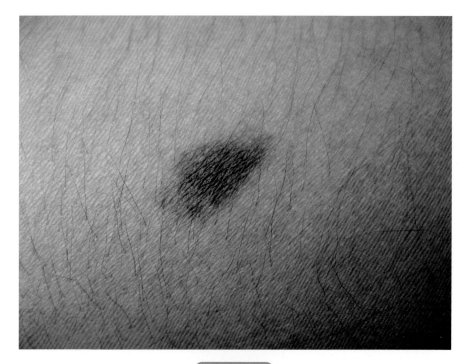

图17-22-2

灰蓝色斑片

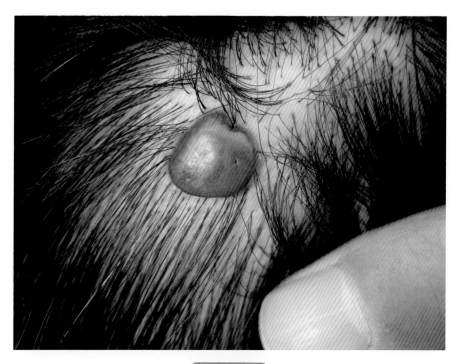

图17-22-3

细胞蓝痣：头皮蓝色结节，表面光滑

23.良性幼年黑素瘤（benign juvenile melanoma）

又称Spitz痣。是一种在组织病理上类似恶性黑素瘤，实际上是一种来源于黑素细胞的后天性良性肿瘤。

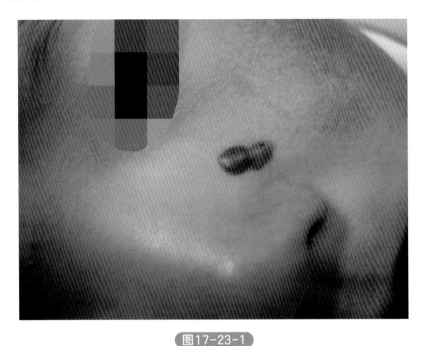

图17-23-1

面部淡红色圆顶结节，表面光滑，少许毛细血管扩张

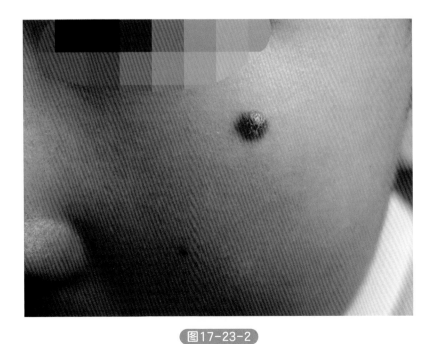

图17-23-2

面部红褐色圆形结节

24.色素性玫瑰糠疹（roseola pigmentosa）

为玫瑰糠疹的一种类型，临床表现类似玫瑰糠疹，只是其颜色呈青灰色，消退较慢，病程较长。

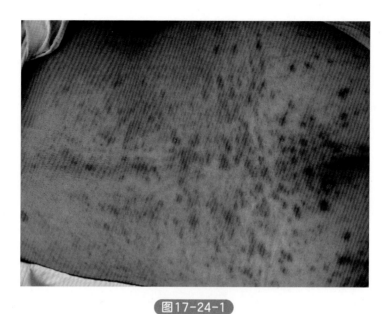

图17-24-1

腰背部圆形或椭圆形灰褐色色沉斑，与皮纹走向一致

25.先天性色痣（congenital pigmented nevus）

与色痣的不同点在于出生时即有，不遗传。

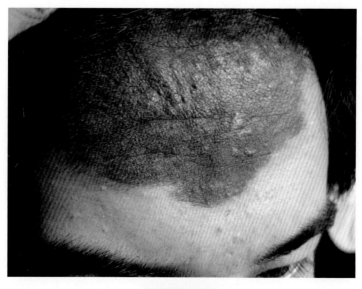

图17-25-1

前额、头皮褐色斑片，边界清楚，柔软有浸润感

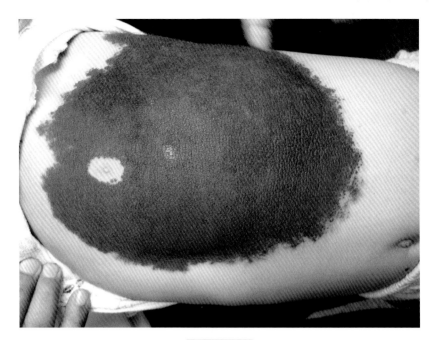

图17-25-2

左侧胸部黑色斑片，边界清楚

26.肩峰三角肌褐青色痣（nevus fuscoceruleus acromiodeltoideus）

除部位外，损害和病理改变与太田痣相似。

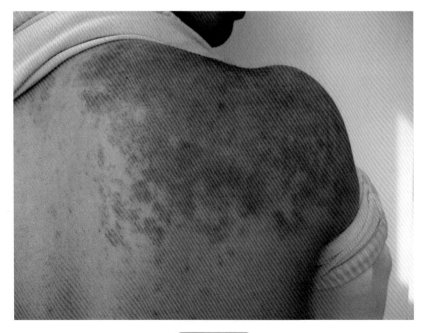

图17-26-1

肩部灰褐色色沉斑

27.颧部褐青色痣（nevus fuscoceruleus zygomaticus）

为发生于颧部的对称分布的黑灰色斑点状色素沉着。

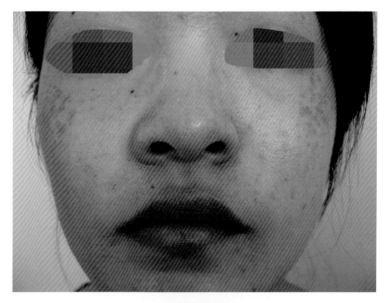

图17-27-1

颧部淡灰褐色色素斑点，两侧对称分布

28.老年性黑子（lentigo senilis）

又称日光性黑子，见于中老年人的长期曝光部位。

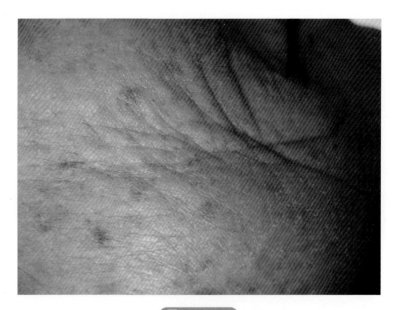

图17-28-1

面部多发大小不一的淡褐色色素沉着斑

29. **血管萎缩性皮肤异色症**（poikiloderma vasculare atrophicans）

本病为慢性的皮肤网状色素沉着。

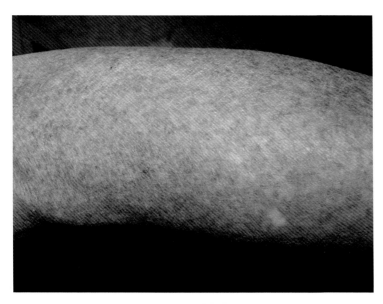

图17-29-1

大小不一色素沉着性网状红斑，其上有少量的浅表微细鳞屑，间有毛细血管扩张

30. **炎症后色素沉着**（postinflammatory hyperpigmentation）

又称炎症后黑变病。

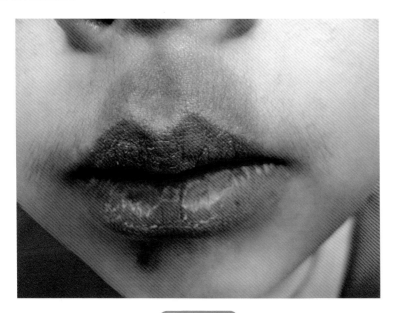

图17-30-1

固定型药疹.口唇部位遗留的色素沉着斑

第十八章 内分泌、代谢与营养性皮肤病

1.维生素A缺乏症（hypovitaminosis A）

又称蟾皮病。是由于维生素A缺乏所致的营养障碍性皮肤病。临床表现为皮肤干燥粗糙，四肢伸侧圆锥状毛囊性角化性丘疹、夜盲、角膜干燥软化。

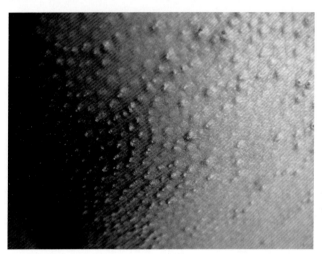

图18-1-1

毛囊性角化性丘疹，触之较硬，中央可见棘刺状角质栓

2.肠病性肢端皮炎（acrodermatitis enteropathica）

是一种少见的遗传性婴幼儿疾病。临床特征为腔口周围和四肢末端皮炎、慢性腹泻和秃发，锌治疗有效。

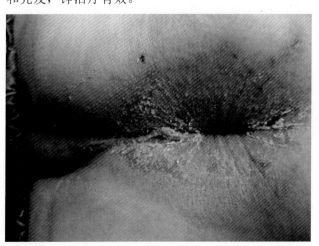

图18-2-1（a）

肛周潮红、糜烂

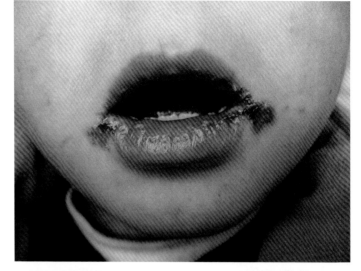

图18-2-1（b）

同一患儿口角糜烂、结痂

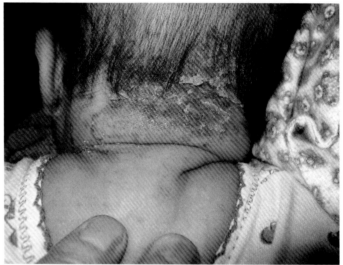

图18-2-2（a）

颈项部红斑、结痂、脱屑

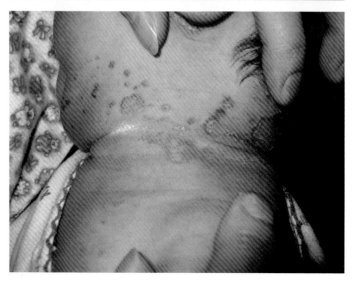

图18-2-2（b）

同一患儿，颈侧面糜烂、脱屑

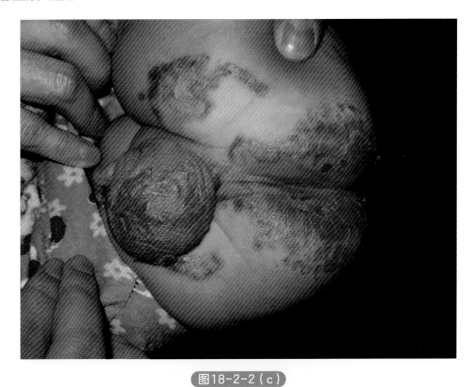

图18-2-2（c）

同一患儿，肛周、阴囊、股内侧皮肤红斑、糜烂、结痂、脱屑

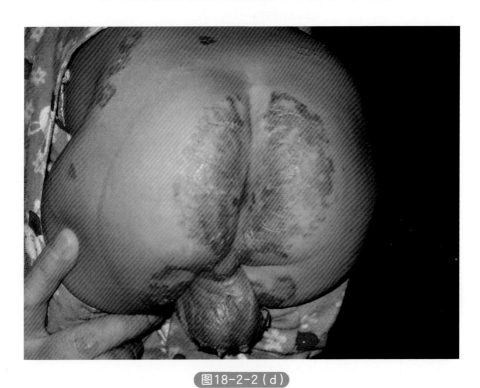

图18-2-2（d）

同一患儿，肛周、阴囊、腰部红斑、糜烂、脱屑

3.烟酸缺乏症（pellagra）

由烟酸类维生素缺乏引起。临床有皮炎、舌炎、肠炎、精神异常和周围神经炎。

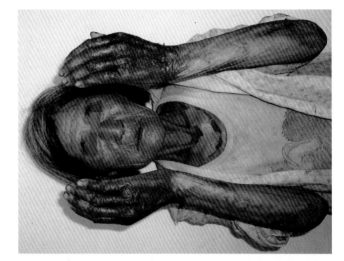

图18-3-1

光暴露部位发生边界鲜明的褐红色斑疹

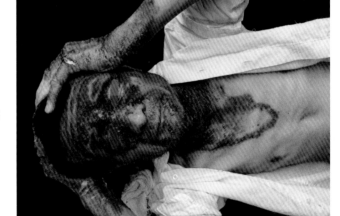

图18-3-2（a）

面部、颈部V形区及手背等光暴露部位红棕色斑片，其上粗糙伴有鳞屑、焦痂

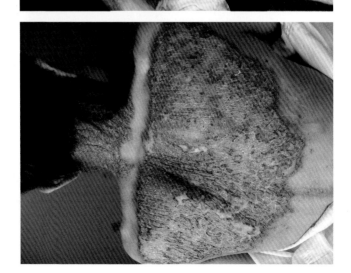

图18-3-2（b）

同一病人，颈后部、后背部损害

4.胡萝卜素血症（carotenemia）

过量进食富含胡萝卜素的食物和水果所致。临床以皮肤颜色变黄为主，黏膜不受累。

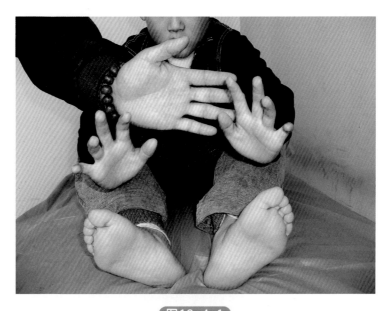

图18-4-1

过量进食橘子后掌跖变黄

5.黄瘤病（xanthomatosis）

是指皮肤或肌腱有黄色或橙色的斑疹或结节。

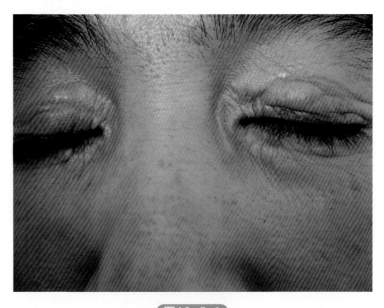

图18-5-1

睑黄瘤：上下眼睑橘黄色斑块

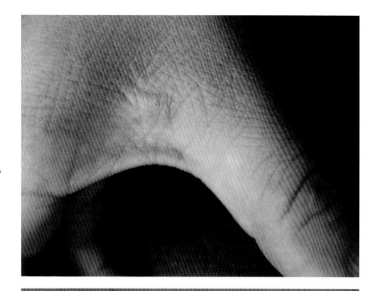

图18-5-2

间擦性黄瘤：指间稍高起的黄色斑块

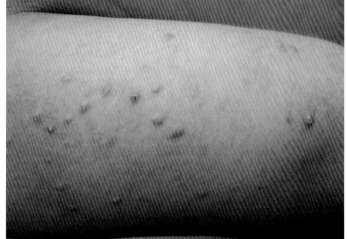

图18-5-3

发疹性黄瘤：肢伸侧绿豆至黄豆大小黄红色丘疹

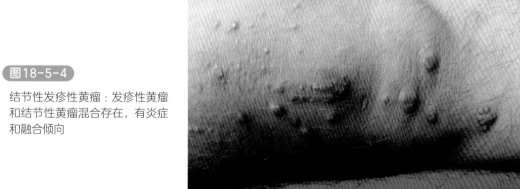

图18-5-4

结节性发疹性黄瘤：发疹性黄瘤和结节性黄瘤混合存在，有炎症和融合倾向

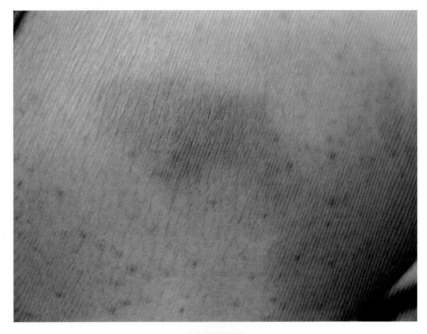

图18-5-5

扁平黄瘤：膝关节伸侧橘黄色斑片

6. 黑棘皮病（acanthosis nigricans）

以皮肤色素增生、天鹅绒样增厚、角化过度、疣状增殖为特征的皮肤病。

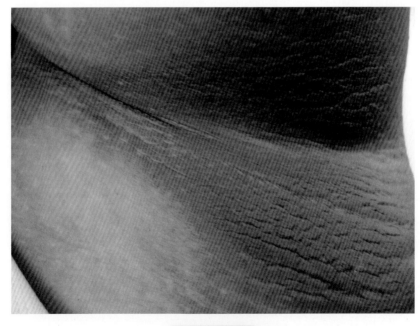

图18-6-1（a）

肥胖性黑棘皮病：腋窝褐黑色色素沉着斑，天鹅绒样增厚

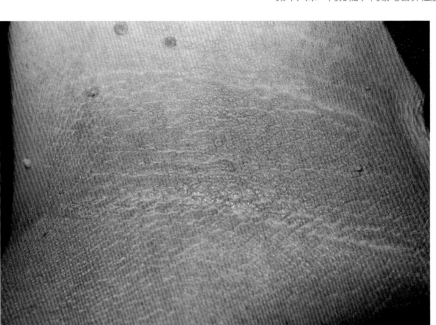

图18-6-1（b）

同一病人，颈部色素沉着斑，呈天鹅绒样增厚，伴有皮赘

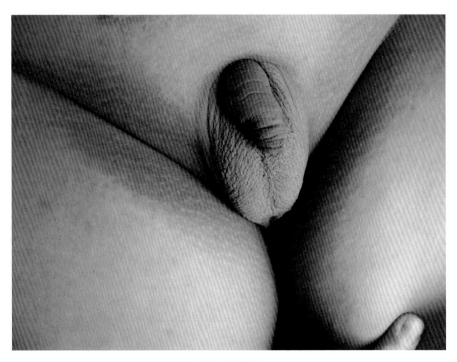

图18-6-2

良性黑棘皮病：双侧腹股沟褐黑色色素沉着，似天鹅绒样，自幼儿期发生

7. 原发性皮肤淀粉样变（primary cutaneous amyloidosis）

淀粉样蛋白沉积于正常的皮肤而无其他器官受累的表现。

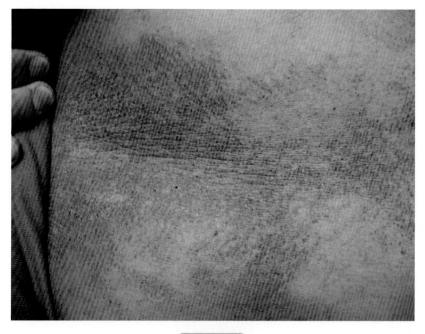

图18-7-1

斑状淀粉样变：背部点状黑褐色斑疹聚合成网状

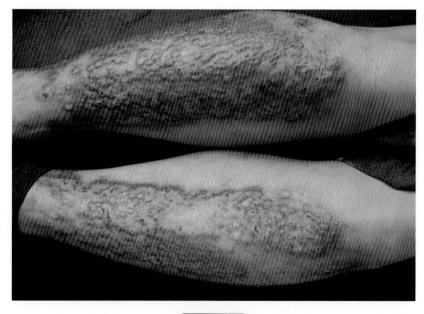

图18-7-2

苔藓状皮肤淀粉样变：双小腿伸侧淡红色、褐色扁平隆起的半球形、多角形丘疹，质硬，表面光滑发亮呈蜡样

8.黏液水肿性苔藓（lichen myxedematosus）

是因皮肤中纤维母细胞增生和酸性黏多糖过度沉积而引起皮肤苔藓样丘疹为特征的皮肤病。原因不明，皮损是异常球蛋白沉积的结果。

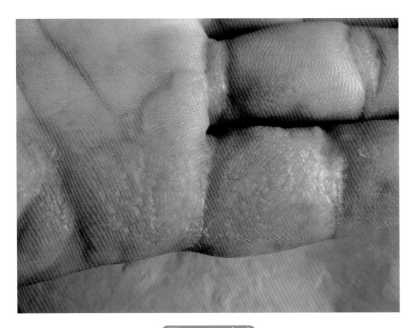

图18-8-1（a）

手掌侧缘、手指屈侧黄色苔藓样丘疹，表面蜡样光泽

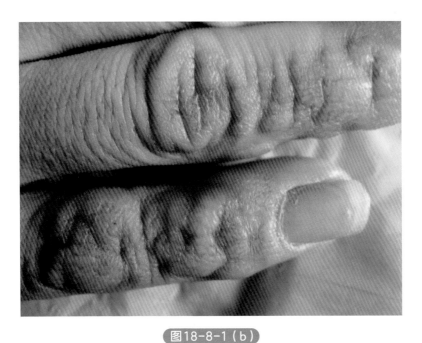

图18-8-1（b）

同一病人，手指背侧皮损

9.黏蛋白沉积症（Mucinosis）

是以真皮内黏蛋白过多沉积为特征的一组疾病。

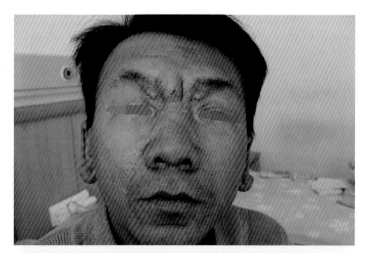

图18-9-1（a）

面部正常皮色苔藓样丘疹，表面蜡样光泽，额部及鼻部皮肤肥厚突出，呈狮面样外观

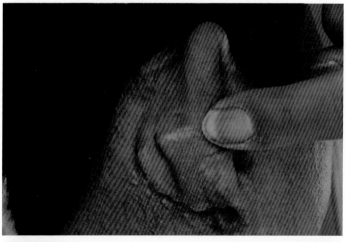

图18-9-1（b）

同一病人，耳后皮损

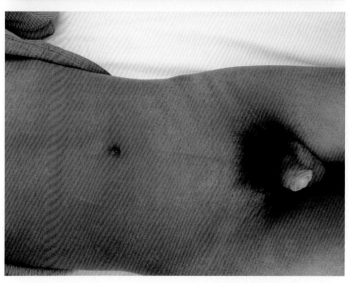

图18-9-1（c）

同一病人，躯干部皮损

10. 高脂蛋白血症（hyperlipoproteinemia）

是一组脂蛋白代谢性疾病，主要临床特征为黄瘤、动脉粥样硬化和急性胰腺炎。

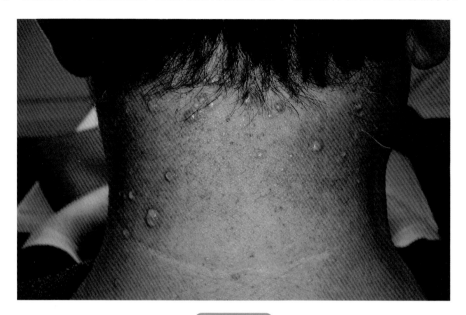

图18-10-1

颈部黄色、黄红色结节

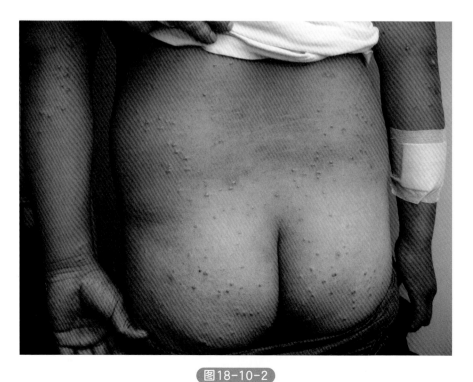

图18-10-2

皮损表现为发疹性黄瘤的表现

11. 痛风（gout）

是由于嘌呤代谢紊乱和（或）尿酸排泄减少而产生的一种晶体性关节炎。

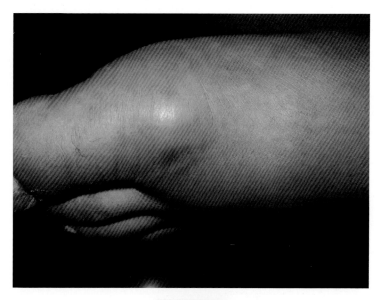

图18-11-1

单侧踇跖趾关节坚硬结节，表面皮肤发红

12. 核黄素缺乏症（ariboflavinosis）

是机体因缺乏核黄素而发生的阴囊炎、舌炎、唇炎和口角炎的综合病症。

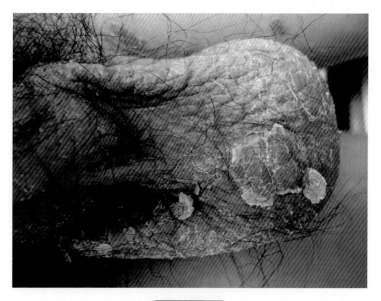

图18-12-1

表现为阴囊炎，阴囊干燥、脱屑和结痂，皮肤浸润肥厚，类似慢性湿疹

13. 月经疹（exanthema menstruale）

是指与月经周期密切相关的发疹性皮肤病。

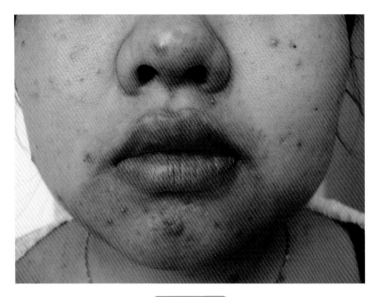

图18-13-1

月经前周期性出现轻度痤疮，皮脂溢出增多（经期过后痤疮慢慢消失，皮脂溢出减少）

14. 原发性系统性淀粉样病变（primary systemic amyloidosis）

又名Lubarsch-Pick病，本病是指淀粉样蛋白沉积在机体各系统、器官和组织中引起的一种全身性疾病，约40%的患者有皮肤表现，常见的皮肤表现是瘀点、瘀斑。

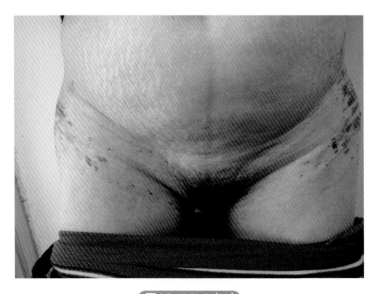

图18-14-1（a）

双侧大腿根部瘀点、瘀斑。

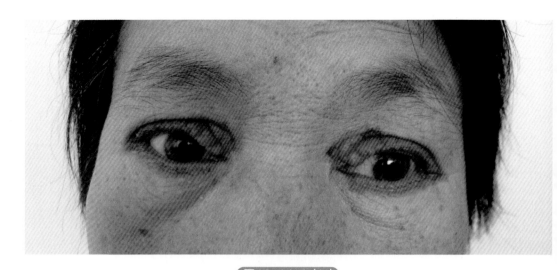

图18-14-1（b）

眼睑周围瘀点、瘀斑、黄色结节，表现形似黄瘤。

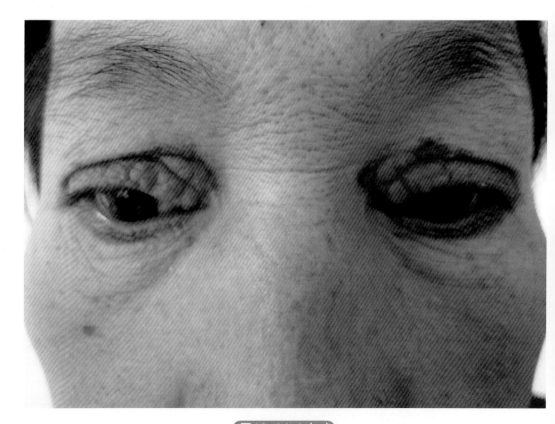

图18-14-1（c）

同一病人眼睑周围皮肤

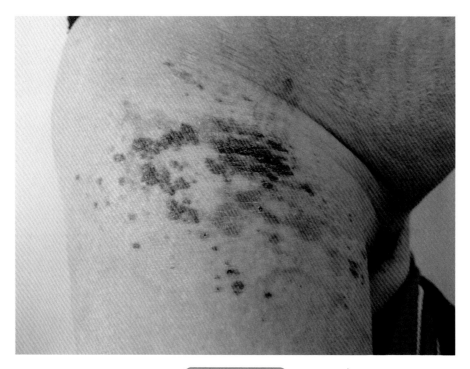

图18-14-1（d）

同一病人右侧大腿根部表现

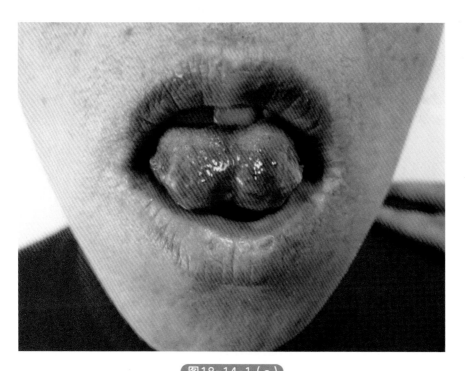

图18-14-1（e）

同一病人舌部可见明显齿痕，针尖大小瘀点

第十九章　黏膜及黏膜皮肤交界处疾病

1.口角唇炎（angular cheilitis）

是口角部位的皮肤及邻近黏膜的急性或慢性炎症。

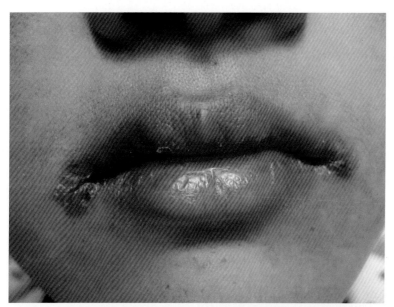

图19-1-1

双侧口角部位炎性红斑、结痂，伴有线状皲裂

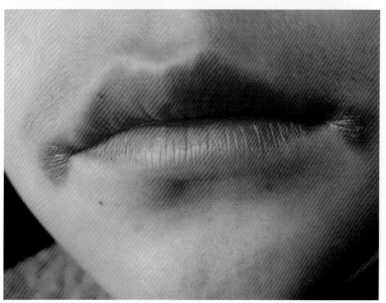

图19-1-2

双侧口角部位浸润、变厚、色素沉着，呈慢性炎症改变

2.阴茎珍珠样丘疹（pearly penile papules）

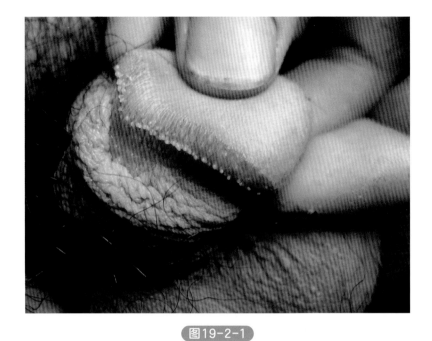

图19-2-1

冠状沟背侧密集排列珍珠色半透明丘疹，直径约0.5～1mm，无融合

3.假性湿疣（pseudocondyloma accuminata）

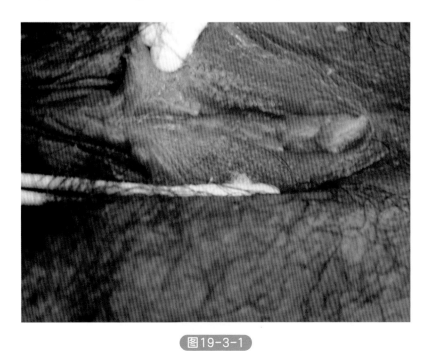

图19-3-1

小阴唇内侧密集颗粒状丘疹或绒毛状突起

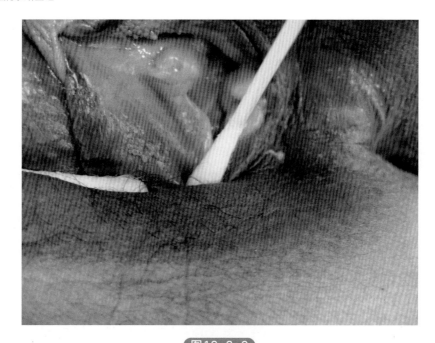

图19-3-2

小阴唇内侧颗粒状光滑柔软丘疹

4.皮脂腺异位症（fordyce's disease）

是由于皮脂腺生理变异而发生在唇部、口腔黏膜及外生殖器部位增生性病变。

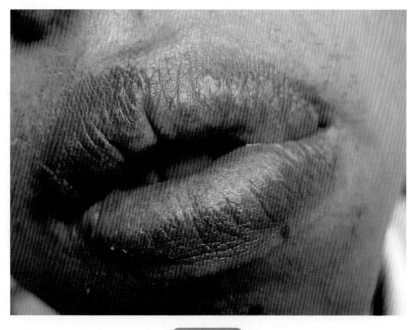

图19-4-1

上唇密集分布针头大小黄白色小丘疹

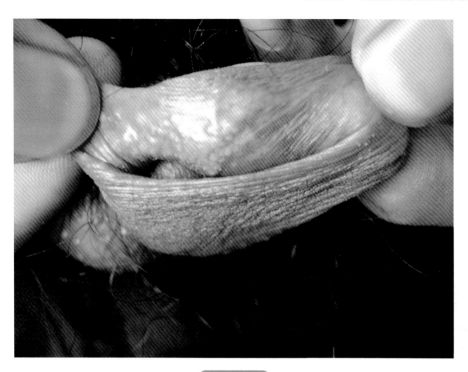

图19-4-2

包皮针头大小黄白色小丘疹

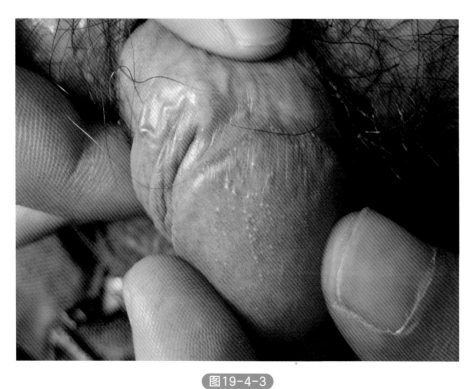

图19-4-3

龟头散在针头大小黄白色丘疹

5. 阴茎硬化性淋巴管炎（sclerosing lymphangiitis of the penis）

一般发生于局部轻度机械损伤、手淫和过频、过度用力的性交引起的局部磨损之后，局部创伤导致阴茎皮下组织内的大淋巴管阻塞，形成局部损害。

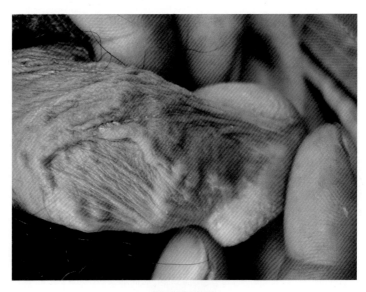

图19-5-1

阴茎背侧蚯蚓状条索状物

6. 阴茎中线囊肿（median raphe cyst of the penis）

是男性生殖器的一种胚胎发育异常。

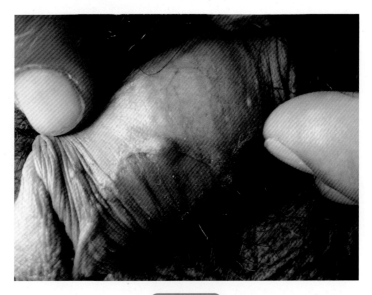

图19-6-1

阴茎上直径约3mm半透明囊性肿物

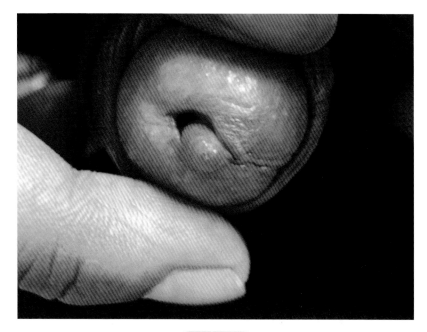

图19-6-2

龟头半透明囊性肿物

7.阴茎系带旁丘疹（papules para-penis ferenulum）

迄今尚未正式命名，临床常见。为发生于阴茎系带旁的肤色或黄白色软性丘疹。

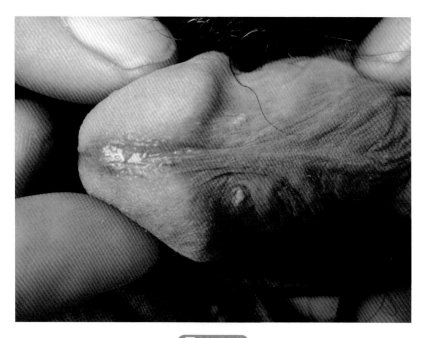

图19-7-1

阴茎系带旁嫩粉红色软性丘疹

8. 菜花样乳头瘤病（cauliflower-like papillomatosis）

是口腔黏膜的一种乳头瘤病。

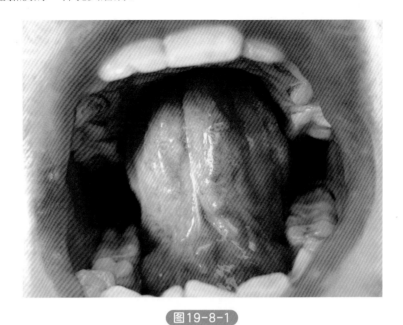

图19-8-1

舌体上菜花样增生物

9. 复发性阿弗他口腔炎（recurrent aphthous stomatitis）

为口腔黏膜的疼痛性、复发性、单发或多发性浅表溃疡。

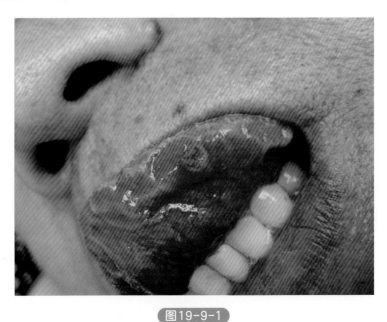

图19-9-1

舌尖圆形浅表溃疡，反复发生

10.皱襞舌（lingua plicata）

本病为发育上的缺陷，常发生于婴儿，也可见于成人。

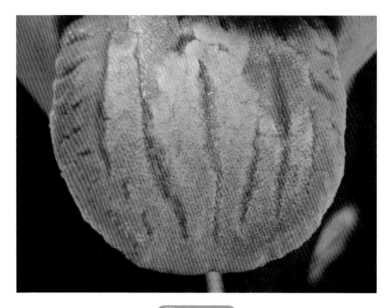

图19-10-1

舌面脑回状沟纹

11.剥脱性唇炎（exfoliative cheilitis）

原因不明的唇部原发性脱屑和轻度炎症。

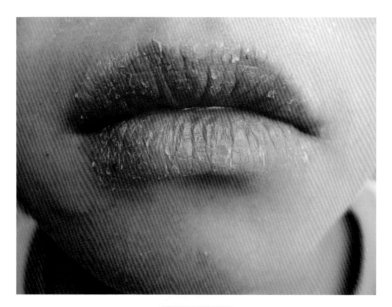

图19-11-1

上下唇干燥，脱屑

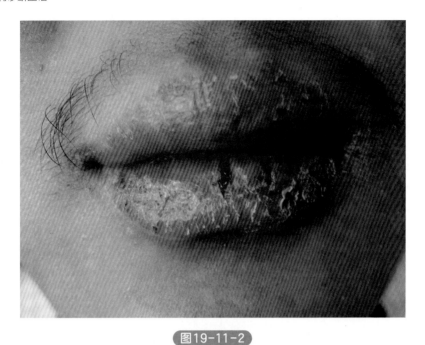

图19-11-2

上下唇干燥、结痂、皲裂及出血

12. 光化性唇炎（actinic cheilitis）

又称为日光性唇炎，由于过度照射日光所引起，是由紫外线过敏造成。多见于户外工作者。

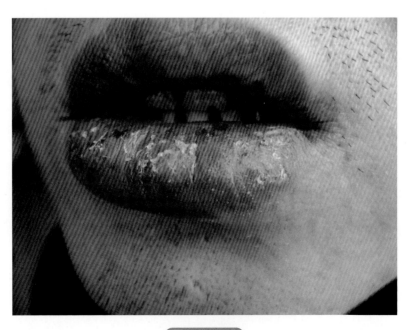

图19-12-1

下唇干燥、结痂、皲裂

13.肉芽肿性唇炎（cheilitis granulomatosa）

唇部反复或慢性肿胀肥厚，最终发展为巨唇。

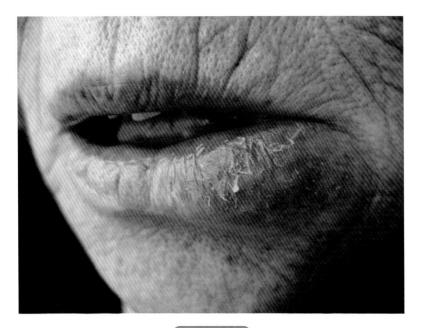

图19-13-1

下唇弥漫性实质性肿胀

第二十章 角化性皮肤病

1.毛囊角化症（keratosis follicularis）

又称Darier病。为常染色体不规则显性基因遗传。是一种以表皮角化不良为基本病理改变的慢性角化性皮肤病。

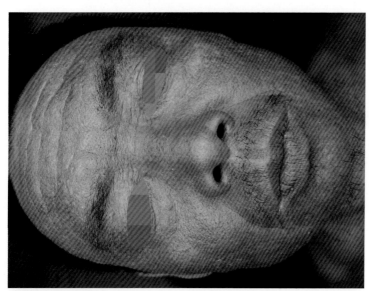

图20-1-1（a）

面部密集灰褐色角化性丘疹，部分似扁平疣样损害，鼻部损害融合，表面被覆油脂样污痂

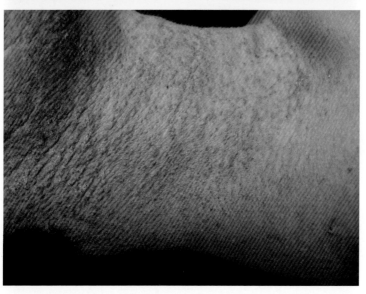

图20-1-1（b）

同一病人，颈部角化性丘疹，表面增殖性损害，沿皮纹排列呈线状

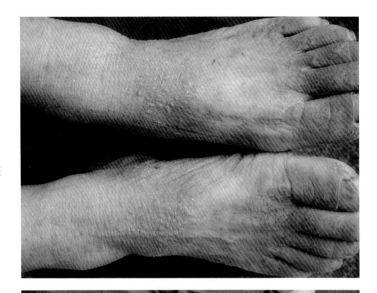

图20-1-1（c）

同一病人，足背毛囊性角化性丘疹

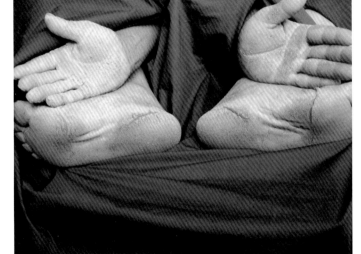

图20-1-1（d）

同一病人，手掌、足底弥漫性角化过度

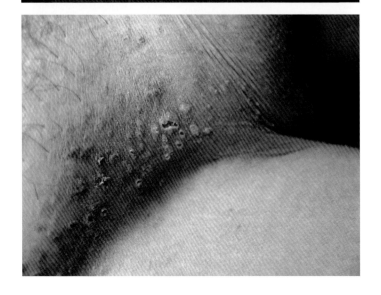

图20-1-1（e）

同一病人，腹股沟部损害

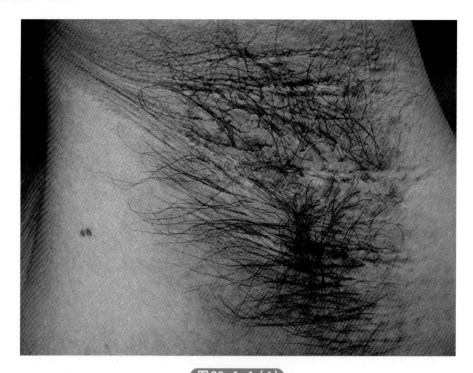

图20-1-1（f）

同一病人，腋窝增殖性损害

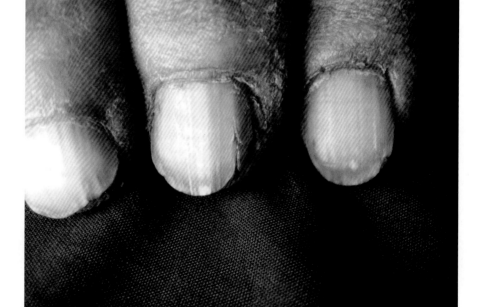

图20-1-1（g）

同一病人，甲下角化过度，表面有白色纵纹，远端游离缘有三角形缺损

2.汗孔角化症（porokeratosis of mibelli）

是一种较少见的起源于遗传的慢性进行性角化性皮肤病。

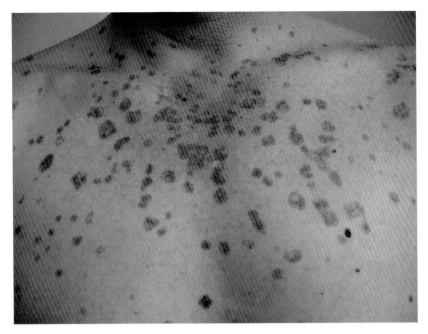

图20-2-1（a）

浅表播散型：前胸上部大小不等的角化性斑片，边缘纤细如一圈黑线，中央色素沉着

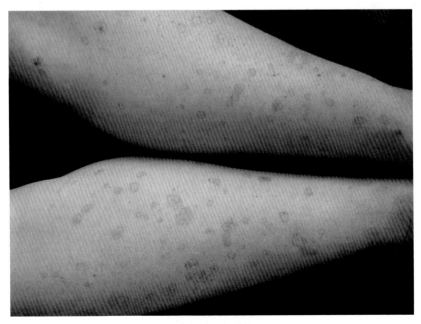

图20-2-1（b）

同一病人，双上肢屈侧皮损

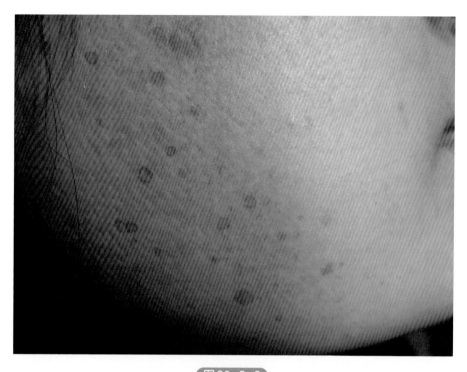

图20-2-2

面部皮损近照，可见角化性斑片，边缘纤细如一圈黑线

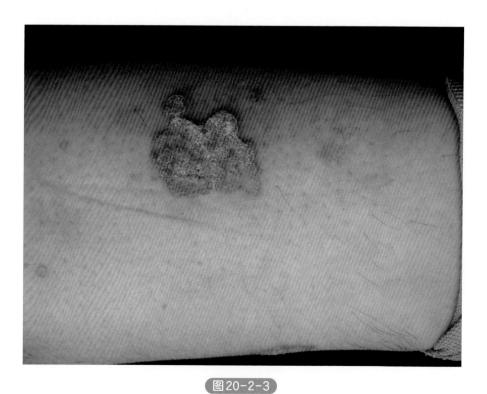

图20-2-3

斑块型：角化性斑块，中央凹陷，边缘呈堤状

3.掌跖角化病（keratosis palmaris et plantaris）

是以手掌和足跖角化过度为特点的一组慢性皮肤病。

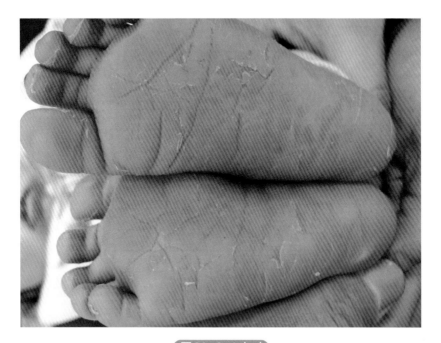

图20-3-1（a）

双侧足跖弥漫角化过度，基底为粉嫩皮肤

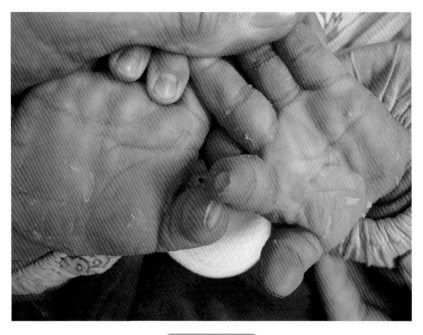

图20-3-1（b）

同一患儿，双手掌皮损

4.剥脱性角质松解症（keratolysis exfoliativa）

是一种掌跖部角质层浅表性剥脱性皮肤病。

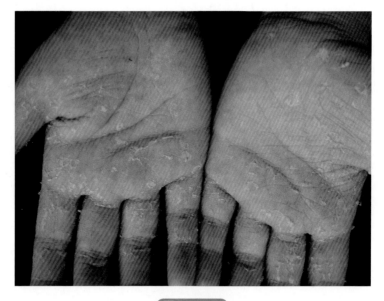

图20-4-1

双侧手掌、手指掌侧浅表性脱屑，基底皮肤不发红

5.对称性进行性红斑角皮症（progressive symmetric erythrokeratodermia）

可能与遗传有关，有学者认为系毛发红糠疹的亚型。

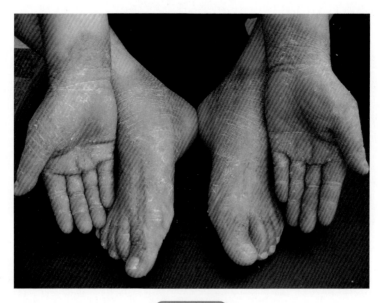

图20-5-1

手足对称性分布弥漫潮红浸润性斑片，表面被覆糠秕状鳞屑

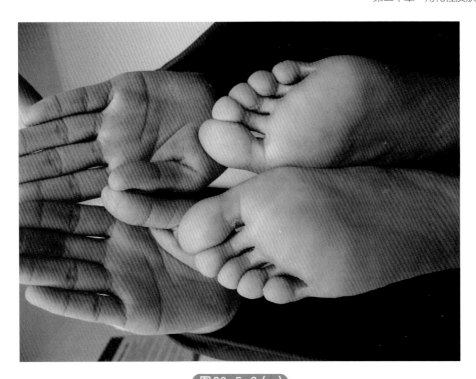

图20-5-2（a）

手足对称性分布潮红浸润性斑片

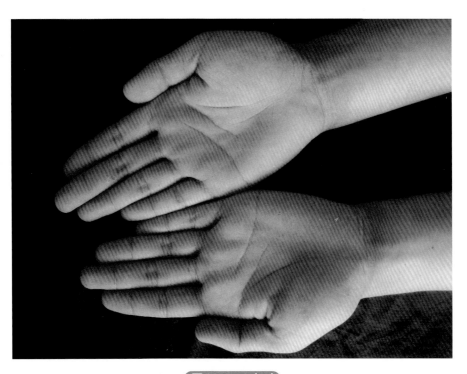

图20-5-2（b）

手部皮损近照

6.可变性红斑角化病（erythrokeratodermia variabilis）

为一种罕见的遗传性皮肤病，为基本起源于表皮的原发性角化病。

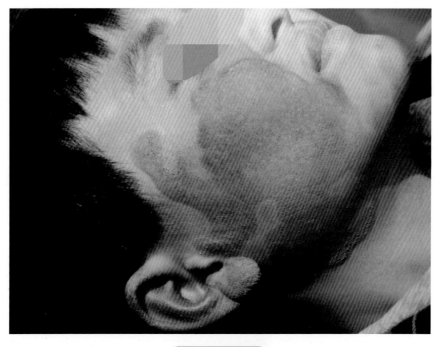

图20-6-1（a）

面部地图状不规则红棕色角化过渡性斑片

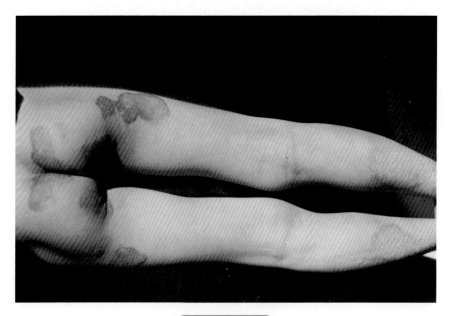

图20-6-1（b）

同一病人，双下肢、臀部损害

7. 围绝经期角皮症（keratoderma climactericum）

发生于绝经期妇女掌跖部位的局限性角化性皮肤病。

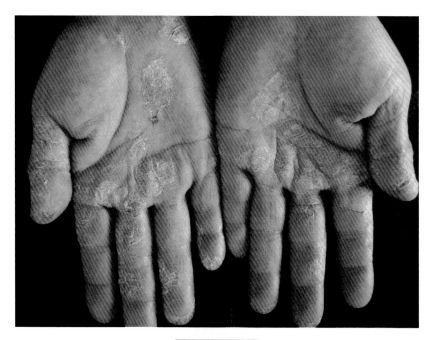

图 20-7-1（a）

双手掌角化增厚，表面可见鳞屑

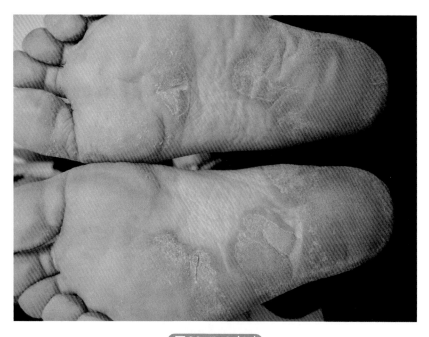

图 20-7-1（b）

双足跖蜡黄色角化增厚性斑块

8.沟状跖部角质松解症（keratolysis plantare sulcatum）

又称窝状角质松解症，是一种发生于跖部角质层的细菌感染。

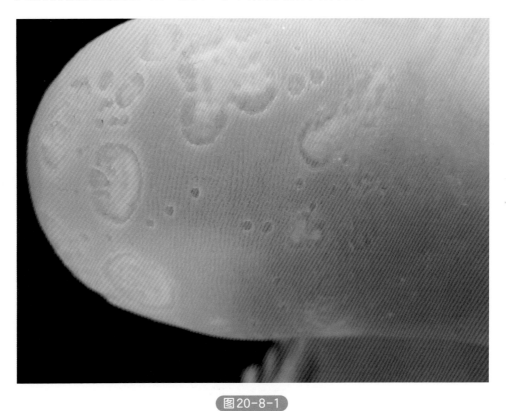

图20-8-1

病人双足跟部见多处大小不一的环状及点状的浅表剥蚀，部分呈火山口样

第二十一章　真皮胶原及弹性纤维性疾病

1. 回状颅皮（cutis verticis gyrata）

又称皱折性厚皮病。指颅皮有条状肿厚及皱折，犹如脑回状。

图 21-1-1

头皮呈脑回状

2. 结缔组织痣（connective tissue nevus）

是由真皮细胞外基质成分如胶原纤维、弹性纤维或黏多糖等构成的错构瘤。

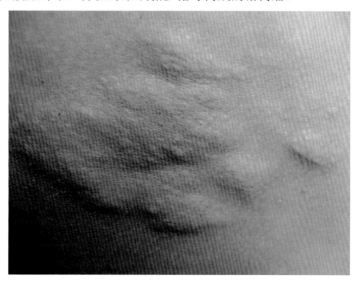

图 21-2-1

结节性硬化中鲨鱼皮样斑块是结缔组织痣中的一型

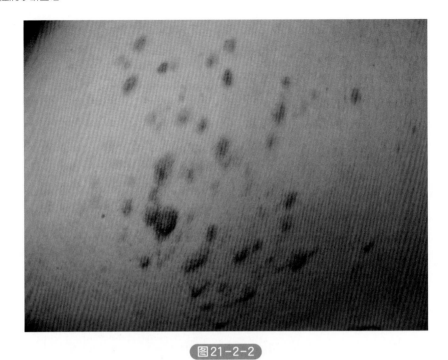

图 21-2-2

背部散在棕红色坚实丘疹，似肥厚瘢痕样

3. 老年性皮肤萎缩（atrophia cutis senilis）

　　是指老年人的皮肤发生萎缩和变性。

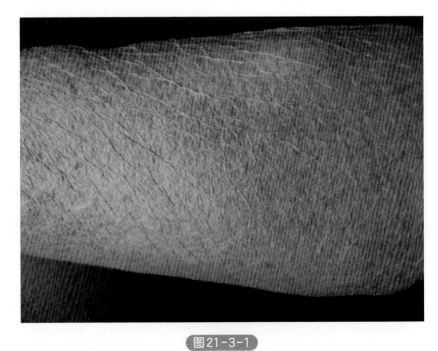

图 21-3-1

皮肤干燥、菲薄、发皱

4. 萎缩纹（striae atrophicae）

又称膨胀纹，是皮肤出现的原发性条纹状萎缩，初起颜色淡红，之后转为淡白。

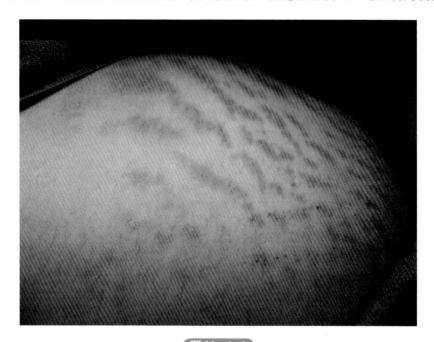

图 21-4-1

大腿根部波浪形条纹状萎缩，紫红色，表面平滑有细微皱纹

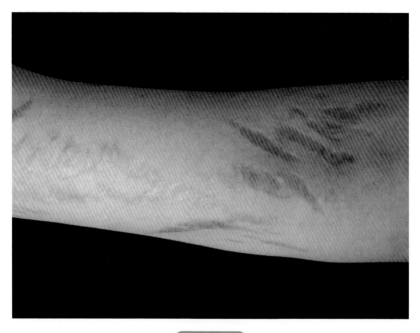

图 21-4-2

前臂条纹状萎缩，紫红色或苍白色，微凹，隐约可见其内血管纹理

5. 斑状萎缩（macular atrophy）

又称皮肤松弛症，表现为圆形或椭圆形萎缩松弛的疝样斑。

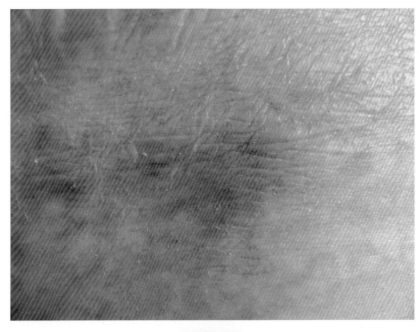

图21-5-1

图下部明显凹陷，正常皮沟变少、变浅或消失，显示表皮、真皮及皮下组织同时萎缩

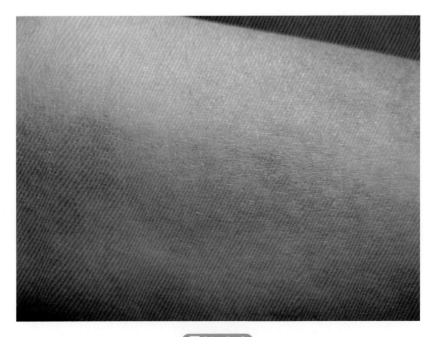

图21-5-2

条状皮肤凹陷

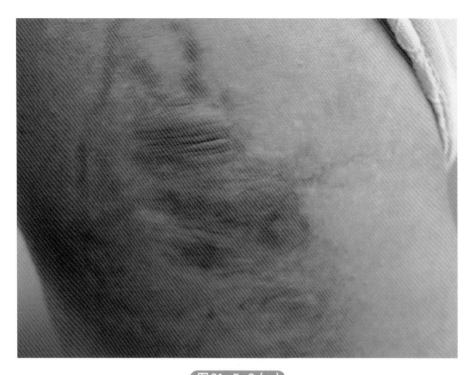

图21-5-3（a）

股部淡白色、淡红色椭圆形萎缩性斑片

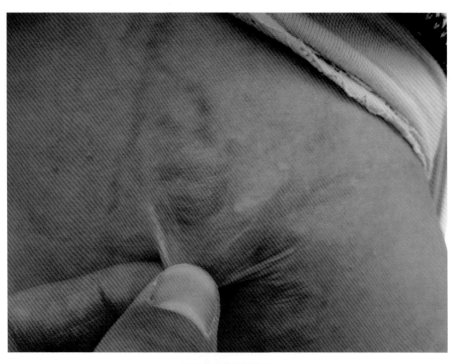

图21-5-3（b）

捏起皮肤呈柔软囊状

6.进行性特发性皮肤萎缩（progressive idiopathic atrophoderma）

病程极慢，其特点为缺乏硬化。

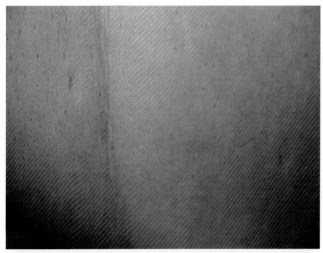

图21-6-1（a）

腹部原因不明的线状萎缩

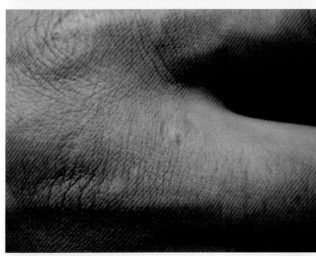

图21-6-1（b）

手背斑状萎缩

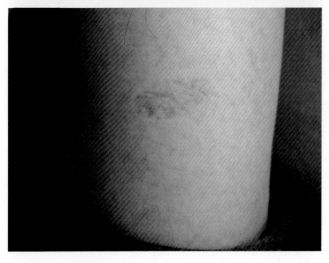

图21-6-1（c）

小腿卵圆形斑状萎缩

7. 上睑下垂（ptosis）

指提上睑肌功能不全或丧失，以致上睑呈现部分或全部下垂。

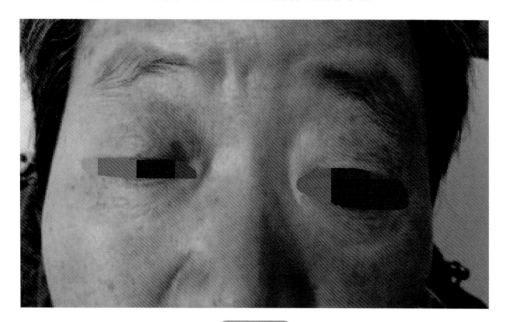

图 21-7-1

上睑部分下垂

第二十二章　皮下脂肪疾病

1.外伤性脂膜炎（traumatic panniculitis）

由于外伤引起的皮下脂肪坏死。

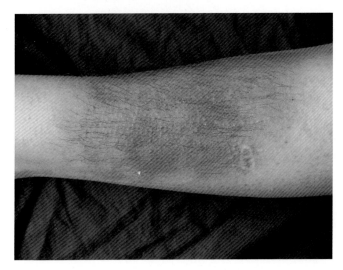

图22-1-1

有外伤史，表现为缓慢进展的坚实斑块，触痛

2.人为性脂膜炎（factitial panniculitis）

为人为因素造成的脂膜炎。

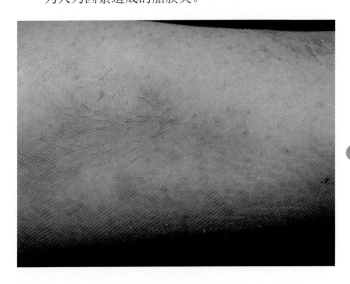

图22-2-1

小腿伸侧局限性凹陷

3.硬化性脂膜炎（sclerosing panniculitis）

好发于小腿，常伴有小腿静脉功能不全。

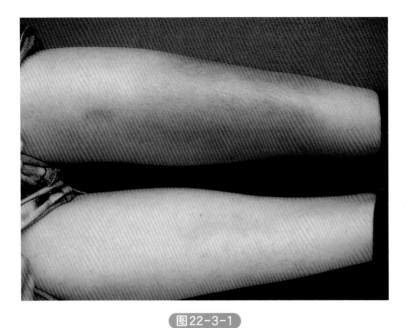

图22-3-1

右小腿伸侧硬化性斑块

4.局限性特发性脂肪萎缩（localized idiopathic lipoatrophy）

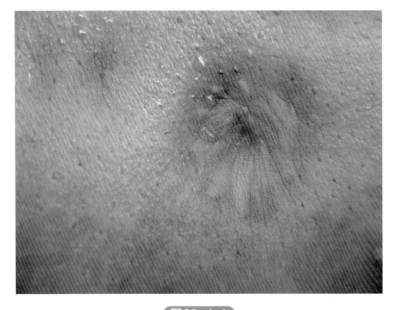

图22-4-1

局部皮肤凹陷，表皮纹理基本正常

5.痛性脂肪疝（painful fat herniation）

当患者负重使足跟部位皮下脂肪通过薄层筋膜突出形成疝，引起足部疼痛。

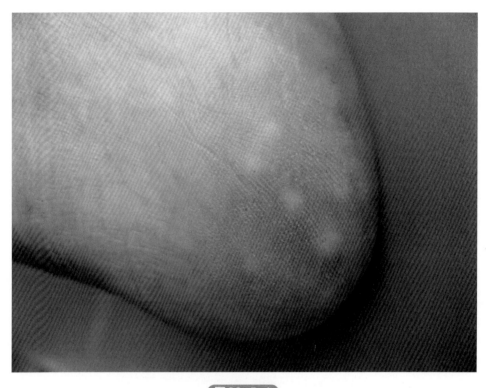

图 22-5-1

负重后足跟黄白色小点，伴有疼痛

第二十三章　皮肤肿瘤

1. 良性肿瘤（benign tumor）

1.1　表皮肿瘤与囊肿

1.1.1　表皮痣（epidermal nevus）

又称疣状痣。

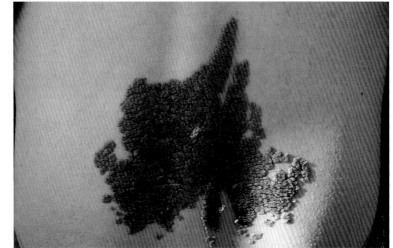

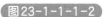
图23-1-1-1-1

腰部棕黑色疣状斑块，触之较硬

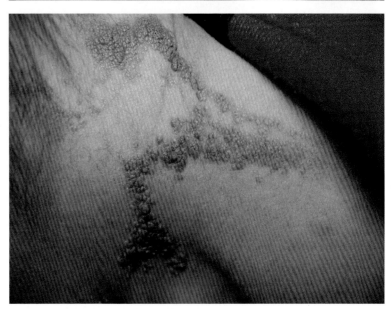

图23-1-1-1-2

颈后棕褐色疣状增生，排列呈带状，表面呈颗粒状乳头瘤样

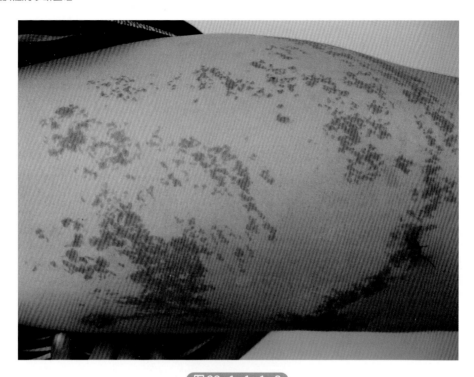

图 23-1-1-1-3

躯干涡纹状排列褐色斑疹、角化性丘疹

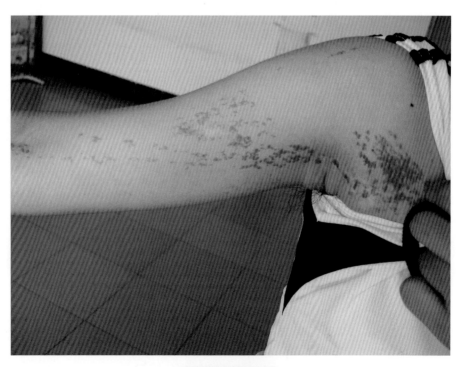

图 23-1-1-1-4

线状表皮痣：皮损为密集的淡褐色至褐色丘疹，沿肢体一侧排列呈线形

1.1.2　脂溢性角化病（seborrheic keratosis）

又称老年疣（senile wart）

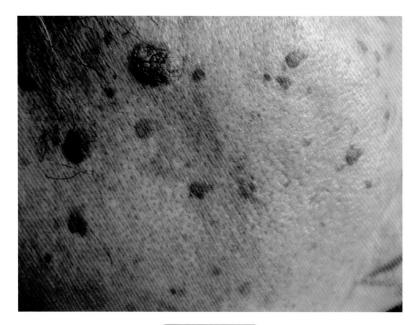

图23-1-1-2-1

面部多发大小不等淡褐色、褐黑色扁平斑丘疹、丘疹，部分表面疣状增生

1.1.3　角化棘皮瘤（keratoacanthoma）

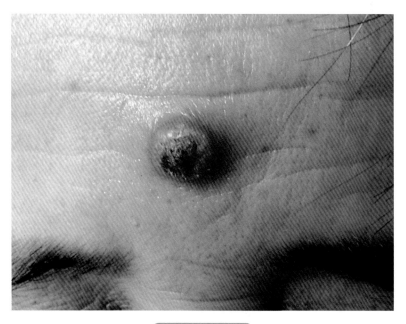

图23-1-1-3-1

前额淡红色黄豆大小坚实圆顶丘疹，表面光滑，中央充满角质

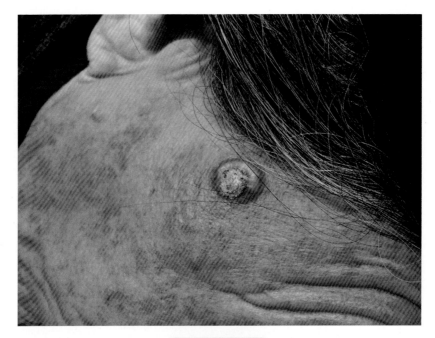

图23-1-1-3-2

额颞部圆形结节，表面光滑有光泽，中央角质物

1.1.4　莱泽-特雷拉特征（Leser-Trelat sign）

伴有恶性肿瘤的脂溢性角化病。

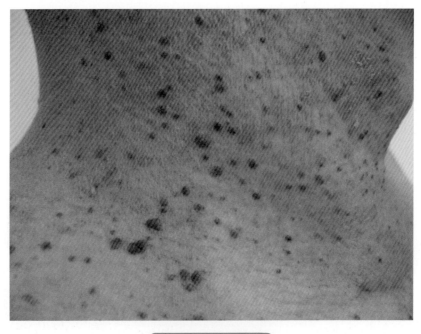

图23-1-1-4-1（a）

突然发生的多发脂溢性角化性损害

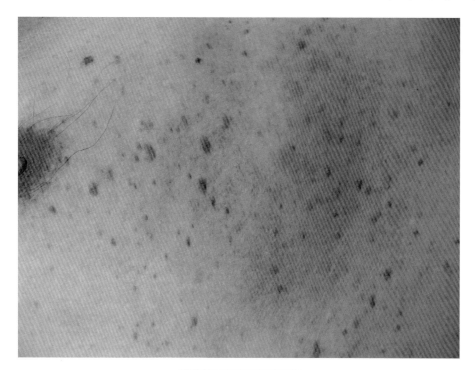

图23-1-1-4-1（b）

同一病人，前胸部皮损

1.1.5 先天性巨痣（congenital giant nevus）

出生时既有，超过10cm称为先天性巨痣，小或等于10cm称为先天性小痣。

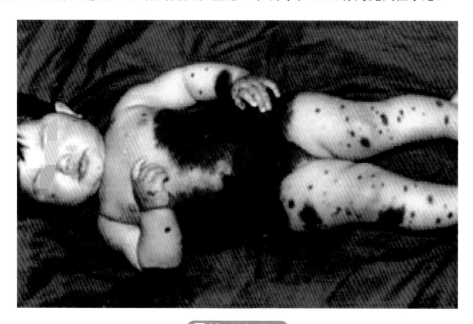

图23-1-1-5-1

患儿躯干、四肢可见大片深褐色斑块，表面粗糙，呈疣状

1.2 皮肤附属器肿瘤

1.2.1 皮脂腺痣（sebaceous Nevus）

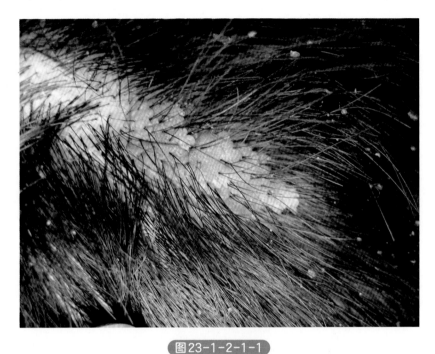

图 23-1-2-1-1

头皮略隆起的淡黄色斑块，表面疣状增生，边界清楚

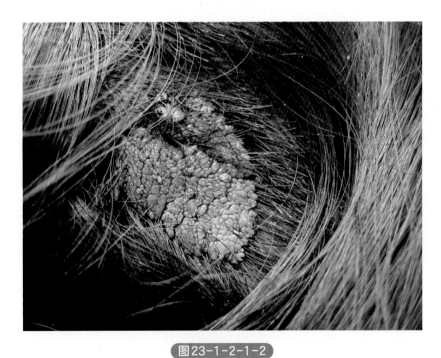

图 23-1-2-1-2

头皮略隆起的黄褐色斑块，表面疣状增生

1.2.2 多发性脂囊瘤（steatocystoma multiplex）

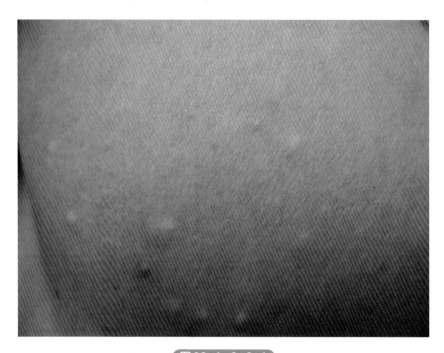

图 23-1-2-2-1

多发正常皮色或略带黄色结节，触之橡皮样硬度，活动度好

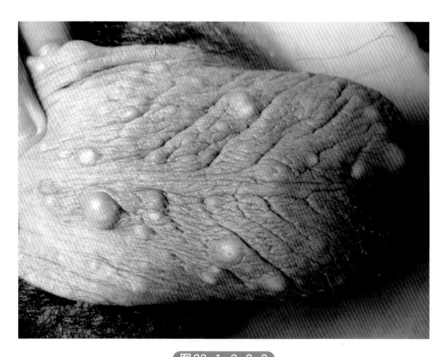

图 23-1-2-2-2

阴囊多发大小不等淡黄红色或正常皮色结节

1.2.3 汗管瘤（syringoma）

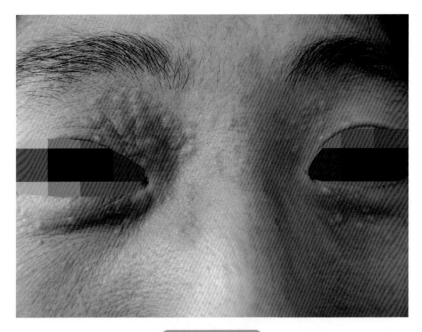

图23-1-2-3-1

眼睑正常皮色直径约数毫米小丘疹，表面蜡样光泽

1.2.4 粟丘疹（milia）

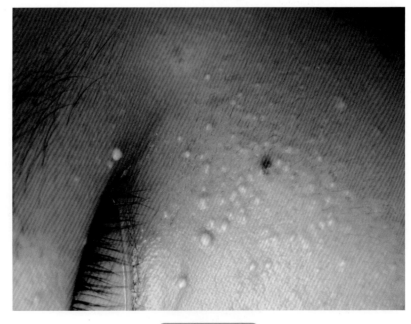

图23-1-2-4-1

眼睑、面颊黄白色小丘疹，表面光滑，触之坚实

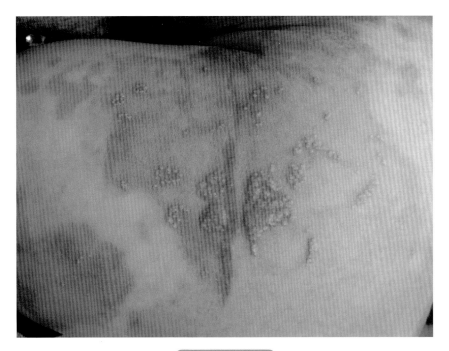

图 23-1-2-4-2

烫伤后粟丘疹

1.2.5 毛发上皮瘤（trichoepithelioma）

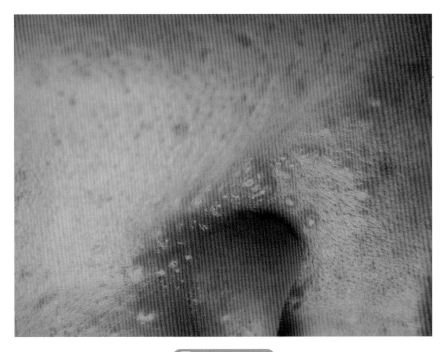

图 23-1-2-5-1

鼻唇沟处粟粒至米粒大小肤色质硬丘疹，有透明感

1.2.6 黑头粉刺痣（comedo nevus）

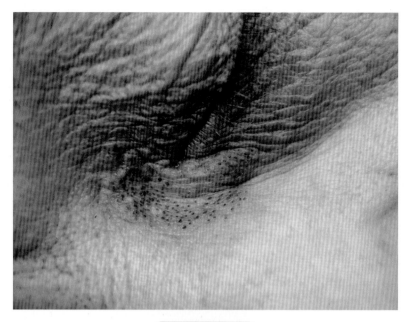

图23-1-2-6-1

左眼内眦内侧粉刺样丘疹，有黑头

1.3 纤维组织肿瘤（fibrous tumor）

1.3.1 瘢痕疙瘩（keloid）

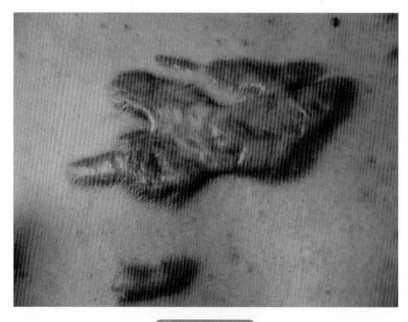

图23-1-3-1-1

不规则淡红色增生性瘢痕，表面发亮，毛细血管扩张，感觉过敏，衣服摩擦即有疼痛感

1.3.2　皮肤纤维瘤（Dermatofibroma）

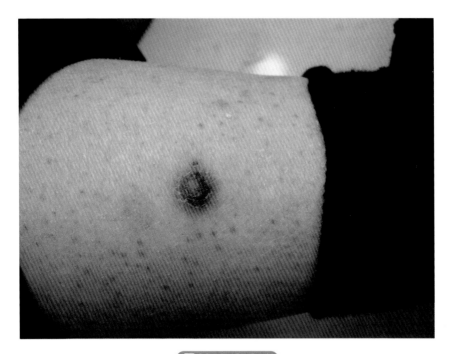

图 23-1-3-2-1

上臂外侧约黄豆大小黄褐色扁球形结节，质硬

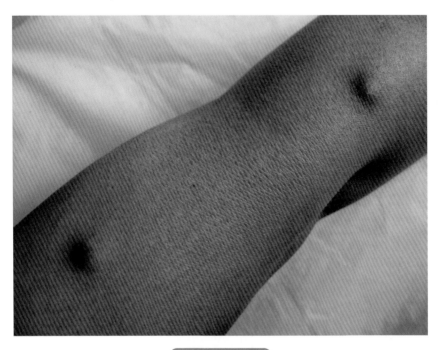

图 23-1-3-2-2

上肢 2 枚质硬丘疹

1.3.3　软纤维瘤（Soft Fibroma）

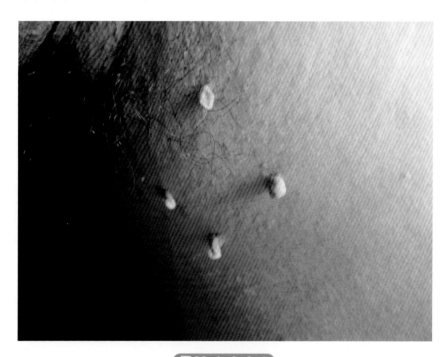

图 23-1-3-3-1

腋窝息肉样赘生物，表面光滑，质软，正常皮色或淡红色

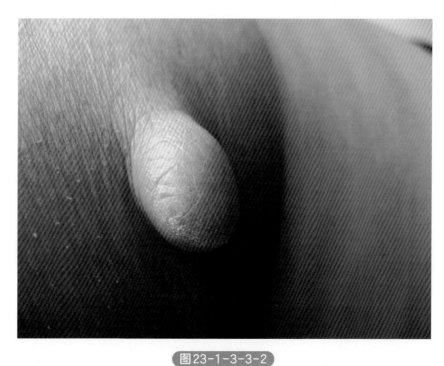

图 23-1-3-3-2

臀部正常皮色息肉样赘生物

1.3.4 黏液样囊肿（myxoid cyst）

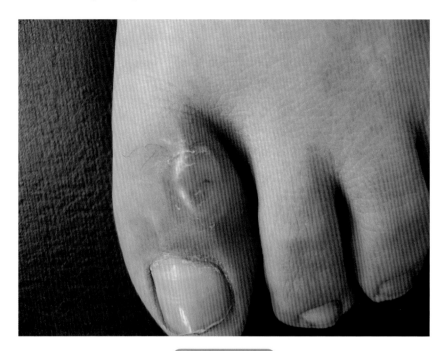

图23-1-3-4-1

拇趾指关节背侧半球形囊性结节，半透明，橡皮样硬度

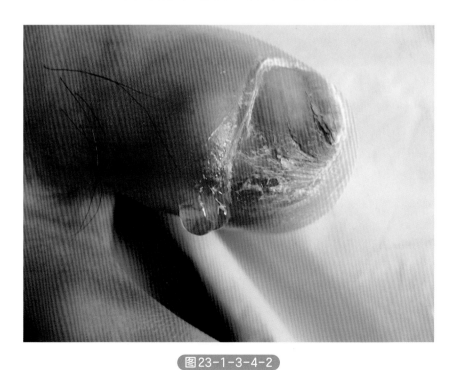

图23-1-3-4-2

黏液样囊肿、刺破后有胶冻样黏液流出

1.3.5 指节垫（knuckle pads）

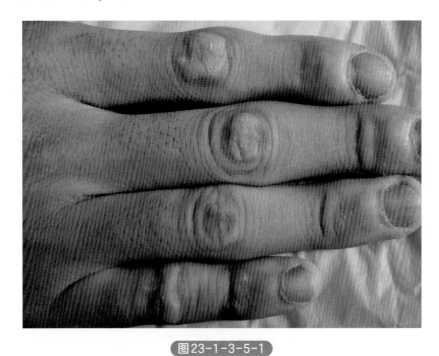

图23-1-3-5-1

指关节伸侧正常皮色扁平隆起角化性损害

1.3.6 获得性指（趾）部纤维角化瘤（acquired digital fibrokeratoma）

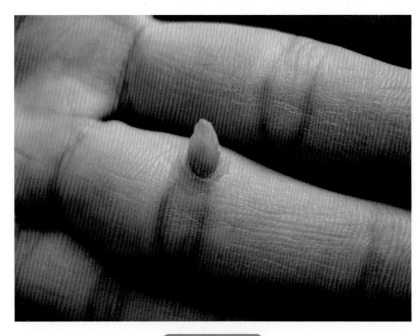

图23-1-3-6-1

指关节屈侧手指状肿物，质硬，表面可见角质增生

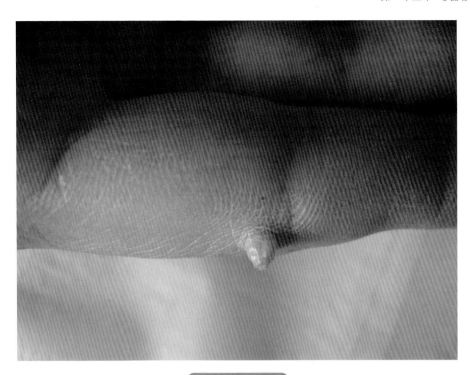

图23-1-3-6-2

手指侧缘手指状肿物，表面中央角质增生

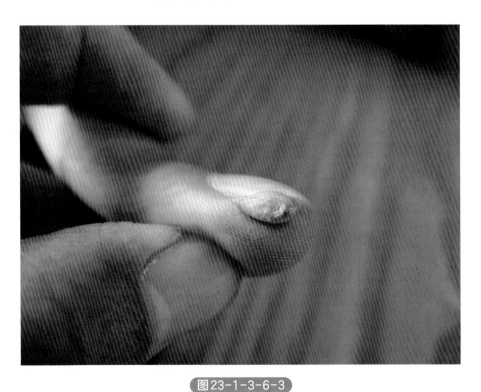

图23-1-3-6-3

甲周指状角化物，表面中央角质增生

1.3.7　幼年性黄色肉芽肿（juvenile xanthogranuloma）

为好发于皮肤、黏膜和眼的良性播散性黄色肉芽肿。

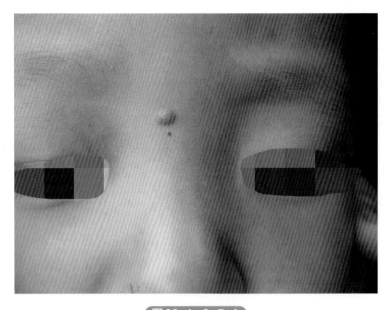

图23-1-3-7-1

鼻根部黄豆大小丘疹，表面光滑，黄红色

1.4　皮肤脉管组织肿瘤

1.4.1　血管瘤（hemangioma）

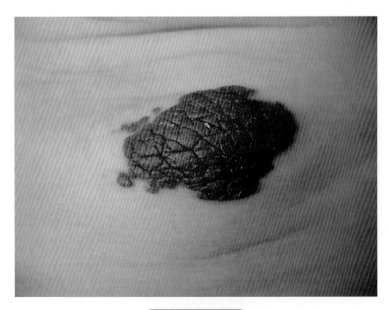

图23-1-4-1-1

草莓状血管瘤（strawberry hemangioma）：紫红色分叶状肿瘤，高出皮面，质地柔软，边界清楚

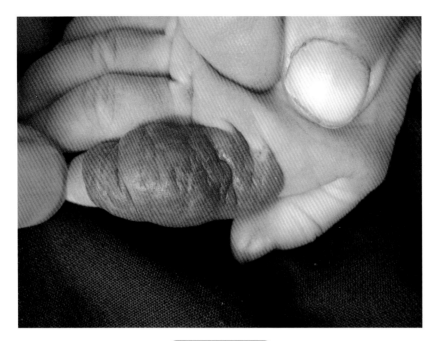

图23-1-4-1-2

手指草莓状血管瘤

1.4.2　先天性血管畸形（congenital blood vessels malformation）

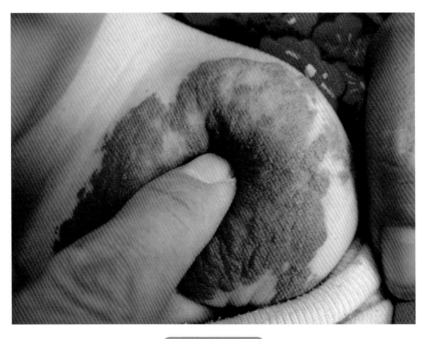

图23-1-4-2-1

海绵状血管瘤（cavernous hemangioma）
又称静脉畸形（venous malformation）：臀部肿物，表面鲜红色分叶状，
深部紫蓝色，边界不清，柔软而有弹性，压之状似海绵

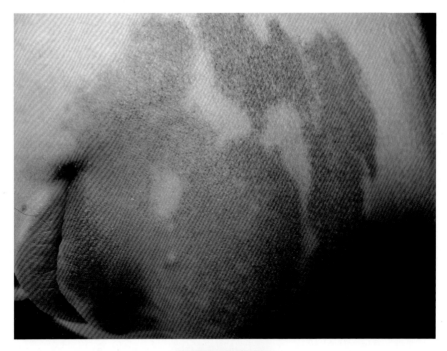

图 23-1-4-2-2

鲜红斑痣（nevus flammeus）又称毛细血管扩张痣（nevus telangiectaticus）、葡萄酒样痣（port-wine nevus）：面颈部淡红色斑片，形状不规则，压之退色

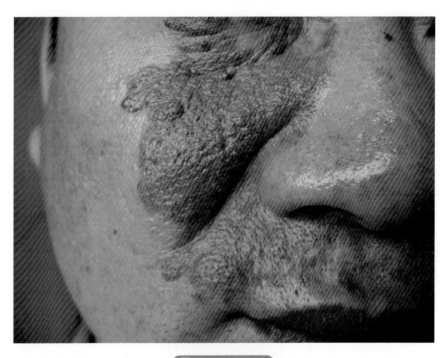

图 23-1-4-2-3

鲜红斑痣，自幼发生，随着年龄的增长，其上逐渐发生乳头瘤样增殖样改变

1.4.3　血管角皮瘤（angiokeratoma）

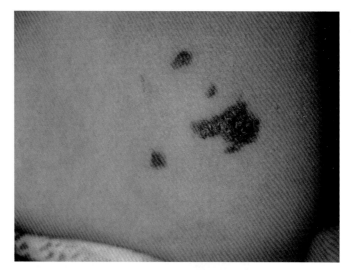

图23-1-4-3-1

腰部散在紫红色丘疹、结节，表面角质增生

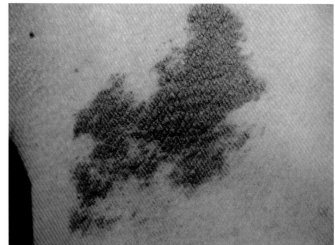

图23-1-4-3-2

颈部密集紫红色角化性丘疹

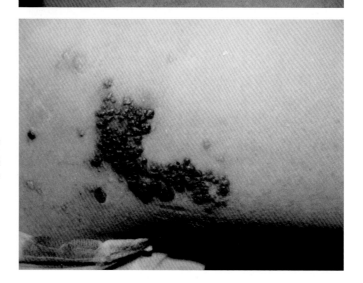

图23-1-4-3-3

局限性血管角化瘤和局限性淋巴管瘤合并存在，皮损表面浅表结节呈囊状，一部分含有血液，另一部分含有淋巴液

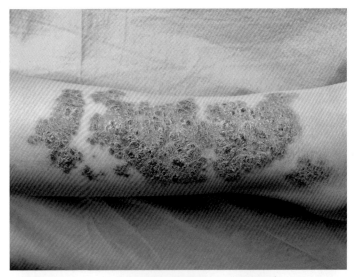

图23-1-4-3-4

前臂密集紫红色角化性丘疹，部分融合成片状

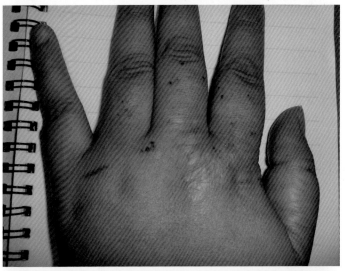

图23-1-4-3-5

手背部散在紫红色角化性丘疹

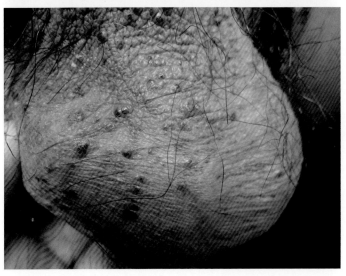

图23-1-4-3-6

发生在阴囊部位的血管角皮瘤，可见多数栗粒大小紫红色角化性丘疹，散在分布

1.4.4　化脓性肉芽肿（pyogenic granuloma）

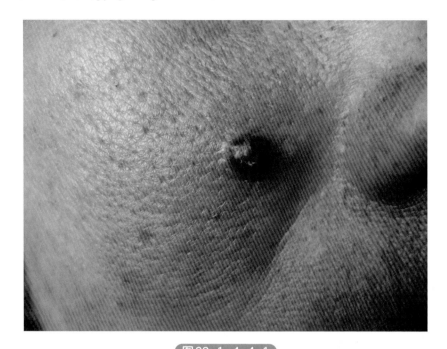

图23-1-4-4-1

面颊黄豆大小鲜紫红色丘疹，表面光滑，触之柔软，易出血

1.4.5　老年性血管瘤（senile angioma）

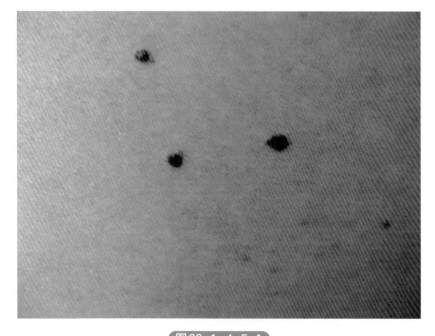

图23-1-4-5-1

躯干米粒大小樱桃色丘疹

1.4.6 淋巴管瘤（lymphangioma）

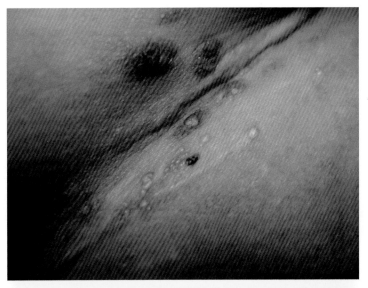

图23-1-4-6-1

单纯性淋巴管瘤：左腋下群集性张力性半透明水疱，其内含有黏液样物质

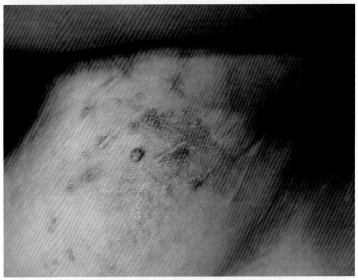

图23-1-4-6-2

单纯性淋巴管瘤：腹部簇集粟粒至米粒大小、皮色透明疱疹样丘疹

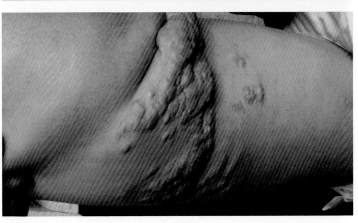

图23-1-4-6-3

海绵状淋巴管瘤：右大腿根部海绵状皮下组织肿块，质软

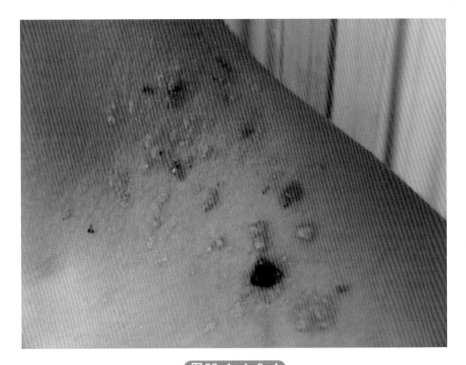

图23-1-4-6-4

局限性淋巴管瘤，部分疱液呈血性

1.4.7 静脉（动静脉）性血管瘤（Venous（Arteriovenous）Hemangioma）

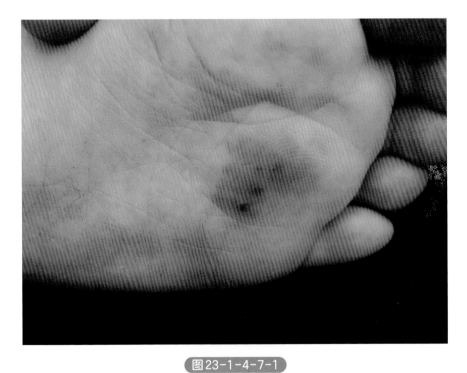

图23-1-4-7-1

足底紫红、紫蓝色斑片、丘疹

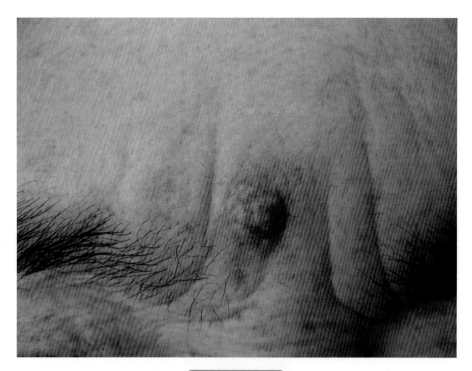

图23-1-4-7-2

前额紫红色丘疹

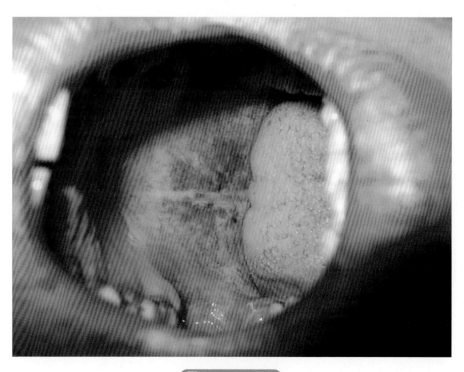

图23-1-4-7-3

软腭紫蓝色斑片

1.4.8　*血管球瘤*（glomus tumor）

又称球状血管瘤，是一种血管性错构瘤，起源于正常血管球或其他动静脉吻合处。

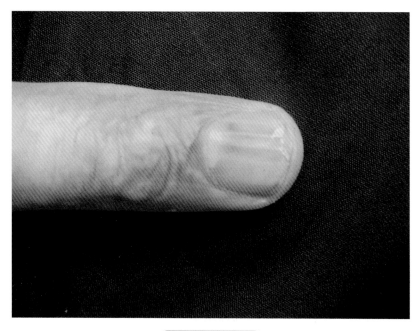

🔵 图23-1-4-8-1

甲半月部分一约绿豆大小淡蓝红色损害，局部甲板稍向外凸，表面光滑

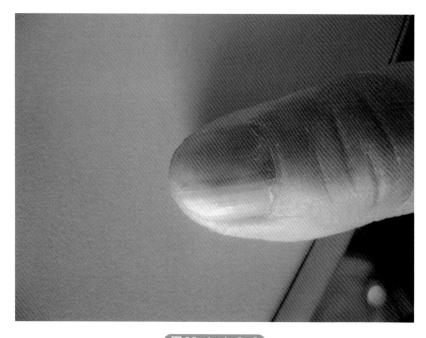

🔵 图23-1-4-8-2

甲半月部分一约绿豆大小红褐色损害，局部甲板稍向外凸，表面光滑

1.5 皮肤淋巴网状组织肿瘤

色素性荨麻疹（urticaria pigmentosa）

是一种肥大细胞病，有圆形或椭圆形色素斑或色素性结节，搔抓摩擦后变红发胀，常在幼年时期开始发生。

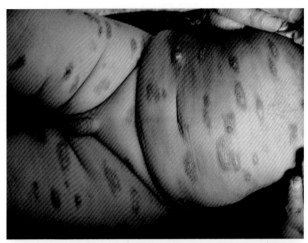

图 23-1-5-1

幼儿胸腹部、双大腿大小不一卵圆形色素性斑疹

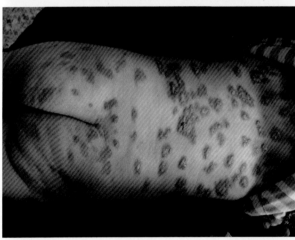

图 23-1-5-2

同一患儿，后背部、臀部皮损

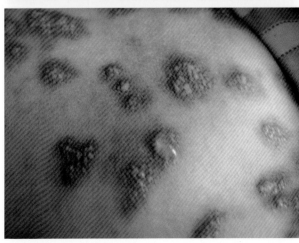

图 23-1-5-3

皮损摩擦后发生风团、大疱

1.6 脂肪、肌肉和骨组织肿瘤

1.6.1 浅表脂肪瘤样痣（nevus lipomatosus superficialis）

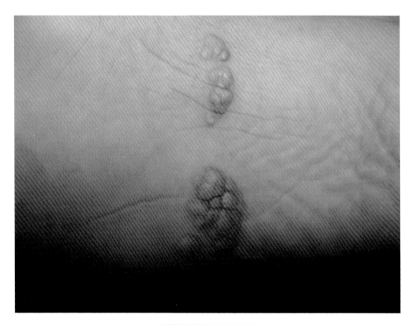

图 23-1-6-1-1

足底群集性黄红色扁平丘疹，质地柔软，表面光滑

1.6.2 甲下外生骨疣（subungual exostosis）

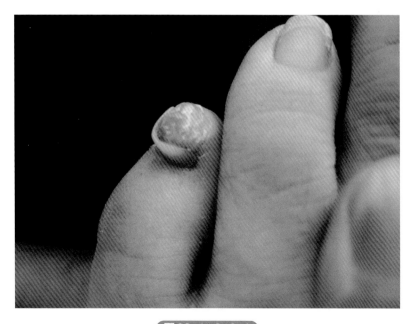

图 23-1-6-2-1

甲下圆形小结节，境界清楚，质地坚硬，伴有疼痛和压痛

1.6.3 脂肪瘤（lipoma）

本病是由成熟脂肪细胞所构成的良性肿瘤

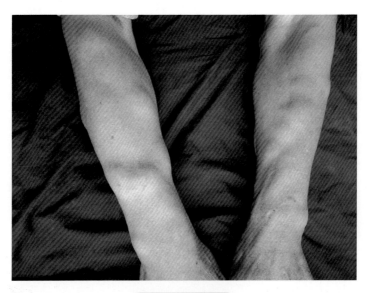

图23-1-6-3-1

该病人双上肢见多处柔软、分叶状皮下肿物，可移动，对称分布，表面皮肤正常

2.癌前期病变（precancerous lesions）

2.1 日光性角化病（actinic keratosis）

是日光长期曝晒损伤引起的一种癌前期损害。

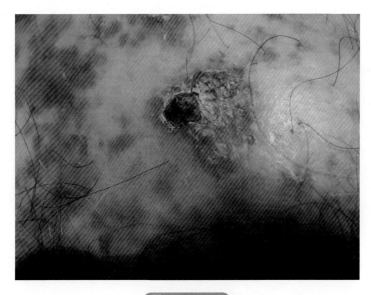

图23-2-1-1

老年人前额发际内的黑褐色角化性皮损，基底呈红色，有黏着性鳞屑附着

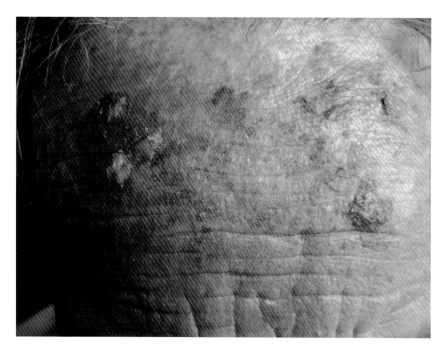

图23-2-1-2

前额形状不规则斑片，基底微微发红，表面粘着性鳞屑，部分较硬，呈疣状增殖

2.2　皮角（cutaneous horn）

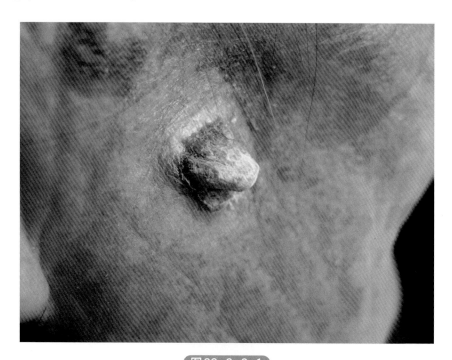

图23-2-2-1

面部灰褐色锥形角质增生性损害，质地硬

3. 恶性肿瘤（malignant tumor）

3.1 Bowen病（Bowen's disease）

是一种表皮内鳞状细胞癌，又称原位鳞状细胞癌。

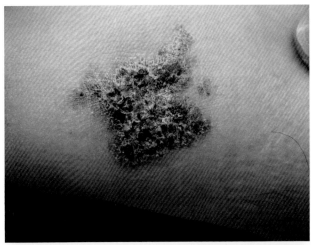

图 23-3-1-1

小腿伸侧不规则暗红斑块，表面被覆鳞屑和血痂

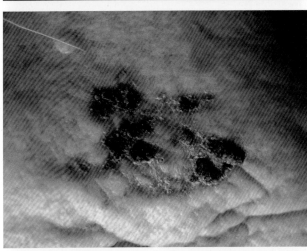

图 23-3-1-2

面部不规则红斑，表面鳞屑和血痂

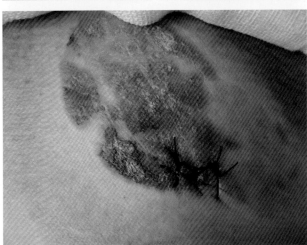

图 23-3-1-3

背部浸润性红斑，表面结痂

3.2 Paget病（Paget's Disease）

又称湿疹样癌。是一种特殊类型的癌性疾病。

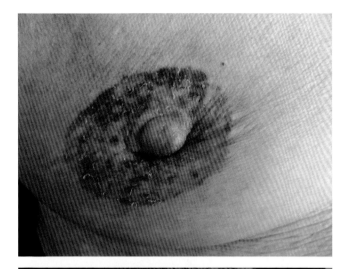

图 23-3-2-1

乳房Paget病：乳头及乳晕周围浸润性红斑，边界清楚，表面少许鳞屑，乳头内陷

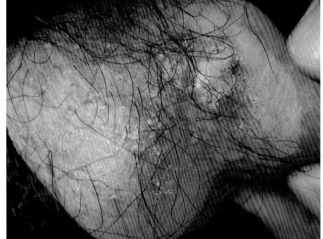

图 23-3-2-2

乳房外Paget病：阴囊红斑，表面糜烂、渗液，呈湿疹样改变

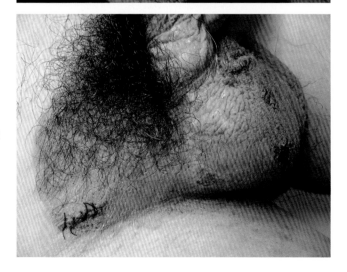

图 23-3-2-3

乳房外Paget病：阴阜、阴囊浸润性红斑，表面结痂

3.3 基底细胞癌（basalioma）

又称基底细胞上皮瘤。

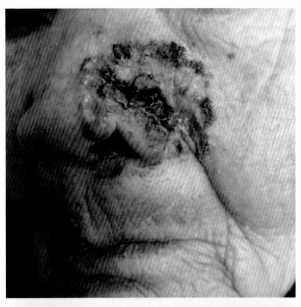

图 23-3-3-1

鼻翼及周围暗红斑片，表面不均匀灰褐色至深褐色色沉，中央及部分边缘破溃结痂，近鼻背处可见表面光亮的珍珠样隆起边缘

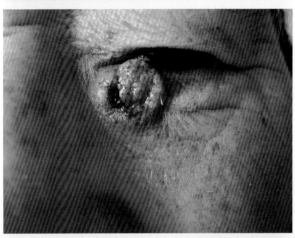

图 23-3-3-2

下眼睑内侧下方黄豆粒大小灰白色结节，半透明状，较硬，外上方破溃呈溃疡，基底呈颗粒状

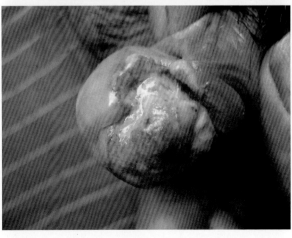

图 23-3-3-3

龟头侵蚀性溃疡，边缘隆起，绕以蜡样小结节，向内卷曲

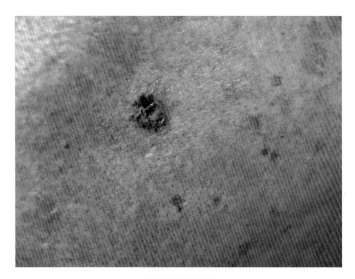

图23-3-3-4

色素性基底细胞癌，病史6年，表现为黑色斑疹，略隆起于皮肤表面，中央破溃结痂

3.4　鳞癌（squamous cell carcinoma）

系起源于表皮或附属器角质形成细胞的一种恶性肿瘤。

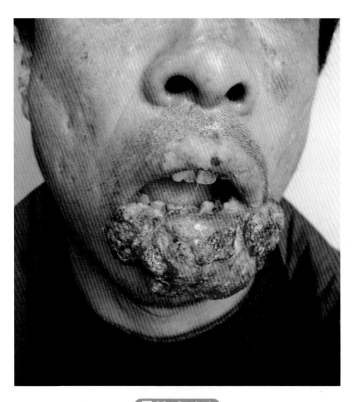

图23-3-4-1

DLE合并鳞癌：下唇菜花状肿物，表面溃疡、结痂

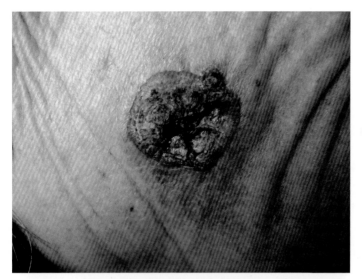

图23-3-4-2

面部浸润性结节，中央破溃、结痂，触之较硬

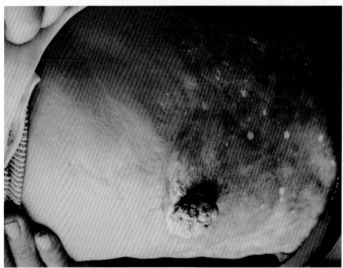

图23-3-4-3

放疗后鳞癌

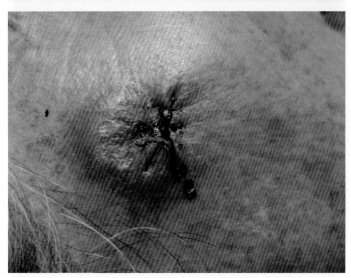

图23-3-4-4

面部浸润性结节，中央结痂

3.5　恶性淋巴瘤及相关疾病（malignant lymphoma and allied diseases）

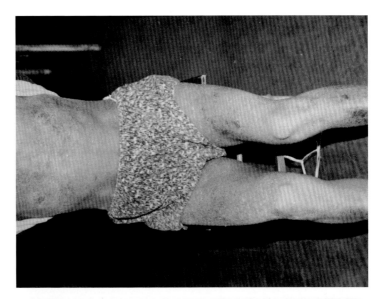

图23-3-5-1

蕈样肉芽肿（granuloma fungoides）红斑期：周身泛发浸润性红斑，呈湿疹样改变，皮肤较干燥，瘙痒剧烈

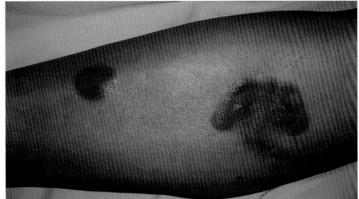

图23-3-5-2

淋巴瘤：紫红色结节或斑块，触之坚实感

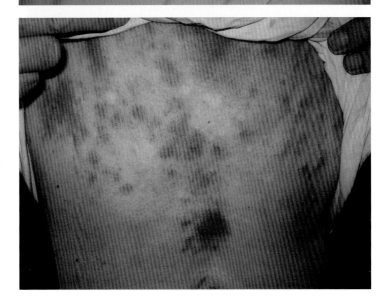

图23-3-5-3

淋巴瘤：前胸、上腹部紫红色斑块、斑丘疹

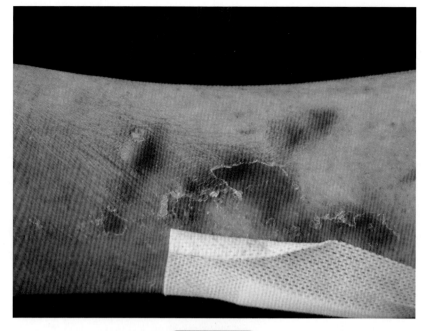

图 23-3-5-4

大 B 细胞淋巴瘤：小腿紫红色坚实结节

3.6 恶性黑色素瘤（malignant melanoma）

是一种高度恶性的肿瘤。

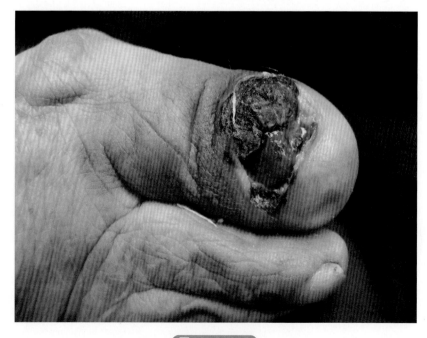

图 23-3-6-1

甲板破坏，表面褐黑色增殖样损害或破溃，边缘不规则，边界不清

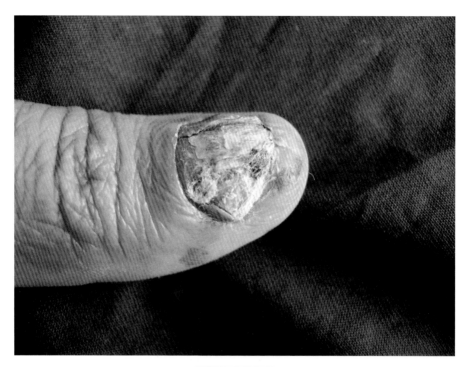

图 23-3-6-2

甲板增厚，表面凹凸不平，呈甲癣样改变，甲下红褐色、褐黑色结痂，手指末端及侧缘褐黑色、茶色斑片

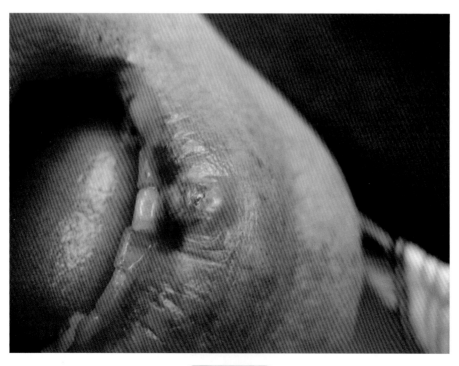

图 23-3-6-3

下唇黄豆粒大小灰白色结节，中央溃疡，边缘茶褐色斑片，边界不清

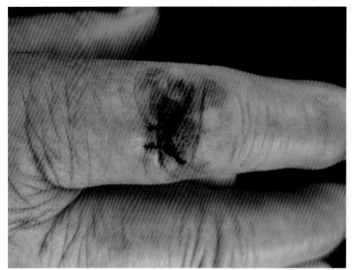

图23-3-6-4

手指褐色斑疹，表面色素不均匀，形状不对称

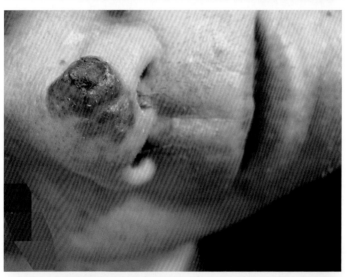

图23-3-6-5

鼻部褐黑色斑疹，其上发生乳头瘤样增生，边缘不规则，形状不对称

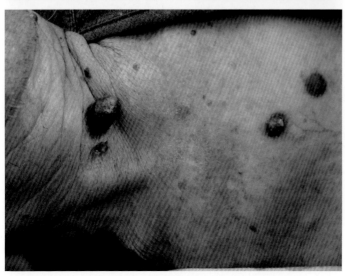

图23-3-6-6

同一病人，短时间内于躯干、四肢发生较多黑色斑疹、结节

3.7 毛鞘癌 (trichilemmal carcinoma)

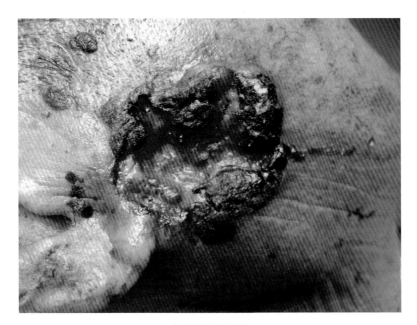

图 23-3-7-1

老年人面部结节，表面溃疡

3.8 腺样鳞状细胞癌 (pseudoglandular squamous cell carcinoma)

由实性和排列成腺样结构的上皮细胞组成，是鳞癌的一种异型。

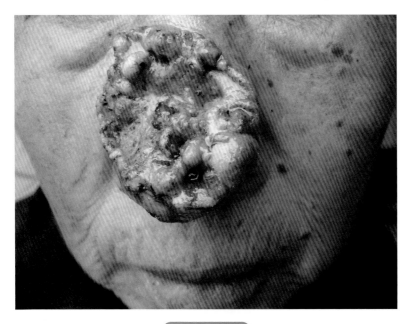

图 23-3-8-1

鼻部菜花样增殖性结节，表面溃疡，边缘隆起、卷边，有光泽

3.9 疣状癌（verrucous carcinoma）

是一种低度恶性的鳞癌。

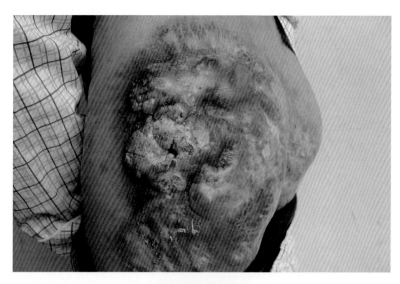

图23-3-9-1

瘢痕基础上发生菜花状肿物，表面溃疡

3.10 皮肤转移癌（cutaneous metastases）

原发于皮肤以外的恶性肿瘤，通过血管、淋巴管转移，以及通过组织间隙直接扩散至邻近皮肤而发生的皮肤病变。

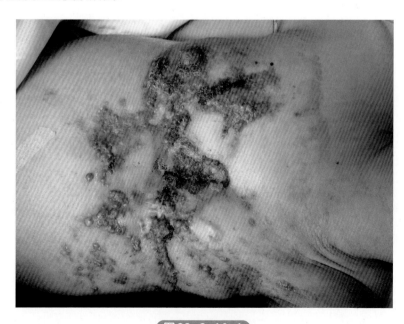

图23-3-10-1

乳腺癌转移，病理示低分化腺癌，表现为刀口及周围皮肤浸润性实性丘疹、斑块

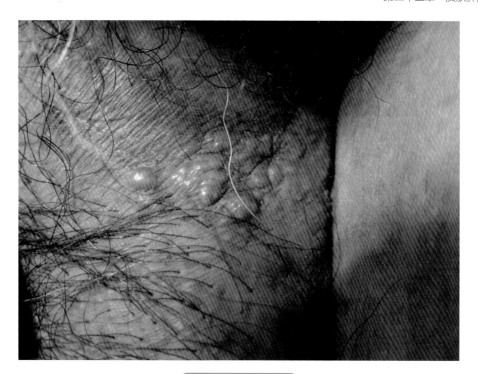

图23-3-10-2 (a)

直肠癌转移：阴阜部实性丘疹

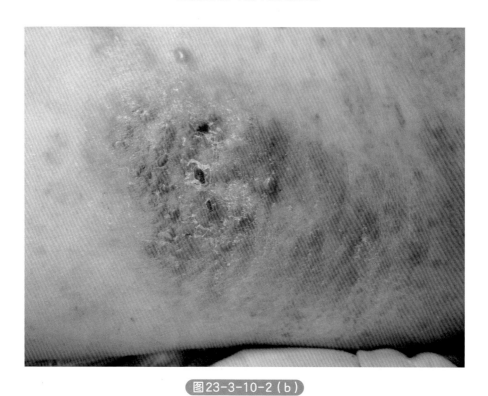

图23-3-10-2 (b)

同一病人，腰骶部浸润性斑块、丘疹

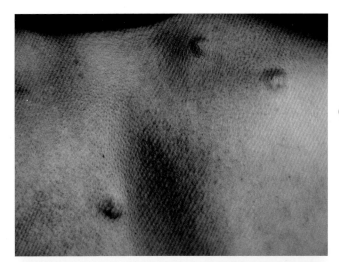

图23-3-10-3（a）

转移性腺癌，病理示低分化腺癌。表现为皮肤实性浸润性斑块

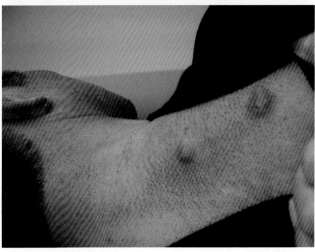

图23-3-10-3（b）

同一患者颈部皮损表现

3.11　卡波西肉瘤（Kaposi's sarcoma）

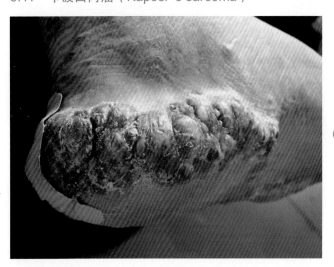

图23-3-11-1

足底融合性斑块、结节，质如橡皮

第二十四章　性传播性疾病

1.梅毒（syphilis）

由梅毒螺旋体引起的一种慢性性传播性疾病。

1.1 硬下疳

一期梅毒的典型损害。发生于梅毒螺旋体侵入处。

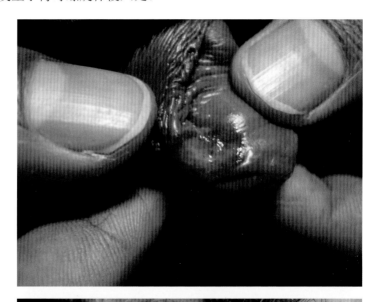

图24-1-1-1

包皮系带处肉红色糜烂面，表面清洁，少许渗出物，边界清楚，略高起皮面，触之软骨样硬度

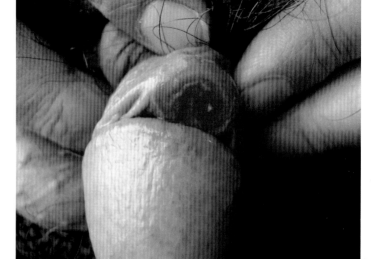

图24-1-1-2

肉红色糜烂面，表面湿润

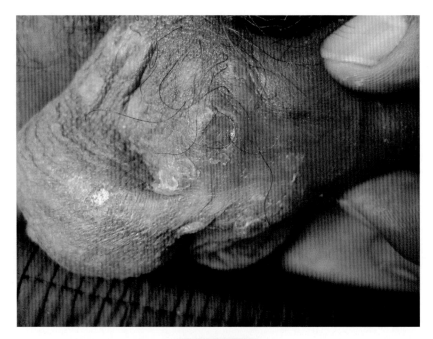

图24-1-1-3

性不洁史28天，结痂处为第一个硬下疳。因阴囊瘙痒，手指抓硬下疳处后又将
正常皮肤多处抓破，致皮损多发

1.2 二期梅毒皮肤黏膜损害

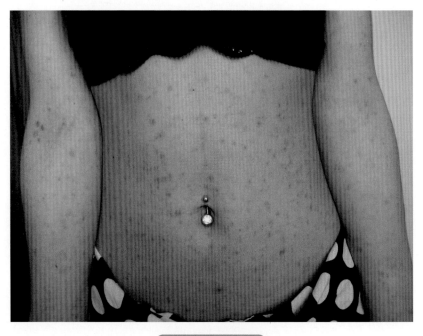

图24-1-2-1（a）

胸腹部、双上肢淡红色、暗红色斑疹

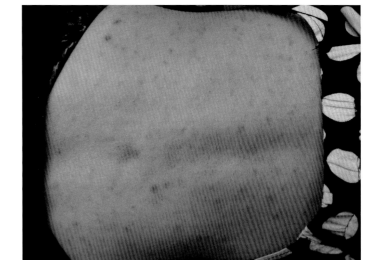

图24-1-2-1（b）

同一病人，腰背部斑疹

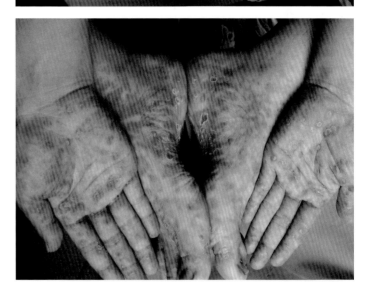

图24-1-2-2

手掌、足跖对称分布玫红色卵圆形斑丘疹，表面领圈状脱屑

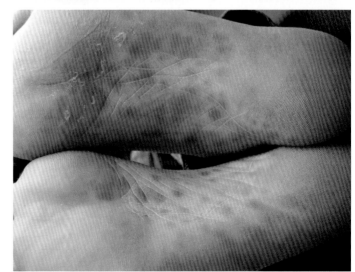

图24-1-2-3

足底铜红色斑丘疹

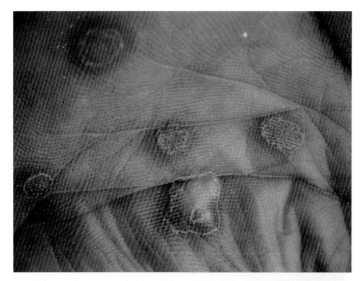

图 24-1-2-4

手掌脓疱疹

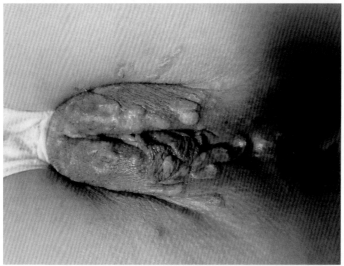

图 24-1-2-5

扁平湿疣

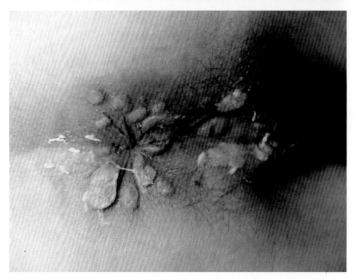

图 24-1-2-6

肛周扁平湿疣

2.淋病（gonorrhea）

由淋球菌感染引起的以泌尿生殖系统化脓性感染为主要表现的性传播性疾病。

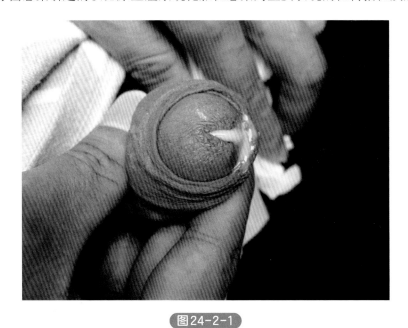

图24-2-1

尿道口大量黄色脓性分泌物

3.沙眼衣原体尿道炎/宫颈炎（chlamydial urethritis / cervicitis）

主要由沙眼衣原体感染引起的以泌尿生殖系统化脓性感染为主要表现的性传播性疾病。

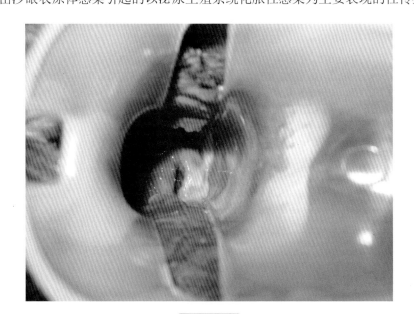

图24-3-1

宫颈充血水肿，宫颈口糜烂

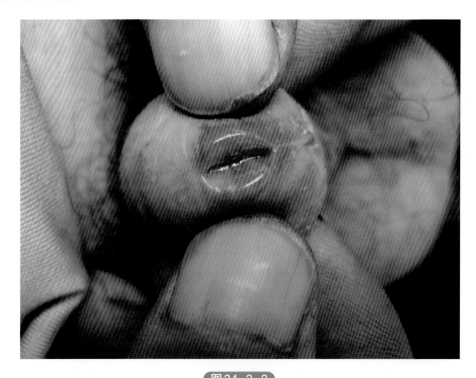

图 24-3-2

尿道口红肿，少许清亮分泌物

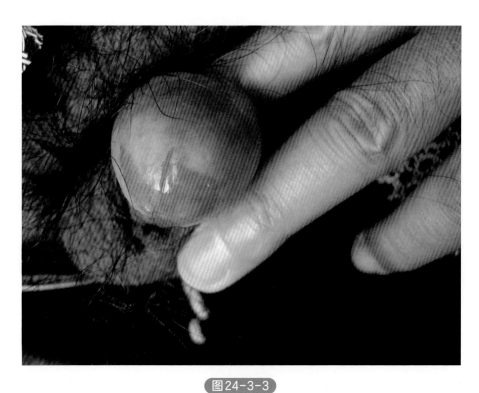

图 24-3-3

尿道口红肿，少许清亮分泌物

4. 尖锐湿疣（condyloma acuminatum）

由人类乳头瘤病毒感染引起的增生性疾病。

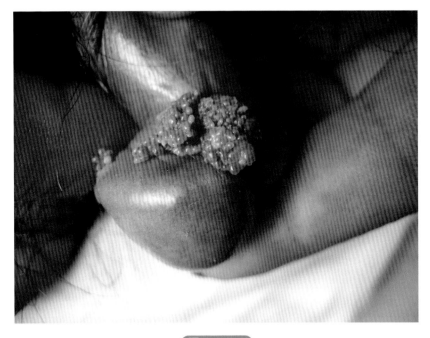

图24-4-1

冠状沟淡红色菜花状增生物

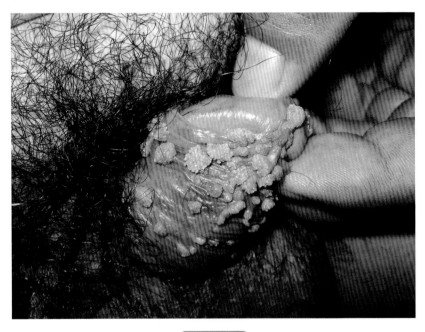

图24-4-2

冠状沟、包皮多发大小不等丘疹、菜花状赘生物

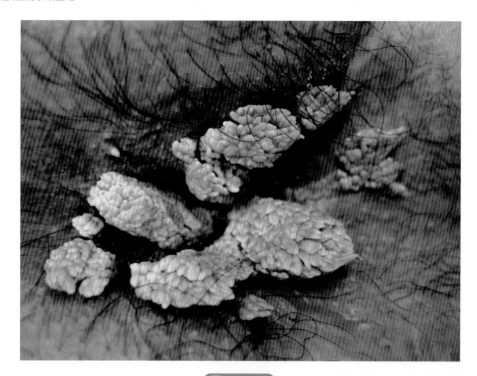

图24-4-3

肛周尖锐湿疣

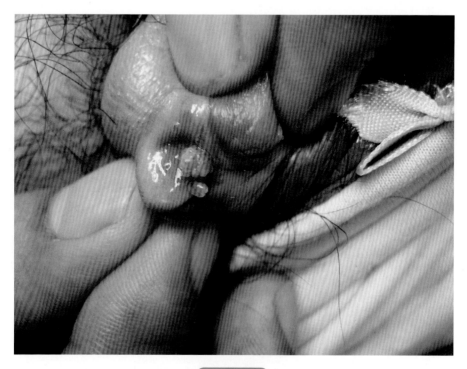

图24-4-4

尿道口尖锐湿疣

5. 生殖器疱疹（genital herpes）

由单纯疱疹病毒感染引起的性传播性疾病。

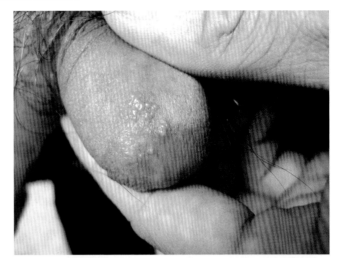

图 24-5-1

阴茎皮肤红斑基础上簇集性水疱，内容物清亮

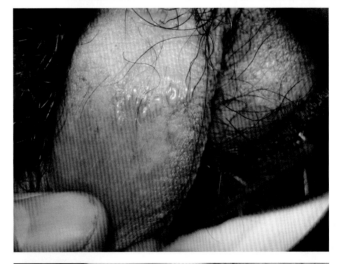

图 24-5-2

阴茎皮肤红斑基础上发生的簇集性水疱，内容物清亮

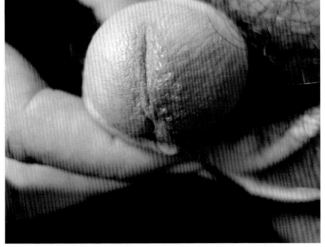

图 24-5-3

龟头生殖器疱疹

6.念珠菌性龟头炎（candidal balanitis）

由念珠菌感染引起以龟头炎为主要表面的性传播性疾病。

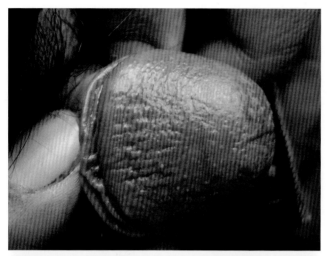

图24-6-1

龟头潮红，密集炎性丘疹、脓疱，表面被覆白色伪膜样白膜

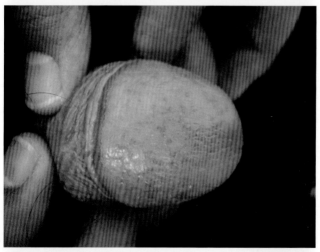

图24-6-2

龟头表面密集丘疹

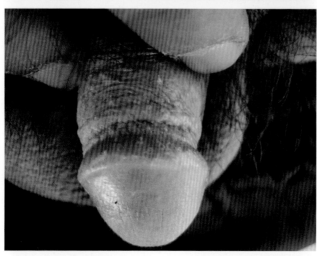

图24-6-3

冠状沟领圈状脱屑

7.鲍温样丘疹病（bowennoid papulosis）

本病发病与HPV16感染密切相关。

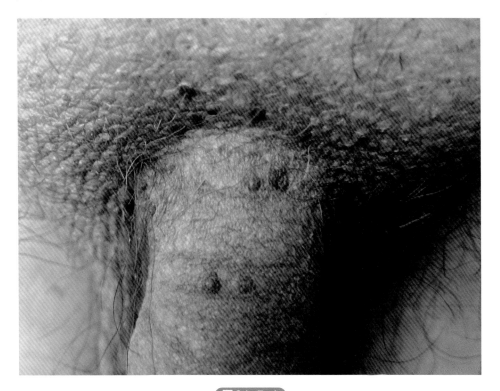

图24-7-1

阴茎皮肤见多个褐色丘疹，类圆形，表面粗糙

索引

N

P

Q

R

Y

Z